Ubben

**Verhaltenstherapeutische Selbsterfahrung**

Bernd Ubben

# Verhaltenstherapeutische Selbsterfahrung

Strategien und Übungen

Mit Online-Materialien

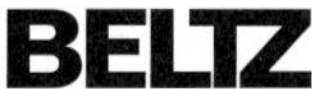

*Anschrift des Autors:*

Bernd Ubben, Dipl.-Psych.
Dresdner Akademie für Psychotherapie
Alaunplatz 2
01099 Dresden
E-Mail: ubben@dap-dresden.de

Dieses Buch ist auch als E-Book erhältlich (ISBN 978-3-621-28122-5)



1. Auflage 2013


http://www.beltz.de

Lektorat: Andrea Schrameyer
Herstellung: Uta Euler
Reihengestaltung: Federico Luci, Odenthal
Umschlagbild: veer/ISP2131580
Satz und Bindung: Beltz Bad Langensalza GmbH, Bad Langensalza
Druck: Beltz Druckpartner GmbH & Co. KG, Hemsbach

Printed in Germany

ISBN 978-3-621-27920-8

# Inhaltsübersicht

# Inhalt

# Vorwort

Wer die Methoden eines Psychotherapieverfahrens interaktionssicher beherrscht und dabei gezielt das im Einzelfall gebotene evidenzbasierte Behandlungswissen hinzuziehen kann, ist als Psychotherapeut eigentlich komplett.

Wozu dann noch Selbsterfahrung?

Psychotherapeuten sind eben keine perfekt programmierten Behandlungsautomaten, sondern handeln als fühlende und denkende Menschen mit eigenen Stärken und Schwächen, Vorlieben und Abneigungen. Kennen sie ihre persönlichen Ressourcen, dann können sie lernen, diese in ihrem Beruf gezielt zu nutzen und weiterzuentwickeln. Erkennen sie in diesem Kontext ebenfalls die Bedingungen, unter denen maladaptive Seiten ihrer eigenen Person aktiviert werden, dann können sie sich auch der Aufgabe stellen, diese zu modifizieren beziehungsweise verantwortungsvoll zu regulieren. Damit sich ein guter Dreiklang von Methodensicherheit, Beziehungskompetenz und souveräner Selbstregulation einstellt, benötigen Person und Profession also eine explizite Abstimmung. In der Entwicklung einer solchen personalen Kompetenz liegt die Aufgabe einer berufsbezogenen Selbsterfahrung. Sie bildet das wesentliche Integrationsmodul in der Ausbildung von Psychotherapeuten und dient auch langjährig tätigen klinischen Praktikern dazu, sich als Person immer wieder neu an die gegebenen Berufsbedingungen anzupassen.

Unter dem sicheren Schirm eines Selbsterfahrungsbündnisses (wie auf dem Cover abgebildet) erkunden Therapeuten, welche persönlichen Licht- und Schattenseiten sie in ihren Beruf einbringen und stimmen ihren Persönlichkeitsstil mit den dort gegebenen professionellen Aufgaben ab. Wenn sie dann selbst als souveräne Schirmhalter ihren Patienten ein geleitetes Entdecken ermöglichen, können diese sich ruhig und sorgfältig zu den eigenen Problemen orientieren und empfänglich werden für ihre vielfarbigen Lebensressourcen. Und als sachkundige Modelle für ziel- und handlungsorientiertes Problemlösen helfen sie ihnen mit dosierter Direktive dabei, den selbst gewählten neuen Weg tatkräftig und eigenverantwortlich zu beschreiten – mal mit und mal ohne Benutzung eines dann erworbenen eigenen »Schirms«. Therapeutische Lern- und Entwicklungsprozesse benötigen eben die Vermittlung durch eine Person, die sowohl durch versierte Fachkundeanwendung als auch durch Beziehungs- und Selbstsicherheit wirksam wird.

Finden Therapeuten im Verlauf der Selbsterfahrung ihren persönlichen guten Dreiklang, dann

- identifizieren sie sich positiv mit dem von ihnen gewählten Psychotherapieverfahren,
- durchdringen über dessen Selbstanwendung das entsprechende Rational,
- erleben in der Auseinandersetzung mit eigenen Selbstanteilen ein intensives prozessuales Lernen und werden auf diesem Wege
- effizient in der Anwendung der verfahrensimmanenten Methoden und Strategien.

Das ist die Idee dieses Buches.

Dresden, im Frühjahr 2013 *Bernd Ubben*

# Einleitung

Erkenne dich selbst! Werde, der du bist! Wähle dich selbst!

### Das Selbst von der Antike bis zum Existenzialismus

In der Jahrtausende umfassenden Geschichte der Philosophie wird das Selbst mit unterschiedlichen Aufforderungen versehen. Je nach philosophischem Grundverständnis wird an das Individuum appelliert, sich über sich selbst klar zu werden, die eigenen Entfaltungsmöglichkeiten zu entdecken und auszuschöpfen sowie in Freiheit und Verantwortung das eigene Selbst zu wählen.

So geht die antike Philosophie von der Annahme aus, dass das Selbst metaphysisch vorbestimmt sei, und die aristotelische Aufforderung des »Erkenne dich selbst« verlangt vom Individuum eine aktive geistige Zuwendung zum eigenen Selbst.

Die Sentenz des »Werde, der du bist« der Aufklärung (Leibniz, Kant, Rousseau) ruft die Person dazu auf, ihre Autonomiemöglichkeiten zu entfalten und somit die Idee einer »Selbststeigerung durch Selbsterziehung« zu verfolgen.

Im geschichtlich jüngeren existenzphilosophischen Verständnis (Kierkegaard, Heidegger, Sartre) findet sich die Prämisse einer freien und verantwortlichen Wahl des Individuums, woraus ethisch begründet die Aufgabe abgeleitet wird, diszipliniert das eigene Selbst zu entwickeln. Sartre spricht in diesem Sinne von »Selbstwerdung durch ein Sich-selbst-Wählen«.

### Selbsterfahrung und zeitliche Perspektiven

Indem Personen eine formelle Selbsterfahrung durchführen, verbinden sie den Prozess der persönlichen Identitätsbildung mit drei Zeitperspektiven.

- Sie stellen Reflexionen an, die sich auf die eigene Vergangenheit beziehen.
  (»Wie bin ich der Mensch geworden, der ich heute bin?«)
- Sie treffen aus ihrer Gegenwart heraus Entscheidungen zur Aktualisierung ihres Selbst.
  (»Wer will, kann, sollte ich sein?«)
- Sie projizieren die Bedeutung ihres eigenen Denkens und Handelns in die Zukunft.
  (»Zu welchen Werten, welchem Sinn führt mich der Weg, den ich gehe?«)

Durch die Beantwortung dieser Fragen entwickeln Menschen ihr eigenes Selbstverständnis weiter. Das heißt, sie verstehen ihr So-geworden-Sein, entscheiden sich für ihren gegenwärtigen Standpunkt im Leben und schaffen eine Grundlage dafür, die eigene Zukunft selbstverantwortlich und konsistent zur gewonnenen Identität zu gestalten.

Aus psychologischer Sicht lassen sich diese drei Zeitperspektiven der Selbsterfahrung mit folgenden Fragen verknüpfen:

(1) Die eigene Lebensgeschichte als Voraussetzung der persönlichen Identität begreifen: Wie bin ich der Mensch geworden, der ich heute bin?
   - Welche lebensgeschichtlichen Erfahrungen haben mein heutiges Denken, Handeln und Erleben besonders geprägt?
   - Welche meiner Grundbedürfnisse wurden dadurch erfüllt bzw. frustriert?
   - Welche heutigen Reaktionsbereitschaften, Werte, Schemata resultieren daraus?

(2) Die Gegenwart als Aufgabe deuten, sich für einen identischen Standpunkt zu entscheiden: Wer will, kann, sollte ich sein?
   - Wie will ich meine Gegenwart gestalten – also welche Bedürfnisse leiten mich in meiner jetzigen Lebenswirklichkeit zu welchen Zielen?
   - Womit kann ich das bewirken – also über welche Ressourcen verfüge ich, welche zielführenden Mittel stehen mir zur Verfügung?
   - Was sollte ich gemäß meiner Werte und Ziele denken und tun und was nicht – also welche Verantwortung übernehme ich für mich, die anderen, die Welt?

(3) Die eigene Zukunft zielstrebig und entsprechend den eigenen Werten angehen: Wohin führt mich der von mir gewählte Weg?
   - Welche Vision, wie ich zukünftig leben will, leitet mich auf meinem Weg?
   - Welchen wertebezogenen Weg verfolge ich Schritt für Schritt?
   - Woraus schöpfe ich dabei die Kraft, ausdauernd zu bleiben und hartnäckig Barrieren auszuräumen?

### Informelle und formelle Selbsterfahrung

Menschen streben danach, das eigene Sein zu verstehen, den Sinn des eigenen Lebens zu deuten und sich selbst permanent neu zur eigenen inneren und äußeren Welt in Beziehung zu setzen. Eine solche informelle Selbsterfahrung ist im Leben bewusstseins- und reflexionsfähiger Menschen ein permanentes und niemals abgeschlossenes Geschehen. Wir streben nach einem Bewusstsein von uns selbst als einheitlich fühlendes, denkendes und handelndes Wesen. Dazu stellen wir uns immer wieder selbst in den Mittelpunkt unserer Aufmerksamkeit, schaffen sprachliche Repräsentationen unseres Selbst im Kontext unserer Lebenswirklichkeit und setzen uns kommunizierend mit anderen über unsere Person auseinander. Denkend und handelnd loten wir die Möglichkeiten und Grenzen der uns gegebenen Freiheit aus und erkennen die Pflichten unserer Verantwortung (für uns selbst, die anderen, die Welt, das Leben). Dieser Selbsterkenntnisprozess folgt der Maxime des »Erkenne dich selbst!«. Darüber hinaus haben wir im Sinne eines »Werde, der du bist!« in der Regel auch das Bedürfnis, uns selbst konsistent zu unseren persönlichen Zielen und Werten zu regulieren bzw. zu kontrollieren. Entsprechend der Maxime »Wähle dich selbst!« treffen wir schließlich bewusste Entscheidungen dazu, wie wir zukünftig mit uns selbst, den anderen, dem eigenen Leben umgehen wollen. Indem wir bewusst erfassen und sprachlich analysieren, welche subjektiv bedeutsamen Inkongruenzen zwischen unseren eigenen Bedürfnissen und Werten und der Wirklichkeit, zwischen Ideal- und Realselbst, zwischen Fühlen, Denken und Handeln bestehen, erleben wir uns motiviert, mithilfe unseres Denkens und Handelns gezielte Anpassungsprozesse durchzuführen. Konsistent zu unserer Idee »Wie will ich leben?« formulieren wir Selbstaktualisierungsziele und engagieren uns mehr oder weniger systematisch dafür, diese zu realisieren.

Zunächst geschieht Selbsterfahrung also auf natürlichem Wege und fällt entsprechend dem kognitiven Funktionsniveau des jeweiligen Individuums und gemäß dessen genossener Bildung mehr oder weniger elaboriert aus. Darüber hinaus setzen Personen sich im Rahmen einer formellen Selbsterfahrung das Ziel, diese natürliche Fähigkeit gezielt weiter zu entwickeln, sie zu kultivieren. Sie wenden sich explizit der eigenen Person als Objekt zu und setzen sich denkend und handelnd mit den Möglichkeiten und Grenzen ihrer souveränen Selbstwirksamkeit und sinnhaften Selbstverantwortung auseinander.

In einem weiteren Schritt kann Selbsterfahrung auch zweckgebunden erfolgen. Wer in einem helfenden Beruf tätig ist, sollte über eine profunde Kenntnis der eigenen Person verfügen. Speziell Psychotherapeuten sollten ihren Patienten Modell sein für kompetentes Problemlösen, reife Beziehungsgestaltung und geübte Selbstregulation.

Das in diesem Buch vorgestellte Selbsterfahrungskonzept versteht sich als Bestandteil der Aus- und Weiterbildung von Verhaltenstherapeuten und orientiert sich an drei Modellen:

### WERK-Modell – Die Komponenten einer Selbsterfahrung

Im Rahmen der Selbsterfahrung entwirft die ihr Selbst betrachtende und reflektierende Person ein Modell dazu, auf welche Weise sie mit ihrer inneren und äußeren Wirklichkeit umgeht und auf welche Ziele und Werte ihr Denken und Handeln ausgerichtet ist. Sie setzt sich bewusst existentiell bedeutsamen Situationen ihrer Lebenswirklichkeit aus. Aus einer achtsamen Distanz heraus beobachtet sie ihre dabei aktivierten Emotionen und registriert, mit welchen Gedanken und Handlungen sie ihre Lebensaufgaben bewältigt. Nach einer solchen achtsam akzeptierenden Selbstbeobachtung beurteilt die Person, welche Stärken und Schwächen sie sich selbst beim Umgang mit ihrer Lebenswirklichkeit zuschreibt. Auf der Grundlage einer solchen kognitiven Selbst-Repräsentation und der damit verknüpften emotionalen Aktivierung entscheidet die Person, wie sie zukünftig im Einklang mit ihren persönlichen Zielen und Werten leben will. Die aufeinander aufbauenden Bestandteile dieses Prozesses bilden das WERK-Modell.

- **W**issen zum eigenen Selbst deklarieren
- **E**motionen aktivieren durch die Auseinandersetzung mit relevanten Selbstanteilen
- **R**eflektieren der Erfahrungen hinsichtlich ihrer Bedeutung für das zukünftige Denken und Handeln
- **K**onsequenzen realisieren über die Umsetzung von Selbstaktualisierungszielen

### IDEE-Modell – Die Ziele einer Selbsterfahrung

Damit Psychotherapeuten in ihrem Beruf wirksam auftreten und ihn selbstfürsorglich ausüben können, sollten sie sich mit ihrer professionellen Rolle und auch speziell dem Verfahren identifizieren. Durch dessen Selbstanwendung durchdringen sie – parallel zum Erwerb theoretischen Wissens – auf erlebnisfundierte Weise dessen Rational und erlernen zwanglos dessen Methoden. Erst so gelingt ihnen eine Abstimmung von Person und Profession, auf deren Grundlage sie mit ihren Patienten wirksam arbeiten und achtsam eine angemessene Selbstfürsorge sicherstellen. Hierzu ist in der Aus- und Weiterbildung von Psychotherapeuten ein gesondertes Selbsterfahrungscurriculum erforderlich. Die angezielten Ergebnisse einer solchen berufsbildenden und verfahrensbezogenen Selbsterfahrung für Psychotherapeuten werden als IDEE zusammengefasst.

- **I**dentifikation mit dem Verfahren
- **D**urchdringen des Rationals
- **E**motionales Lernen
- **E**ffizienzerwerb

### ABC-Modell – Die Anwendung der verfahrensspezifischen Arbeitsweise

Damit Psychotherapeuten ihre eigene Person auf die von ihnen praktizierte Therapieform einstimmen können, sollte die hierzu durchgeführte Selbsterfahrung dem Arbeitsmodell dieses Verfahrens folgen. Orientiert sich die Selbsterfahrung an der strukturierten und problemlösorientierten Arbeitsweise der Verhaltenstherapie, dann folgt sie einem Algorithmus mit Anfangs-, Bearbeitungs- und Commitment-Modulen (Ubben, 2010). Therapeuten haben entsprechend die Aufgabe, den gemeinsamen Arbeitsprozess so zu steuern, dass die Patienten in ihrer Ausgangsbefindlichkeit abgeholt werden, am aktuellen Stand ihres therapeutischen Arbeitsprozess anknüpfen können und eine transparente Absprache zu den geplanten Bearbeitungsinhalten erfolgt. Für die Bearbeitung der verabredeten Punkte briefen sie ihre Patienten zunächst für die anstehenden Interventionen und begleiten sie dann bei deren Realisierung mit hinreichend bestätigenden Rückmeldungen. Letztlich sorgen sie für ein Commitment, sodass ihre Patienten auf der Grundlage einer guten kognitiven Orientierung dazu bereit sind, eigenverantwortlich an den bearbeiteten Themen weiter zu arbeiten. Analog zum Ablauf einer verhaltenstherapeutischen Krankenbehandlung orientiert sich auch die berufsbildende Selbsterfahrung am ABC-Algorithmus:

- Anfangsmodule (Abholen, Anknüpfen, Absprechen)
- Bearbeitungsmodule (Briefen, Bearbeiten, Bestätigen)
- Commitment-Module (Cognition, Choose your homework, Check-up)

### Der Aufbau des Buches

**Teil I.** Kapitel 1 stellt mit dem WERK-Modell die Komponenten eines Selbsterfahrungsverlaufs vor und definiert deren Ziele als IDEE einer berufsbildenden Selbsterfahrung für Psychotherapeuten. Verfahrensübergreifend werden als relevante Inhalte einer solchen Selbsterfahrung die Selbstanwendung der allgemeinen Psychotherapie-Wirkfaktoren sensu Grawe sowie die persönliche Auseinandersetzung der Teilnehmer mit den Grundhaltungen von Psychotherapeuten beschrieben.

Kapitel 2 überträgt die IDEE einer berufsbildenden Selbsterfahrung auf das Erlernen des Psychotherapieverfahrens Verhaltenstherapie. Hierzu werden die IDEE-Komponenten auf das verhaltenstherapeutische Rational bezogen.

Kapitel 3 definiert das Konstrukt der personalen Kompetenz und nennt die zentralen Anpassungsaufgaben von Psychotherapeuten, die ihre Person mit den grundsätzlichen Anforderungen dieser Profession abzustimmen haben.

Kapitel 4 stellt die typischen Arbeitsschritte der Verhaltenstherapie als ABC-Algorithmus dar und überträgt diesen Verlauf auf die berufsaus- und weiterbildende Selbsterfahrung von Psychotherapeuten. Um die IDEE einer verfahrensbezogenen Selbsterfahrung zu realisieren, durchlaufen die Teilnehmer »quasi-verhaltenstherapeutische« Lernprozesse und durchdringen auf diese Weise sowohl kognitiv strukturierend als auch emotional aktiviert das Rational dieses Verfahrens.

Zahlreiche Beispiele veranschaulichen in diesem Kapitel, wie Selbsterfahrungsübungen in einen curricularen Rahmen eingebettet werden.

**Teil II.** Die Kapitel 5 bis 8 enthalten das Manual zur Professionalisierung des Persönlichkeitsstils im Rahmen einer verhaltenstherapeutischen Selbsterfahrung, das den drei Phasen des verhaltenstherapeutischen Arbeitsprozesses beispielhafte Übungen zuordnet.

Kapitel 6 (Übungen der Anfangsphase) führt die einzelnen Teilnehmer an die Grundhaltung einer achtsamkeitsbasierten Selbstbesinnung heran, lässt diese aus einer biografischen Perspektive heraus eigene Ressourcen und Risikoanteile identifizieren und ermöglicht ihnen, umgrenzte Entwicklungsaufgaben zur Anpassung ihres Persönlichkeitsstils an die Aufgaben ihres Therapeutenberufes abzuleiten. Da ein Gutteil der Selbsterfahrung im Gruppensetting erfolgt, werden parallel zu diesen explorierenden Übungen vertrauensbildende und kohäsionsstärkende Übungen in der Gruppe durchgeführt.

Kapitel 7 (Übungen der Bearbeitungsphase) konzentriert sich darauf, die Teilnehmer auf deren quasitherapeutischem Weg durch die Selbstmodifikation anzuleiten und zu unterstützen. Die Teilnehmer arbeiten im Einzel- und im Gruppensetting und nutzen hierbei explizit das Repertoire verfahrensüblicher Standardtechniken. Während sie ihre Selbstmodifikation realisieren, wird ihre Aufmerksamkeit von den Selbsterfahrungsleitern auf relevante emotionale und interaktionelle Prozesse gerichtet. Experimentierend und einübend erfahren sie sich gegenseitig dabei, wie sie validierendes, konfrontierendes, anleitendes und aktiv unterstützendes Interaktionsverhalten einsetzen bzw. in entsprechender Weise von ihren Gruppen- oder Intervisionspartnern betreut werden. Die Teilnehmer realisieren – unterstützt von ihren Intervisionspartnern – ihr gewähltes Selbstmodifikationsvorhaben, und die Gruppensitzungen werden in dieser Phase vorwiegend als Supervision der dyadischen Arbeitsbündnisse durchgeführt.

Kapitel 8 (Übungen der Commitmentphase) sorgt dafür, dass die Teilnehmer ihre Erfahrungen aus der Bearbeitungsphase in ihr Selbstkonzept beziehungsweise in ihre Selbstmanagementressourcen einfügen. Nachdem sie ihre Ressourcen- und Risikoanteile in der Anfangsphase exploriert und in der Bearbeitungsphase erweitert bzw.

modifiziert haben, sind sie auch in ihrer zukünftigen Berufsausübung in der Lage, persönliche Anpassungsaufgaben zu erkennen und erfolgreich zu bearbeiten.

Auf der Grundlage ihrer auf diesem Wege elaborierten Selbstmanagementressourcen übernehmen sie bewusst Verantwortung für weitere Entwicklungsaufgaben im beruflichen Kontext.

# Teil I
# Grundlagen der Selbsterfahrung

# 1 Formen der Selbsterfahrung

## 1.1 Selbsterfahrung als Erkennen und Bearbeiten des eigenen Persönlichkeitsstils

- Menschen sind aus einem natürlichen Motiv heraus damit befasst, sich ihrer selbst bewusst zu werden (Selbstbesinnung).
- Aus dieser Bewusstheit heraus und konsistent zu ihren identischen Zielen und Motiven setzen sie sich Selbstaktualisierungsziele und planen, auf welche Weise sie diese erreichen wollen (Selbstvornahme).
- Sie gestalten ihr Denken und Handeln so, dass sie so weit wie möglich ihre Ziele erreichen; außerdem bewerten sie, inwieweit ihnen dies im Einklang mit ihren Werten und Oberplänen gelingt (Selbstaktualisierung).

Die im Kasten genannten Schritte *Selbstbesinnung, Selbstvornahme* und *Selbstaktualisierung* geben zunächst wieder, wie jeder bewusste und selbstregulierte menschliche Lernprozess abläuft. Hervorgehoben wird dabei, wie die Person ihre Lebensgestaltung ständig zu den eigenen Werten und Oberplänen in Beziehung setzt. Dieses allen Menschen gemeinsame Selbstaktualisierungsmotiv sorgt dafür, dass diese ihr wissendes, wollendes und wirkendes Selbst zunächst auf natürliche Weise weiterentwickeln. Wer die eigene Selbstbestimmung über eine solche spontane bzw. informelle Selbsterfahrung hinaus kultivieren will, entscheidet sich für eine formelle Selbsterfahrung.

Ein weiterer Grund für die Beschäftigung mit Selbsterfahrung kann im Anforderungsprofil des von der Person gewählten Berufes liegen. Wer beispielsweise einen pädagogischen oder therapeutischen Beruf ausübt, ist im Umgang mit seinen Schutzbefohlenen beziehungsweise Patienten außerordentlich gefordert, sich selbstreflektiert und mit kompetenter Selbstregulation einzubringen. Damit Lehrer, Erzieher oder Therapeuten bewusst ihre professionelle Vorbildaufgabe erfüllen können, in richtigem Maße akzeptierende Empathie und Neutralität, aber auch veränderungsinitiierende Konfrontation und Grenzsetzung in ihre professionellen Beziehungen einbringen und auch trotz eines hohen emotionalem Engagements hinreichend eine eigene Selbstfürsorge sicherstellen können, sollten sie sowohl über eine reflektierte Bewusstheit zu ihrem Selbst als auch über eine gute Selbstregulations- und Beziehungskompetenz verfügen. Um für den beruflichen Kontext eine solche personale Kompetenz entwickeln zu können, benötigen sie in ihrer beruflichen Aus- und Weiterbildung einen – möglichst curricular geordneten – Selbsterfahrungsprozess.

Wer eine formelle Selbsterfahrung durchführt, beabsichtigt also, sich persönlich weiterzuentwickeln und die eigenen Möglichkeiten zu bewusstem, freiem und verantwortlichem Denken und Handeln zu stärken. Als Ergebnis eines solchen Selbsterfahrungsprozesses verfügt die Person über ein elaboriertes Bewusstsein zu ihrem Selbst, eine hohe Selbstregulationskompetenz und ein feinfühliges Kommunikationsvermögen. Sie verbessert auf diesem Weg ihre Möglichkeiten, sich den eigenen Lebensaufgaben im Allgemeinen beziehungsweise den beruflichen Aufgaben im Besonderen anzupassen.

### Kognitive Schemata und Selbst-Systeme

In seinem klassischen Entwicklungsmodell stellt Jean Piaget (1976) das *Äquilibrationsprinzip* in den Mittelpunkt. Hiernach gibt es ein natürliches Streben der Person nach einem Gleichgewichtszustand. Dieser Gleichgewichtszustand muss im Spannungsfeld der beiden Kräfte »Assimiliation« und »Akkomodation« hergestellt werden – die Person macht sich entweder gemäß ihrer Bedürfnisse die vorgefundene Realität passend, oder sie passt sich in ihrem Denken und Handeln der gegebenen Wirklichkeit an. Aus den Erfahrungen dieser Anpassungsprozesse bildet die Person gemäß Piaget kognitive Schemata, also grundsätzliche Erwartungen an sich selbst sowie an ihre Beziehung zu den anderen, der Welt, dem Leben.

Epstein (1990) differenziert in seiner »personal theory of mind« zwischen deskriptiven und motivationalen Schemata:

(1) Deskriptive Schemata enthalten Grundannahmen zur eigenen Person sowie zu deren sozialen und materiellen Umwelt (»Ich bin ..., die anderen sind ..., die Welt ist ...«).

(2) Konsistent zu diesen Wahrnehmungserwartungen repräsentieren motivationale Schemata die Beziehungen zwischen dem Verhalten und der Befriedigung der eigenen Grundbedürfnisse. Sie entsprechen Oberplänen mit Annäherungs- und Vermeidungszielen (»Deshalb will ich erreichen, dass .../Deshalb muss ich vermeiden, dass ...«).

Epstein geht davon aus, dass die Person ihre Erfahrungen in verschiedenen Selbst-Systemen verarbeitet. Eine überwiegend bewusste und kontrolliert ablaufende Informationsverarbeitung geschieht über das logisch-analytisch ausgerichtete *rational system*. Eine überwiegend vorbewusste und ganzheitlich-automatisch ablaufende Informationsverarbeitung leistet das *experiential system*, und das überwiegend unbewusst ablaufende primär-prozesshafte Denken wird durch das *associationistic system* organisiert.

Kreatives Denken und Handeln geschehen als subjektiv gestaltete Wechselwirkung des impliziten und expliziten Selbst. Emotionale Prozesse aktivieren bei der Person zunächst spontane Denk- und Handlungsbereitschaften, zu denen sie dann einen gestaltenden Umgang findet. Hierbei kommt es zu einer Verknüpfung der beiden oben genannten Informationssysteme: Die Person bringt ihre intuitiv ablaufenden analogen Repräsentationen in Verbindung mit ihrem analytisch-sprachlichen Denken. Dies sei an einem einfachen Übungsbeispiel veranschaulicht.

**Beispiel**

Zu Beginn einer Selbsterfahrungssitzung verteilt der Leiter etwa 50 Bildkarten auf dem Boden des Raumes und bittet die Teilnehmer, sich jeweils eine Karte auszuwählen, die deren Ausgangsstimmung passend abbildet (das *experiential system* analog ansprechen). Im zweiten Teil der Übung berichtet jeder Teilnehmer, welche Gefühle auf der gewählten Karte symbolisch repräsentiert sind und mit welchen persönlichen Erfahrungen diese verknüpft sind (Erlebnisinhalte mit dem *rational system* verknüpfen). Vertiefend ließen sich auch noch Reflexionen anschließen, welche Bedeutung die emotionalen Erfahrungen für die persönlichen Entwicklungsaufgaben oder das gerade realisierte Selbstmodifikationsprojekt des jeweiligen Teilnehmers haben.

Selbsterfahrungsleiter, die ihren Teilnehmern einen lebendigen und entwicklungsfördernden Umgang mit eigenen Selbstanteilen ermöglichen wollen, können hierzu auf ein Repertoire verschiedener auf das Selbst bezogener Übungen zurückgreifen. Um sich explizit auf die eigene Person zu besinnen, erweiterte persönliche Erfahrungsmöglichkeiten zu erproben oder eine Neuorientierung des eigenen Denkens und Handelns zu entwickeln, bieten sich meditative, künstlerische und körperbezogene Vorgehensweisen ebenso an wie gruppendynamische, humanistische, systemische oder verhaltenstherapeutische Methoden. Entsprechend ließe sich ein eklektischer Strauß an Übungen entfalten, der aus Anregungen des Yoga, der Musik- und Gestaltungstherapie oder eben auch der verschiedenen Psychotherapie-Verfahren zusammengestellt wird. Durch einen bewussten Blick auf das eigene Selbst und die Möglichkeit, in einem kommunikativen und Rückmeldung bietenden Kontext Aspekte der eigenen Person zu bearbeiten, kommt es bei den Teilnehmern zu wertvollen Selbstaktualisierungserfahrungen und einer persönlichen Weiterentwicklung bzw. Reifung. Alternativ zu einer solchen frei gestalteten Selbsterfahrung mit dem Ziel einer allgemeinen Förderung von Selbstaktualisierungsressourcen sollte sich eine berufsbildende Selbsterfahrung für Psychotherapeuten ausdrücklich am Rational des jeweils gewählten Verfahrens orientieren und dabei auf dessen Methodenrepertoire zurückgreifen (vgl. IDEE einer verfahrensorientierten Selbsterfahrung in Abschnitt 1.5.2). Kapitel 2 charakterisiert eine spezifisch verhaltenstherapeutische Selbsterfahrung, wie sie für Psychotherapeuten in Aus- beziehungsweise Fortbildung aufgebaut sein könnte.

## 1.2 Der Verlauf einer Selbsterfahrung

Selbsterfahrung lässt sich als aktiver und gestaltender Prozess des Individuums verstehen. Die reflektierende Person exploriert, in welcher typischen Weise sie mit ihrer inneren und äußeren Wirklichkeit umgeht. Sie erarbeitet ein Modell dazu, wie sie in wesentlichen Situationen ihres Lebensalltags auf typische Weise fühlt, denkt und handelt und auf welche Ziele und Werte sie ihr eigenes Leben ausrichtet. Zudem bildet die Person über einen retrospektiven Blick Hypothesen zu ihrem So-geworden-Sein. Sie rekonstruiert, auf welche Weise sie im Verlauf ihrer Lebensgeschichte die aktuellen Reaktionsbereitschaften bzw. Schemata entwickelt hat.

In einem nächsten Selbsterfahrungsschritt überprüft die Person auf experimentierende Weise und im achtsamen Kontakt mit ihren emotionalen Prozessen, welche Möglichkeiten und Grenzen sie hat, Einfluss auf ihre innere und äußere Wirklichkeit zu nehmen. Dabei verlässt sie gezielt die eigenen automatisierten Denk- und Verhaltenspfade, erprobt alternative Denk- und Handlungsweisen und wägt Vor- und Nachteile erlernter und alternativer Schemata ab.

Vor dem Hintergrund ihres erarbeiteten Modells zum eigenen Selbst und konsistent zu ihren dabei explizierten persönlichen Werten und Zielen entscheidet die Person, ob und in welcher Weise sie das Feld ihrer Selbstbestimmung erweitern will – sie antizipiert sinnvolle Alternativen von Selbstaktualisierung. Mit der Entscheidung, die Selbsterfahrung entweder auf den Zweck einer motivationalen Klärung zu beschränken oder darüber hinaus Veränderungssziele für das eigene Selbst zu planen, endet die Orientierungsphase der Selbsterfahrung.

In der Realisierungsphase realisiert die Person ihr neu entworfenes und angestrebtes Selbstkonzept und, so weit nötig, kommt es zu einem Einüben der hierzu erforderlichen selbstwirksamen Kompetenzen. Möchte sie sich beispielsweise der Welt offensiver zuwenden und geselliger leben und hindern sie bisher soziale Ängste oder dysfunktionale Grundannahmen daran, würde sie eine kognitive Umstrukturierung, Expositionstechniken und passende Übungen aus einem sozialen Kompetenztraining anwenden.

Die auf diesem Wege selbst bewirkten Konsequenzen ihres Denkens und Handelns fügt sie in ihr Selbstbild und ihre persönlichen Oberpläne ein.

Im Rahmen einer entsprechenden Integrations- oder Konsolidierungsphase entwickelt die Person ihr Selbst weiter, indem sie wiederholt einen solchen Prozess bewusster Assimilation und Akkomodation ihrer Schemata durchläuft.

#### Fünf Schritte der Selbsterfahrung

Der oben skizzierte Weg der Selbsterfahrung verläuft entsprechend über die Stationen Explorieren, Experimentieren, Entscheiden, Einüben und Einfügen. Diese Selbsterfahrungsschritte werden im Folgenden beschrieben und jeweils durch ein Beispiel illustriert. Bevor in den folgenden Kapiteln Selbsterfahrung als Bestandteil beruflicher Aus- oder Fort- bzw. Weiterbildung dargestellt wird, werden die grundsätzlichen Stationen dieses Prozesses erörtert – beispielhaft soll hier der Selbsterfahrungsprozess einer Person beschrieben werden, die aus eigenen Selbstaktualisierungsbedürfnissen heraus (also unabhängig von einem beruflichen Zweck) eine formelle Selbsterfahrung absolviert.

**Schritt 1: Explorieren.** Um für sich ein deklaratives Wissen zu den eigenen Schemata eigenen Fühlens, Denkens und Handelns zu erarbeiten, setzt die Person explorierende Aktivitäten ein. Sie beobachtet sich achtsam in typischen Situationen ihres Lebensalltags und stellt durch einen Blick auf ihre bisherige Lebensgeschichte eine Verbindung zum persönlichen So-geworden-Sein her. Auf diese Weise identifiziert sie eigene Stärken und Schwächen beim Umgang mit den gegebenen Lebensaufgaben und der Verwirklichung ihrer Ziele und persönlichen Werte.

**Beispiel**

Herr A. (35 Jahre, Bankangestellter, verheiratet, ein Sohn) leidet in seinem Lebensalltag unter einem diffusen Inkongruenzerleben. Da er unter seiner eingeschränkten Kenntnis der eigenen Person und seiner gehemmten Selbstaktualisierung leidet, wünscht er sich sowohl eine motivationale Klärung seines So-geworden-Seins und strebt vor allem eine persönliche Weiterentwicklung in seinem Leben an. Dazu nimmt er bei einem ihm empfohlenen Psychologen einen formellen Selbsterfahrungsprozess auf. Von diesem Coach angeleitet und begleitet erarbeitet er zunächst deklaratives und prozedurales Wissen über sich selbst. Er wird sich im Sinne eines »Erkenne dich selbst!« klarer darüber, wer er ist.

Herr A. beobachtet sich hierfür zunächst in typischen Belastungssituationen in Privatleben und Beruf. Er registriert, auf welche Weise er in diesen Situationen mit seiner inneren und äußeren Realität umgeht. Anschließend beurteilt er, welche Stärken und welche Schwächen er sich persönlich zuschreibt. Aus der Ressourcenperspektive beschreibt er sich als anhänglichen Menschen, der sich in Partnerschaft und Freundschaften außerordentlich treu und loyal verhält. Aus kritischer Sicht räumt er allerdings ein, dass die eigene Anhänglichkeit so stark ausgeprägt ist, dass sein Beziehungsstil als dependent-zwanghaft zu bezeichnen ist. Dies zeigt sich in seinem anklammernden Verhalten in der Partnerschaft, dem inkonsistenten Erziehungsverhalten gegenüber dem eigenen Kind und dem zwanghaftem Absichern in Leistungssituationen im beruflichen Kontext. Er erlebt dieses Ungleichgewicht inkongruent zu seinen Ansprüchen an sich als Ehemann, Vater sowie berufstätiger Mensch. Entsprechend sieht er für sich eine persönliche Entwicklungsaufgabe darin, den eigenen Bewältigungs- und Beziehungsstil besser an die Ansprüche anzupassen, die er an sich selbst richtet. Der Blick auf die eigene Lebensgeschichte bringt ihm in Erinnerung, dass er in seiner Herkunftsfamilie durch die frühe Trennung der Eltern, die danach häufigen Partnerwechsel der Mutter und deren wenig verlässlichen Bindungsangebote einen unsicher-vermeidenden Bindungsstil erworben hat. Dieser zeigt sich ausgeprägt in seinen Nahbeziehungen gegenüber der eigenen Ehefrau und den Kindern, aber auch gegenüber Autoritäten im Beruf. Während er gegenüber seiner Partnerin zu dysfunktional unterwerfendem Verhalten neigt, zeigt er am Arbeitsplatz einen überkompensatorischen exzessiven Arbeitseinsatz mit zwanghafter Absicherung.

**Schritt 2: Experimentieren.** Nachdem die Person somit über eine kognitive Repräsentation ihres Selbst verfügt, setzt sie sich experimentierend mit alternativen Möglichkeiten eigenen Denkens, Handelns sowie den damit verknüpften Erlebensweisen auseinander. Unter bewusstem Einsatz ihrer Ressourcen erprobt sie neue Möglichkeiten eigenen Denkens und Handelns.

**Beispiel**

Herr A. wählt einige typische Problemsituationen aus, um dort alternatives Denken und Handeln auszuprobieren. Typische Situationen im Familienalltag ergeben sich aus seiner häufigen Hilflosigkeit gegenüber dem pubertierenden 15-jährigen Sohn, wenn dieser ihn regelmäßig mit Geldforderungen angeht. Als es erneut zu einer solchen Situation kommt, identifiziert er achtsam bei sich selbst automatische Befürchtungen und Vermeideimpulse. So erwartet er, dass sein Sohn ihn im Falle einer Zurückweisung äußerst aggressiv angehen würde und dabei von seiner Mutter auch noch Unterstützung bekäme. Er rechnet damit, dass er danach als Verlierer dastehen würde, dem auch noch die eigene Frau in den Rücken fällt und sich anschließend beschämt zurückziehen müsste. Als gemeinsam mit seinem Coach vorbereitetes Verhaltensexperiment setzt er antagonistisch zu seinen automatischen ängstlich-vermeidenden Reaktionsbereitschaften folgendes Verhalten ein: Er teilt bei der nächsten entsprechenden Gelegenheit seinem Sohn freundlich, aber in bestimmtem Ton mit, dass er diesem über dessen festes Taschengeld hinaus kein Geld geben wird. Bei einer Widerrede des Sohnes wendet er die »Regel der gesprungenen Schallplatte« (broken record) an und wiederholt seine Mitteilung. Dabei achtet er auf eine offensive, aber nicht drohende Körperhaltung, verwendet eine klare Ich-Botschaft, hält Blickkontakt und hört dem Sohn bei dessen Antworten ruhig zu. Dieses Verhaltensexperiment hat folgendes Ergebnis: Herr B. fühlt sich bereits in dem Moment, als sein Sohn ihn beim Sonntagsfrühstück um Geld für den Kauf eines neuen Handys angeht, sicherer als sonst, da er einen vorbereiteten Plan hat. Nachdem es ihm gelungen ist, seinen Sohn aussprechen zu lassen, antwortet er diesem mit seinem vorbereiteten Zurückweisungssatz, unterstreicht diese begrenzende Äußerung nonverbal und bleibt auch dann freundlich-bestimmt, als der Sohn erfolglos nachsetzt. Der steht schließlich ärgerlich auf und verlässt den Raum. Zum Mittagessen bringt der Sohn das Thema nicht mehr an und kehrt in ein normales Alltagsverhalten zurück. Von seiner Frau erhält Herr B. überraschend Zustimmung, sie kommentiert anschließend die Szene sogar mit dem Satz »Ich glaube, man muss ihm auch mal ein Nein zumuten.« Herr A. ist stolz und etwas überrascht, dass es nicht zum Debakel mit dem Sohn und zum »Dolchstoß« seiner Frau gekommen ist. Auf die Frage, wie er sich den Unterschied zwischen seiner ängstlichen Erwartung und den tatsächlichen Konsequenzen erklärt, stellt er fest: »Ich musste nur wissen, was ich wollte.«

**Schritt 3: Entscheiden.** Die Person entscheidet, welche Bedeutung die von ihr in Experimenten initiierten Erfahrungen für ihre zukünftige Lebensführung haben sollen. Sie vergleicht ihre eingespielten Denk- und Handlungsmuster mit den neuen, experimentell gewonnenen Erfahrungen und entwickelt Vorstellungen dazu, wie sie zukünftig leben möchte. Um einen solchen, das eigene Selbst antizipierenden Standpunkt zu entwickeln, trifft sie dreierlei Entscheidungen:

(1) Sie klärt, welche Ziele und Werte sie persönlich verwirklichen will (»Wie ich leben will«).

(2) Sie stellt fest, über welche Ziel führenden Fähigkeiten und Möglichkeiten sie bereits verfügt und welche Ressourcen sie noch aktiv erwerben könnte (»Wie ich leben kann«).

(3) Und schließlich stimmt sie ihr Wollen und Können mit den eigenen Werten ab (»Wie ich leben sollte«).

**Beispiel**

Nachdem Herr B. weitere Verhaltensexperimente in der Ehe und im Beruf mit ähnlichen Konsequenzerfahrungen erarbeitet hat, beantwortet er die drei Fragen zum Standpunkt seines Selbst (»Wie will, kann, sollte ich leben?«) folgendermaßen: (1) »Ich will offensiver und wehrhafter werden und mein defensiv-hilfloses Verhalten in Beziehungen abbauen.« (2) »Ich kann lernen, in solchen Situationen die richtigen Worte zu finden und in Gestik, Stimme und Mimik respektabel aufzutreten. Manches muss ich noch üben, und in Situationen mit meinem Chef bin ich noch zu vorsichtig und absichernd – aber ich übe, übe, übe.« (3) »Ich sollte diesen Weg konsequent weitergehen, damit ich mir im Spiegel selbst in die Augen schauen kann und in meinen Rollen als Partner und Vater natürliche Autorität habe.«

Vor dem Hintergrund der nun bewusst erlebten Inkongruenzen zwischen den bisher eingespielten Konsequenzen seines Verhaltens und den eigenen Grundbedürfnissen formuliert Herr A. eigene Veränderungsziele. Aus einer werteorientierten Sicht entwirft er ein Bild davon, wie er als selbstständiger, bindungsfähiger, selbstwertstabiler, leistungs- und genussfähiger Mensch leben will. Er projiziert diesbezüglich eine erwünschte Zukunft zum eigenen Verhalten und Erleben in verschiedenen Rollenkontexten (Partner, Berufsausübender, Kollege, Freund usw.). Er stellt konkreten Situationen, in denen er mit seinem gehemmten und absichernden Kommunikationsverhalten unzufrieden ist, fiktive alternative Situationsabläufe gegenüber, in denen ihm ein gewünschtes offensiv-wehrhaftes Handeln und ein gelassenes und positiv gestimmtes Erleben gelingt. Schließlich legt er für sich fest, welche Veränderungen er in seinem Leben selbstwirksam erreichen will – aber auch, zu welchen bestehenden Lebensbedingungen er eine Akzeptanzhaltung erlernen möchte.

**Schritt 4: Einüben.** Als Konsequenz der vorangegangenen volitionsbildenden Schritte verwirklicht die Person ihren erfahrungsfundiert gewonnenen Standpunkt des eigenen Wollen, Könnens und Sollens. In dieser Realisierungsphase steht zunächst das Einüben zielführender Kompetenzen im Vordergrund. Die Person verfolgt eigenverantwortlich und ggf. auf systematische Weise ihre vorab selbst festgelegten Selbstaktualisierungsziele.

**Beispiel**

Herr A. nimmt sich jede Woche fünf Situationen vor, in denen er sich bewusst gegen das alte Gefühl und dessen Einfluss entscheidet. Auf die schwierigeren Situationen bereitet er sich in Rollenspielen mit seinem Coach vor. Im Anschluss an die realisierten Übungen dokumentiert er einem Selbsterfahrungstagebuch seine neuen Selbstwirksamkeitserfahrungen und reflektiert, inwieweit er sich auf seinem wertebezogenen Weg dem erwünschten Selbstkonzept annähert.

**Schritt 5: Einfügen.** Der Realisierungsphase, in der das Einüben des erwünschten Denkens und Handelns im Vordergrund steht, folgt die Integrationsphase mit dem Einfügen der gewonnenen und reflektierten Erfahrungen in die Schemata der Person. Als Ergebnis dieses vertikalen Lernprozesses werden die neu gewonnenen Erfahrungen in das eigene Selbstbild eingepasst (»Ich bin ein Mensch, der ..., die anderen sind ..., das Leben ist ...«), die Person entwickelt ihre Oberpläne weiter (Zunahme offensiv-wehrhafter Annäherungsziele, Reduzierung defensiv-hilfloser Vermeideziele) und reift in ihrem Bindungs- und Bewältigungsstil.

**Beispiel**

Zu Beginn seiner Selbsterfahrung hatte Herr A. die Bedeutung seines ängstlich-vermeidenden Lebensstils als automatische Fortsetzung seiner in Kindheit und Jugend erworbenen Bewältigungsgewohnheiten nachvollziehen können. Nun – am Ende der formellen Selbsterfahrung – profitiert er von den Möglichkeiten seines modifizierten Bewältigungs- und Beziehungsstils. Er identifiziert sich jetzt mit seinen inzwischen annäherungsorientierten Oberplänen sowie den persönlichen Grundannahmen zu sich selbst, den anderen, dem Leben und entwickelt ein markanteres Selbstbild heran. Ein Mensch, der Herrn A. vor und nach dessen Selbsterfahrung begegnet und beurteilt, würde feststellen: »Er ist reifer geworden, tritt offensiver und, wenn es sein muss, wehrhaft auf, wirkt gelassener und positiver gestimmt als früher, wo er oft angespannt und gequält wirkte.«

Selbstverständlich verlangt Selbsterfahrung nicht grundsätzlich, dass die Person alle der oben genannten Schritte durchführt. Selbsterfahrung findet auch dann statt, wenn sie sich darauf beschränkt, über explorierendes Nachdenken ein deklaratives Wissen über ihr Selbst zu erarbeiten. Sie kann aber darüber hinaus ihr Selbst auch aktiv weiterentwickeln bzw. gestalten, indem sie mit alternativen Möglichkeiten eigenen Denkens und Handelns experimentiert, neue Bewältigungsstile, Oberpläne, Sichtweisen einübt und auf diese Weise prozessuales Wissen zu erweiterten Möglichkeiten der eigenen Selbstaktualisierung schafft. Es ist anzunehmen, dass eine Person, die durch ihr explizites Explorieren bei sich selbst maladaptive Schemata und Inkongruenzen zu ihrem angestrebten Selbstkonzept identifiziert hat, dazu motiviert ist, nach Alternativen zu suchen und diese zu erproben. Hat die Person anschließend ihren Standpunkt formuliert, wie sie weiterleben will, dann leitet sich daraus natürlicherweise auch ein Realisierungsdruck für eine Selbstmodifikation ab. Der Übergang vom Entscheiden zum Einüben entspricht im Sinne des Handlungsphasenmodells von Heckhausen dem »Schritt über den Rubikon«. Nach der volitionsvorbereitenden Abwägephase findet über den Entscheidungsschritt (»alea iacta est«) der Übergang in die handlungsorientierte Realisierungsphase statt. Dort realisiert die Person ihren vorbereiteten Plan. Durch ihren fundierten Standpunkt hat sie sich motivational hinreichend gestärkt, sich hartnäckig auch mit Realisierungsblockaden auseinanderzusetzen. Sie wird auf diesem Weg fortlaufend durch neue Selbstwirksamkeitserfahrungen verstärkt. Als Konsequenz der erfolgreichen Volitionsrealisierung erlebt die Person eine positiv erlebte Dissonanzreduktion (»Ich hatte eigentlich mit einem negativen Ausgang der Situationen gerechnet, war dann tatsächlich aber positiv wirksam«) sowie auf der Schemaebene eine Weiterentwicklung bzw. Anpassung ihrer Grundannahmen, Oberpläne und Handlungsroutinen. So hat im obigen Beispiel Herr A. durch die errungenen neuen Selbstwirksamkeitserfahrungen mehr und mehr einen offensiveren und wehrhafteren Bewältigungs- und Beziehungsstil gewonnen. Ihm gelang eine Lockerung seines dependent-zwanghaften Persönlichkeitsstils. Auf der Grundlage seiner hierdurch zunehmend gelassenen und zuversichtlich geprägten Lebenshaltung hat er deutlich seine vorher ängstlich-vermeidenden Zielorientierungen in Richtung nunmehr annäherungsorientierter Oberpläne verändert, er ist insgesamt in privaten und beruflichen Kontexten offensiver und wehrhafter geworden. Sein Bild von sich selbst und die Erwartungen, die er an seine Sozialpartner richtet, fallen grundsätzlich positiver aus (»Ich bin einerseits ein sorgfältiger und eher vorsichtiger Mensch, kann mich aber dann, wenn es die Situation erfordert, gegenüber anderen auch respektabel meine Forderungen stellen und Grenzen ziehen«), und er ist sich seiner Wertorientierungen zu einem sinnvollen Leben deutlich bewusst. Zum Abschluss seines formellen Selbsterfahrungsprozesses vergleicht er seine eigenen Selbstaussagen, die er zu Beginn formuliert hatte (»Ich bin ein Mensch, der …«/»Die anderen sind …«/»Das Leben, die Welt sind …«//»Deshalb vermeide, verhindere ich grundsätzlich, dass …«/»Deshalb will, kann sollte ich erreichen dass …«//»Dazu ist mein Denken und Handeln gekennzeichnet durch …«/»Dazu verhalte ich mich in Beziehungen zu den anderen typischerweise …«) mit den Selbstcharakterisierungen, die er am Ende für sich als zutreffend formuliert (s. a. Arbeitsblatt 6.5).

## 1.3 Das WERK der Selbsterfahrung

In einem aktiven Selbsterfahrungsprozess, wie er oben beschrieben wurde, beobachtet die Person in ihrem Lebensalltag systematisch das eigene Erleben, Denken und Handeln und erarbeitet so ein deklaratives Wissen zum eigenen Persönlichkeitsstil. Dadurch, dass sie sich real mit den entsprechenden Alltagssituationen exponiert und gedanklich auseinandersetzt, werden auch die beteiligten Emotionen aktualisiert, sie erwirbt über dieses Erleben auch ein prozessuales Wissen. Über einen reflektierenden

Zwischenschritt leitet sie für sich persönliche Entwicklungsziele ab, projiziert also in ihre Zukunft, wie sie zukünftig im Einklang mit ihren individuellen Werten leben will. Als Konsequenz einer solchen Selbstantizipation verbessert sie systematisch die eigenen Möglichkeiten, sich ihrer selbst bewusst zu sein sowie adaptiv und kreativ die eigenen Selbstaktualisierungsmöglichkeiten zu erweitern.

Die Bestandteile dieses Prozesses werden im folgenden WERK-Modell abgebildet.

**Das WERK-Modell**

**W**issen als kognitive Repräsentation des Selbst
Die Person findet eine Sprache, um das eigene Selbst zu charakterisieren:
- Sie beschreibt, in welcher Weise sie mit ihrer inneren und äußeren Welt umgeht.
- Sie rekonstruiert aus der eigenen Lebensgeschichte ihr So-geworden-Sein.

**E**rleben als emotionale Aktivierung der Person
Die Person setzt sich Bedingungen aus, die zu spontanen prozessualen Aktualisierungen relevanter emotionaler, kognitiver und behavioraler Schemata führen:
- Durch Ressourcenaktivierung macht sie ihre Fähigkeiten und Stärken erlebbar.
- Durch Problemaktualisierung konfrontiert sie sich mit kritischen Selbstaspekten.

**R**eflektieren als geordnetes Bearbeiten der kognitiven und emotionalen Erfahrungen
Die Person analysiert ihre Erfahrungen hinsichtlich deren Bedeutungen:
- Sie erarbeitet einen eigenen Standpunkt zum Selbst (»Ich will, kann, sollte …«).
- Sie trifft freie und verantwortliche Entscheidungen zur Gestaltung ihres Selbst.

**K**onsequenzen realisieren als aktive Verantwortungsübernahme:
Die Person verwirklicht die vorher getroffenen Entscheidungen ihres Selbst:
- Sie verändert handelnd die eigene Wirklichkeit.
- Sie bewertet die Äußerungen des eigenen Selbst.

**Ergebnisse des Selbsterfahrungsprozesses (WERK)**

| Wissenserwerb | Erlebnisaktivierung | Reflexion | Konsequenzenrealisierung |
|---|---|---|---|

**Stationen der Selbsterfahrung**

| Selbstbesinnung | Selbsterprobung | Selbstwahl | Selbstmodifikation | Selbstmanagement |
|---|---|---|---|---|

**Selbsterfahrungsaktivitäten**

| Explorieren | Experimentieren | Entscheiden | Einüben | Einfügen |
|---|---|---|---|---|

**Abbildung 1.1** Bestandteile des Selbsterfahrungsprozesses

## 1.4 Berufsbezogene Selbsterfahrung als Professionalisierung des Persönlichkeitsstils

Nachdem Selbsterfahrung bisher allgemein charakterisiert wurde als geordnete Weiterentwicklung von Selbstbesinnung, -vornahme und -wirksamkeit, wird sie im folgenden Abschnitt in Zusammenhang gebracht mit den speziellen Entwicklungsaufgaben, die lernende Menschen bei der Ausübung ihres Berufes zu bewältigen haben. Jeder Beruf verlangt von der Person, die ihn ausübt, dass diese sich dort einerseits mit ihren eigenen Ressourcen einbringt und andererseits ihre persönlichen Möglichkeiten mit den spezifischen professionellen Anforderungen abstimmt. Bei diesem Anpassungsprozess kann es aber auch darum gehen, persönliche Handicaps oder Barrieren zu modifizieren, die der erfolgreichen Ausübung dieses Berufes im Wege stehen. Dabei handelt es sich keinesfalls lediglich um den Erwerb instrumenteller Fertigkeiten, sondern ausdrücklich auch um die Abstimmung persönlicher Stile des Erlebens, Denkens und Handelns, von Oberplänen und Überzeugungen mit dem Anforderungskontext des jeweiligen Berufes.

**Beispiel**

An einfachen Beispielen veranschaulicht heißt das, wer nicht über eine hinreichende Lerndisziplin verfügt und unter ausgeprägten Ängsten vor öffentlicher Beachtung leidet, wird trotz hoher Musikalität nicht im Musikerberuf reüssieren, oder wer bisher einen schüchternen, harmonieabhängigen und konfliktvermeidenden Beziehungsstil aufweist, wird kaum in der Lage sein, erfolgreich als Sozialarbeiter oder auch als Lehrer tätig zu werden.

Im Rahmen einer Berufsausbildung bzw. Weiterbildung bietet gerade das Modul der Selbsterfahrung die Chance, bei den Teilnehmern den Ausgleich von Persönlichkeitsbildung und funktionaler Kompetenzausbildung zu fördern. Besonders bei akademischen Berufen gilt es, der Gefahr eines bloßen beruflichen Fertigkeitentrainings entgegenzuwirken (vgl. Taffertshofer, 2010).

Um diese Verknüpfung von Berufsausübung und Persönlichkeitsbildung zu veranschaulichen, wird zunächst ein historischer Rückgriff auf die klassische Bildungsidee mit dem Konzept der Lehr- und Wanderjahre (Goethe, 1829, 1977) hergestellt. Diese verbindet das Erlernen eines Handwerks eng mit einer Persönlichkeitsentwicklung der ausübenden Personen.

**Beispiel**

Der Handwerksgeselle verlässt als Wanderer die Umgebung seiner Kindheit und Jugend. Er zieht in die Welt, macht an verschiedenen Orten Halt, um sich auf der Walz traditionell für drei Jahre und einen Tag in fremden Werkstätten nützlich zu machen und die eigenen Fähigkeiten und Fertigkeiten weiterzuentwickeln. Dort arbeitet er angeleitet von den jeweiligen Meistern mit anderen Gesellen zusammen. ►

Indem er sich in diesen Wanderjahren mit zahlreichen Menschen und Aufgaben auseinandersetzt, sammelt er für sein späteres Leben und speziell für seine Berufsidentität wertvolle Erfahrungen. Aus dieser Selbsterfahrung außerhalb der Mauern seiner Heimatstadt bildet er als Mensch und authentischer Handwerker ein Fundament an Reife und erweitert für die Jahre nach seiner Rückkehr und auf dem Weg zur eigenen Meisterschaft seinen Horizont.

Diese Metapher beschreibt, wie ein Handwerker auf dem Weg seiner Wanderschaft die eigene Person mit der von ihm selbst gewählten Profession abstimmt und sich zukunftsbezogen einer reifen beruflichen Identität annähert. Durch das Verlassen der alten Stadtmauern findet der wandernde Geselle die Möglichkeit, einen bewussten und hinreichend distanzierten Blick auf das eigene in Kindheit und Jugend So-geworden-Sein zu richten. In der Fremde geht es für ihn dann konkret darum, sich im lebendigen menschlichen Austausch und im Umgang mit seinen beruflichen Aufgaben selbst zu erkunden und zu erproben. Die Entwicklung des Wanderers in dieser Lebenspassage entspricht im Sinne Piagets einem aktiven Assimilations- und Akkomodationsprozess. Der Geselle ist dabei keinesfalls als bloß selbsterfahrungslustiger und geselliger Tourist unterwegs, sondern sammelt auf dem Wege seiner persönlichen Reifung im Beruf einen Gutteil seiner Erfahrungen in den Werkstätten des von ihm gewählten Handwerks.

Nachdem nunmehr definiert wurde, was Selbsterfahrung ist und welche Schritte sie durchläuft, soll hier noch einmal der Frage nachgegangen werden, wozu sie dient. Damit Menschen ihren Beruf effektiv und mit angemessener Selbstfürsorge ausüben können, benötigen sie parallel zu ihren fachspezifischen Fähigkeiten und Fertigkeiten eine hinreichende »personale Kompetenz«.

- Wer über eine gute *Kenntnis der eigenen Person* verfügt, ist sich seiner Stärken und Schwächen bewusst und in der Regel gut motiviert für eine konkrete persönliche Weiterentwicklung.
- Eine stabile *Selbstregulationskompetenz* gewährleistet eine achtsame Wahrnehmung und disziplinierte Steuerung innerer Prozesse und eine souveräne Selbstkontrolle eigenen Handelns.
- Ein gutes *Kommunikationsvermögen* erleichtert die Anpassung der Person an vielfältige professionelle Beziehungsaufgaben.
- Auf der Grundlage entsprechender Ressourcen bietet ein solides *Kompetenzvertrauen* die Grundlage für eine sichere Handlungsorientierung und Problemlösefähigkeit im Beruf.

Berufsbildende und -begleitende Selbsterfahrung zielt zunächst darauf ab, dass die Teilnehmer ihre eigenen personalen Ressourcen für die effiziente und selbstverantwortliche Ausübung ihrer beruflichen Aufgaben identifizieren, sich aber auch ihrer Defizite und Risikoanteile bewusst sind. Aus einer solchen Perspektive lassen sich persönliche Entwicklungsziele ableiten, nämlich diese Ressourcen zu stärken und erkannte Defizite zu reduzieren. Dieser aktive und kreative Anpassungsprozess wird hier als »Professionalisierung des Persönlichkeitsstils« bezeichnet (nähere Ausführung dieses Konstrukts in Kapitel 3). Grundsätzlich ließe sich für jeden Beruf ein eigenes Anforderungsprofil personaler Kompetenzen erstellen, allerdings verlangen bestimmte Professionen diesbezüglich eine besonders hohe Kompetenzausprägung. In solchen Fällen erscheint es geboten, in beruflicher Aus- und Weiterbildung in Form der Selbsterfahrung hierfür ein eigenes Modul einzusetzen. Die gezielte Anpassung des Persönlichkeitsstils an die spezifischen Anforderungen eines bestimmten Berufes bietet sich beispielsweise an für Sozialarbeiter, Lehrer, Pfarrer und eben ausdrücklich für Psychotherapeuten, bei denen der gezielte und reflektierte Einsatz der eigenen Person ein wesentliches Arbeitsinstrument ist.

Um eine berufliche Gesamtkompetenz zu erwerben, die sich nicht fachlich oder ideologisch einengen lässt (»Fachidiot«), sollte also beim Erlernen »selbst-intensiver« Berufe ein Curriculum durchlaufen werden, das explizit auch Module für die Entwicklung einer personalen Kompetenz enthält. Dabei liegt es selbstverständlich nahe, die gewählten Selbsterfahrungsübungen auf die Phänomenologie des jeweiligen Berufes abzustimmen. Musiker erfahren sich und regulieren ihr Selbst im Umgang mit ihren Instrumenten, den Mitspielern und Dirigenten, in der Auseinandersetzung mit Bühnenängsten und beruflichen Zukunftssorgen. Sozialarbeiter sind unter anderem konfrontiert mit Phänomenen wie dem Umgang mit dem eigenen Helfermotiv, Burnout-Gefahren und Verwahrlosungsbedingungen ihrer Klienten. Lehrer thematisieren in der Selbsterfahrung berufstypische Themen wie Autoritätsvermittlung, Gestaltung von Elternkontakten und Umgang mit Problemschülern.

Aus den bisherigen Ausführungen dieses Kapitels ergibt sich die Unterscheidung von drei Formen der Selbsterfahrung:

(1) **Spontane Selbsterfahrung** als natürlicher Prozess lebenslanger Bewusstheitsbildung zum eigenen Selbst, wie sie als Bestandteil von Bildung verstanden werden kann.

(2) **Formelle Selbsterfahrung** als Kultivierung eines bewussten Umgangs mit dem eigenen Selbst, wie sie in der Meditation oder als religiöse Praxis erfolgt.

(3) **Zweckgebundene Selbsterfahrung** als zielgerichteter Prozess zur Verbesserung personaler Kompetenzen für die Bearbeitung bestimmter (bspw. beruflicher) Aufgaben.

## 1.5 Die Idee einer Selbsterfahrung für Psychotherapeuten

Lässt sich das gute alte Ideal der Lehr- und Wanderjahre auf die moderne Selbsterfahrung für Psychotherapeuten übertragen? Unbedingt! Ebenso wie die klassischen Lehr- und Wanderjahre keinem bunten Erlebnistourismus entsprechen, sollte eine berufsbildende Selbsterfahrung seriös mit den Werkzeugen und im Kontext dieses Berufes bzw. Psychotherapieverfahrens arbeiten. Dabei stellt sich die Person bewusst den spezifischen Anforderungen ihrer alltäglichen beruflichen Tätigkeit, der Rolleneinnahme sowie den Bedingungen des institutionellen Umfeldes und erfährt sich während der formellen Selbsterfahrung in der Zusammenarbeit mit Therapeutenmodellen (Meistern), Therapeutenkollegen (Gesellen) und Patienten (Auftraggebern). Die Idee einer berufsbezogenen Selbsterfahrung für Psychotherapeuten verknüpft in vergleichbarer Weise, wie das bei der Wanderschaft des altvorderen Handwerksgesellen angestrebt wird, Pragmatismus und Entwicklungsoffenheit. Die lernenden Therapeuten verlassen ihren eingespielten Lebens- und Arbeitsalltag und finden in der kohäsiven Selbsterfahrungsgruppe eine sichere Werkstatt, um dort berufs- (und verfahrens-)bezogen ihre persönliche Selbstbesinnung und Selbstregulation weiterzuentwickeln. Ihr Selbsterfahrungsumfeld ermöglicht ihnen aus einer sicheren und achtsamen Distanz heraus zu beurteilen, welche lebensgeschichtlich erworbenen Automatismen sie in ihren beruflichen Alltag einbringen. Unterstützt durch die Anregungen und Rückmeldungen ihrer Selbsterfahrungspartner stellen sie Reflexionen darüber an, durch welche Ressourcen sie dabei unterstützt werden und welche Risikoanteile sie einschränken oder gar gefährden. Mithilfe der (verfahrenstypischen) methodischen und interaktionellen Werkzeuge ihres Berufes konzipieren sie weiterhin für sich selbst, in welcher Weise sie ihre personale Kompetenz weiterentwickeln beziehungsweise professionalisieren wollen. Von den Selbsterfahrungsleitern und den anderen Berufskollegen angeleitet sowie begleitet erarbeiten sie eigene Anpassungs- bzw. Selbstaktualisierungsziele. Schließlich finden sie – durch ihre Lehr- und Wanderjahre gereift – in einer zu ihnen passenden Werkstatt respektive Klinik oder Praxis ihre berufliche Heimat.

Die berufstypischen Selbstregulationsanforderungen an Psychotherapeuten werden in Kapitel 3 ausgeführt. Im Mittelpunkt dieses Beziehungsberufes steht die persönliche Begegnung zwischen einem professionellen Helfer und einem Hilfe suchenden Patienten. Für eine angemessene Rolleneinnahme muss der Therapeut zwischen seinem professionellen und seinem privaten Selbst unterscheiden können. In der Interaktion mit Patienten geht es für den Therapeuten neben aller gebotenen Authentizität ausdrücklich darum, anders als in privaten Beziehungen aufzutreten und anders mit den eigenen inneren Prozessen umzugehen. Die eigenen spontanen Emotionen und Handlungsimpulse werden vom Therapeuten gegenüber den Patienten keinesfalls unreflektiert geäußert, sondern zunächst achtsam registriert und auf ihre Relevanz für den Therapieprozess beurteilt (»Weisen meine ärgerlichen Gefühle darauf hin, dass hier durch den Patienten ein Beziehungstest erfolgt? … Bedeutet mein einseitig kognitives Intervenieren, dass ich gerade eine emotionale Bearbeitung dieses Themas vermeide? Bewirkt die Patientin gerade deshalb ein starkes Mitleidsgefühl bei mir, weil hier ein schmerzliches persönliches Thema von mir berührt wird?«). Die Aufgabe des Therapeuten besteht darin, sich ganz auf den Dienstauftrag zu konzentrieren, den er vom Patienten angenommen hat und sich – bei aller Einfühlung und spontanen Hilfsbereitschaft – hinreichend von eigenen Impulsen und Motiven distanzieren zu können und sich aus einer solchen emotional unabhängigen Position heraus therapiedienlich persönlich einzubringen. Anders als in einer Alltagskommunikation haben Therapeuten in der Beziehung zum Patienten durchweg eine hinreichend neutrale und abstinente Distanz aufrechtzuerhalten. (Abschnitt 2.5 erläutert die erforderlichen professionellen Haltungen von Psychotherapeuten.)

### Ein eigenes Selbsterfahrungs-Curriculum?

Nun ließe sich argumentieren, dass entsprechende Aspekte in der Zusammenarbeit mit Patienten bereits Inhalt der behandlungsbegleitenden Supervision sind und entsprechend kein eigenes Curriculum benötigen. Die Aufgabe fallbezogener Supervision besteht allerdings in erster Linie darin, auf lösungsorientiertem Wege diagnostische, methodische und interaktionelle Anliegen von Therapeuten in ihren Behandlungen zu bearbeiten. Wird in der Supervision darüber hinaus erkennbar, dass Therapeuten beispielsweise unter umrissenen Problemen der Selbstregulation und Selbstkontrolle leiden, dann werden diese im Rahmen der Supervision für den Therapeuten zwar als Lern- oder Entwicklungsaufgaben markiert, in diesem Kontext aber nicht vertiefend bearbeitet oder modifiziert. So zeigt sich bei ihrer fallbezogenen Supervision zum Beispiel nicht selten, dass Therapeuten vor dem Hintergrund ihrer eigenen Insuffizienzbefürchtungen ausgeprägte Interventionshemmungen entwickeln oder in ihrer Selbstwertregulation stark belastet sind, wenn sie von narzisstisch akzentuierten Patienten persönlich abgewertet werden oder bei bestimmten von Patienten eingebrachten Themen in eigene emotionale Turbulenzen geraten. In solchen Fällen wäre explizit eine Arbeit im Selbsterfahrungskontext geboten. Entsprechend zeigen sich zwischen fallbezogener Supervision und personorientierter Selbsterfahrung häufig Überschneidungen, aber auch deutlich abgegrenzte Zielsetzungen:

- Supervision ist darauf ausgerichtet, mit Therapeuten konkrete Fragestellungen in ihren Fallbehandlungen zu bearbeiten;
- Selbsterfahrung hat dagegen das explizite Ziel, die personale Kompetenz der Therapeuten an die beruflichen Rollenaufgaben anzupassen.

### Implizites Wissen zu persönlichen Reaktionsbereitschaften explizieren

Schön (2001) weist auf die Relevanz von Epsteins »Cognitive Experiential Self-Theory« für die Selbsterfahrung von Psychotherapeuten hin. Die im *experiential system* als Schemata organisierten emotionalen Erfahrungen der Person bilden deren charakteristische Handlungstendenzen. Als Annäherungs- und Vermeidungsziele wirken sie außerdem auf die zielgerichteten kognitiven Prozesse der Person.

Damit Psychotherapeuten bei ihrer Tätigkeit eine effiziente Handlungsplanung gelingt, haben sie die Wechselwirkungen zwischen eigenen Emotionen, Kognitionen und Handlungen zu erfassen und zu regulieren. Zunächst sollten sie über ein explizites Wissen über eigene Oberpläne und Grundannahmen verfügen. Durch gezielte Aufmerksamkeitslenkung lässt sich dieses Wissen aus einem anfangs noch vorbewussten Status in einen expliziten Status transformieren. Erst damit besteht dann auch die Möglichkeit, die eigenen automatisierten Reaktionsmuster zu beeinflussen. Auf direktem Wege lassen sich motivationale Schemata über gezielte Fragen erfassen, wie dies beispielsweise durch den »Fragebogen zur Erfassung motivationaler Schemata« (FAMOS) von Grosse Holtforth & Grawe (2002) geschieht. Jacob (2011) integriert das Schema-Modus-Konzept von Young (2005) als emotionsaktivierendes Vorgehen analog zum therapeutischen Prozedere in die Selbsterfahrung. Therapeuten agieren ihrer Ansicht nach »in der Arbeitssituation freier und funktionaler«, wenn diese bei sich maladaptive Schemata identifizieren, deren biografische Herkunft nachvollziehen »und die beteiligten Emotionen durch emotionsfokussierende Verfahren umstrukturieren« (Jacob, 2011, S. 190).

Da Menschen grundsätzlich befähigt (oder gar bestimmt) sind zur Selbsterfahrung, -aktualisierung, -verantwortung, stellt sich die Frage, aus welchem Grund sich Psychotherapeuten gesondert ihrem Selbst zuwenden sollen. Die Antwort darauf ergibt sich bereits aus der besonderen Bedeutung und Funktion der Therapeutenperson im Behandlungsprozess. Die Person des Therapeuten bildet dort ein explizites Instrument. Wesentlicher Teil des Professionalisierungsprozesses von Psychotherapeuten ist entsprechend der gezielte und systematische Umgang mit der eigenen Person. Psychotherapie-Patienten orientieren sich im therapeutischen Arbeitsprozess maßgeblich an der Person ihrer Therapeuten. Sie benötigen ein lebendiges, Schutz und professionelle Hilfe bietendes Gegenüber, um sich in geregelter Weise mit ihren eigenen Problemen auseinanderzusetzen und mutig neuen Erfahrungsmöglichkeiten zuwenden zu können. Außerdem suchen sie in der Person des Therapeuten meist ein Vorbild für funktionale Denk-, Erlebens- und Handlungsmuster. Professionelle Psychotherapeuten zeigen sich ihren Patienten entsprechend als Modelle für eine flexible Lösungsorientierung, vermitteln Selbstwirksamkeitsvertrauen und lassen eine stabile Selbstfürsorge erkennen. Psychotherapeuten treten gegenüber ihren Patienten, bei aller Orientierung an evidenzbasierten Vorgaben, keinesfalls als Behandlungsautomaten auf, sondern begegnen diesen als kommunikationsfähige Personen. Dazu bieten sie respektvoll und feinfühlig Schutz und Hilfe, validieren und verstärken ihre Patienten in authentischer Weise für deren Mitarbeit, fordern und fördern diese beim strukturierten Problemlösen, bieten ihnen als reife Beziehungspartner Grenzen und leben ein konstruktives Konfliktmanagement vor.

### 1.5.1 Interaktionsorientierte Supervisionskonzepte und Selbsterfahrung

Damit Psychotherapeuten in der Aus- und Weiterbildung lernen, bewusst und geregelt ihren persönlichen Interaktionsstil in die therapeutische Arbeit mit ihren Patienten einzubringen, wurden in der Vergangenheit verfahrensbezogen zwei Konzepte entwickelt: Die Balint-Gruppen der tiefenpsychologisch fundiert arbeitenden Psychotherapeuten und ihr verhaltenstherapeutisches Pendant, die IFA-Gruppen (Interaktionelle Fallarbeit, Sulz, 2002). Während in den Balint-Gruppen konsistent zum Rational der tiefenpsychologisch fundierten Psychotherapie die »Strategie der Übertragung zur heilenden Beziehungsgestaltung« im Mittelpunkt steht, überschneidet sich das Vorgehen der IFA-Gruppen mit einem wesentlichen Teilbereich verhaltenstherapeutischer Selbsterfahrung, nämlich der »patientenzentrierten Selbsterfahrung«. Therapeuten entwickeln in der therapeutischen Arbeit mit ihren Patienten – ausgelöst durch konkrete Beziehungskonstellationen – persontypische Reaktionsbereitschaften und -muster. In den IFA-Gruppen werden die habituellen Interaktionsstrategien der Therapeuten identifiziert und analysiert. Auf der Grundlage eines solchen vertieften expliziten Wissens unterscheiden die Teilnehmer zwischen eigenen funktionalen und dysfunktionalen Interaktions- und Beziehungsmustern, erarbeiten eine motivationale Klärung dysfunktionaler Muster und ersetzen gegebenenfalls in einem begleiteten Selbstmodifikationsprozess alte Interaktionsmuster durch neue. Das im vorliegenden Buch dargestellte Selbsterfahrungskonzept überschneidet sich durchaus in Teilen mit einer solchen patientenzentrierten Selbsterfahrung. Darüber hinaus werden jedoch im Sinne einer personorientierten und verfahrensbezogenen Selbsterfahrung auch weitere für die Professionalisierung des Persönlichkeitsstils relevante Aspekte bearbeitet (z. B. Selbstfürsorge, Verhalten in beruflichen Gruppensituationen, Auseinandersetzung mit dem verhaltenstherapeutischen Rational, Erwerb einer professionellen Rolleneinnahme).

### 1.5.2 Verfahrensspezifische Selbsterfahrung

Aufgrund der hohen Prägungskraft, die Selbsterfahrung auf den Persönlichkeitsstil der teilnehmenden Psychotherapeuten ausübt, sollte diese grundsätzlich in dem Verfahren erfolgen, das die Teilnehmer gerade erlernen bzw. in dem sie seit längerem tätig sind. Teilnehmer, die im persönlichen Umgang mit dem von ihnen gewählten Psychotherapieverfahren (z. B. im Rahmen einer psychoanalytischen Lehranalyse oder einer verhaltenstherapeutischen Selbstmodifikation) identitätsstärkende Erfahrungen machen und ihr Selbstwirksamkeitserleben verbessern, identifizieren sich leichter mit dem Rational bzw. der Philosophie der jeweiligen Grundorientierung. Außerdem vertiefen Novizen wie Profis ihre personale Kompetenz durch einen Perspektivenwechsel, indem sie – anstelle der ansonsten in der Aus- und Weiterbildung thematisierten Therapeutenrolle – ausdrücklich auch die (Quasi-)Patientenrolle einnehmen. Durch die Erfahrung, wie schwer es ist, sich persönlich zu ändern, erwerben sie ein vertieftes Verständnis für die Schwierigkeiten ihrer Patienten in therapeutischen Lernprozessen. Indem Therapeuten sich während ihres Selbstmodifikationsprozesses mit diesen Anforderungen bzw. Frustrationen auseinandersetzen, entwickeln sie eine Haltung angemessener Bescheidenheit und vertiefter Empathiebereitschaft. Durch die Anwendung der verfahrenstypischen Techniken und Methoden auf die eigene Person durchdringen Therapeuten dieses Instrumentarium intensiver als durch ein reines Skills-Training. Auch ihre durch Supervision begleitete klinische Fallarbeit richtet die Aufmerksamkeit nur ausschnitthaft auf Aspekte des Selbst, in erster Linie aber auf den Erwerb klinischer Kompetenzen.

Teilnehmer im Ausbildungskontext können als Ergebnis der Selbsterfahrung durchaus auch feststellen, dass sie selbst und dieses Verfahren bzw. Beruf nicht zusammenpassen. Entsprechend ermöglicht Selbsterfahrung Berufsanfängern auch, ihre Entscheidung zur Berufswahl bzw. Wahl des Therapieverfahrens zu überprüfen.

Außerdem erarbeiten sie in ihrer Selbstmodifikation Wege aus eigenen motivationalen Krisen, und sie können vor dem Hintergrund eigener Coping-Erfahrungen überzeugender ihren krisenbelasteten Patienten Hoffnung vermitteln.

Selbsterfahrung wird entsprechend von Vertretern aller Psychotherapieverfahren als zentrales Modul in der Aus-, Weiter- und Fortbildung angesehen, und es besteht grundsätzlich ein Konsens dazu, dass es hierbei wesentlich um eine Selbstanwendung des Verfahrens geht.

Wenn Psychotherapeuten mithilfe einer verfahrensbezogenen Selbsterfahrung erfolgreich eine Passung zwischen ihrem eigenem Persönlichkeitsstil und den Anforderungen ihrer beruflichen Rolle erarbeiten, dann ist zu erwarten, dass sie sich auf diesem Wege mit dem als wirksam erlebten Psychotherapieverfahren identifizieren. Durch die Selbstanwendung der entsprechenden methodischen und interaktionellen Vorgehensweisen gelingt ihnen kognitiv wie emotional eine vertiefte Durchdringung des Rationals. Die ausgeprägte Erlebnisorientierung dieses Lern- und Entwicklungsprozesses führt bei den Teilnehmern zu einer intensiven Verankerung der induzierten Erfahrungen. Und schließlich verbessern sie dadurch, dass sie im Verlauf der quasitherapeutischen Selbsterfahrung das Methodeninventar des Psychotherapieverfahrens anwenden, auch ihre Effizienz im Umgang mit den therapeutischen Werkzeugen.

Die IDEE einer verfahrensorientierten Selbsterfahrung fasst nun die o. g. Aspekte zusammen.

**Die IDEE einer verfahrensorientierten Selbsterfahrung**

**I**dentifikation:
Grundsätzlich intendiert Selbsterfahrung, dass die Teilnehmer sich auf diesem Wege mit dem jeweiligen Verfahren identifizieren.

**D**urchdringung:
Indem die Teilnehmer sich persönlich den methodischen und interaktionellen Vorgehensweisen des Verfahrens aussetzen und ihre dadurch aktivierten Erfahrungen reflektieren, durchdringen sie persönlich das jeweilige therapeutische Rational.

**E**rlebnisorientierung:
Vertieftes Lernen verlangt eine angemessene emotionale Aktivierung; entsprechend bearbeiten die Teilnehmer auf lebendige Weise und durch direkte Nutzung erlebnisorientierter Methoden persönlich relevante Lern- und Entwicklungsaufgaben.

**E**ffizienzverbesserung:
Durch ihren aktiven Umgang mit den Haltungen und Werkzeugen des gewählten Verfahrens verbessern die Teilnehmer diesbezüglich ihre methodische und interaktionelle Kompetenz.

## 1.6 Persönliches Erfahren der allgemeinen Psychotherapie-Wirkfaktoren

Selbstverständlich schlagen die verschiedenen Verfahren unterschiedliche Wege ein, um ihre jeweilige IDEE zu verwirklichen. Je nach Verfahren wird ein eigener Kanon methodischer und interaktioneller Vorgehensweisen verwendet, und die verfahrensspezifischen Selbsterfahrungskonzepte stellen unterschiedliche Erlebnisinhalte in den Mittelpunkt. In psychodynamischer Diktion wird durch die Lehranalyse eine »Niveauerhöhung des psychischen Apparates« angestrebt. Die sich im Ausbildungsstatus befindenden Analysanden sollen so in die Lage versetzt werden, mit ihren Patienten ohne störende unbewusste Konflikte analytisch zu arbeiten. Die humanistischen Verfahren fördern Selbstaktualisierungsprozesse der Teilnehmer, damit diese ihre persönlichen Begabungspotentiale optimal entfalten können. Und Verhaltenstherapeuten konzentrieren sich auf systematische Lernprozesse im Rahmen des Problemlöserationals. Sie verfolgen das Ziel, dass Therapeuten ihre Selbstregulationskompetenzen an die Anforderungen ihres Psychotherapeutenberufes anpassen (vgl. Begriff der »personalen Kompetenz«).

**Selbsterfahrung als Realisierung der allgemeinen Psychotherapie-Wirkfaktoren**
Unabhängig von den Besonderheiten der einzelnen Therapieschulen hat Grawe (1996) mit seiner großen Metastudie zur Wirksamkeit von Psychotherapie mehrere verfahrensübergreifende Wirkfaktoren herausgearbeitet. Versteht man berufsbildende Selbsterfahrung als reflektierte Anwendung des jeweiligen Psychotherapieverfahrens auf die eigene Person, müssten dort wie folgt die einzelnen Wirkfaktoren realisiert werden.

**Ressourcenaktivierung.** Psychotherapeuten erleben ihre eigenen persönlichen Stärken, die sie für ihre anstehenden beruflichen Aufgaben nutzen können.

Berufsbildende oder -begleitende Selbsterfahrung unterstützt Therapeuten von Beginn an darin, ihre persönlichen Ressourcen zu erkennen und für die Ausübung ihres Berufes zu nutzen. Wer um seine Fähigkeiten, Möglichkeiten und Interessen weiß, wird seine beruflichen Aufgaben als positive Herausforderungen sehen und diese ziel- und handlungsorientiert angehen. Therapeuten lenken ihre Aufmerksamkeit in der Selbsterfahrung auf solche Bindungs- und Bewältigungserfahrungen ihrer Lebensgeschichte, die ihnen ein Fundament personaler Kompetenzen ermöglicht haben. Sie haben ein realistisches Selbstbild dazu, worin sie sich schätzen und woran sie glauben. Sie wissen um ihre Fähigkeit des Mitfühlens und der solidarischen Unterstützung, vertrauen auf ihre pragmatische Fähigkeit, geregelt Probleme zu lösen. Sie kennen ihre Stärke zum offensiv-wehrhaften Handeln, sind motiviert durch annäherungsorientierte Oberpläne und stützen sich auf eine gelassene und zuversichtliche Grundstimmung. Therapeuten, die über solche Ressourcen verfügen, können ihren Patienten Modell dafür sein, ziel- und handlungsorientiert belastende Veränderungsprozesse durchzustehen.

**Problemaktualisierung.** Psychotherapeuten konfrontieren sich mit den für ihren Beruf problematischen Aspekten ihrer Person.

Zunächst gilt es für jeden Teilnehmer der Selbsterfahrung, relevante Inkongruenzen zwischen dem eigenen Persönlichkeitsstil und den Aufgaben seines Berufes zu identifizieren. Allein die Aufgabe des »therapeutischen Multitasking« überfordert regelhaft jeden Berufsanfänger, überlastet aber immer wieder auch routinierte Therapeuten. Mit therapeutischem Multitasking ist die Anforderung an den Therapeuten gemeint, parallel mehrere anspruchsvolle Aufgaben durchzuführen und zu koordinieren. Es gilt, die Therapiekonzeption zu realisieren, den therapeutischen Beziehungsprozess zu steuern und die eigenen inneren Prozesse zu regulieren. Hiermit verknüpft sind für Therapeuten auch regelmäßig auftretende Probleme mit der persönlichen Selbstfürsorge. Weitere zu bewältigende berufstypische Stressoren gehen von den Anforderungen des Teams und der Institution aus.

**Aktive Hilfe zur Problemlösung.** Damit Therapeuten ihre eigenen personalen Kompetenzen an die gegebenen beruflichen Aufgaben anpassen, wird in der Selbsterfahrung mit verfahrenstypischen Mitteln ein geordneter Lern- und Entwicklungsprozess realisiert.

Als professionelle Helfer stellen Psychotherapeuten ihren behandlungsbedürftigen Patienten evidenzbasierte methodische und interaktionelle Mittel zur Verfügung, mit deren Hilfe es bei diesen zu einer Verbesserung Ihres Zustandes kommt. Aus psychodynamischer Sicht geht es hierbei um die reife Lösung von innerpsychischen Konflikten, in der humanistischen Psychotherapie um die Auflösung von Selbstaktualisierungsblockaden, in der Verhaltenstherapie darum, Problem aufrechterhaltende (meist vermeidende) Reaktionsmuster abzubauen, dysfunktionale Kognitionsstile umzustrukturieren und aktive Bewältigungskompetenzen aufzubauen.

Die psychoanalytische Lehranalyse strebt an, den Analytiker – bildhaft gesprochen – zu einem verzerrungsfreien Spiegel für seine Patienten reifen zu lassen. Im Mittelpunkt der Selbsterfahrung der Gestalt- und Gesprächstherapeuten steht zusammen mit der Förderung einer differenzierten Selbstbesinnung und mitmenschlichen Verstehensfähigkeit die Erlangung der Grundhaltungen Empathie, Akzeptanz und Kongruenz. Verhaltenstherapeuten lernen in ihrer Selbsterfahrung in erster Linie, den Einfluss ihrer eigenen Person auf den Behandlungsprozess zu erkennen, zu reflektieren und im Sinne eines systematischen Selbstmanagements zu regulieren.

**Motivationale Klärung.** Therapeuten klären in der Selbsterfahrung, welche Motive und Gewohnheiten sie in ihren Beruf mitbringen.

Sie werden sich darüber klar, in welcher Weise ihr Persönlichkeitsstil Ressourcen aufweist, die sie bei der Ausübung ihres Berufes unterstützen können und inwieweit sie durch maladaptive Reaktions- und Bewältigungsmuster eingeschränkt bzw. gefährdet sind. Therapeuten beurteilen im Verlaufe ihres mehrjährigen Selbsterfahrungsprozesses regelmäßig die Passung zwischen ihrem sich weiterentwickelnden Persönlichkeitsstil und der Ausübung ihres Berufs. Im erfolgreichen Fall machen sie dabei die Erfahrung, dass sie ihren Beruf zunehmend konsistenter zu den eigenen Zielen und Werten ausüben.

**Therapeutische Beziehung.** Therapeuten erleben im Selbsterfahrungskontext die konstruktiven Wirkungen der verfahrenstypischen Beziehungsgestaltung.

Je nach Psychotherapieverfahren werden die o. g. Wirkfaktoren durch eine bestimmte Art von Beziehungsgestaltung realisiert. Die Selbsterfahrung psychodynamischer Verfahren basiert in der Lehranalyse auf Übertragungsbeziehungen und bearbeitet in diesem Rahmen die relevanten Konflikte der Teilnehmer. Die Selbsterfahrung der Verhaltenstherapie ist analog zum klinischen Setting zielorientiert ausgerichtet. Die Teilnehmer werden dabei in einer quasitherapeutischen Beziehung angeleitet, unterstützt und differentiell verstärkt, das verhaltenstherapeutische Problemlöserational anzuwenden. Dabei erhalten sie (im Sinne des Kanferschen Prinzips der minimalen Intervention) so viel interaktionelle (und methodische) Hilfestellungen wie nötig und werden so weit wie möglich in ihren Selbstmanagementressourcen angefordert.

## 1.7 Das Erlernen von therapeutischen Haltungen in der Selbsterfahrung

Bevor im folgenden Kapitel die IDEE einer spezifisch verhaltenstherapeutischen Selbsterfahrung erörtert wird, sollen professionelle Haltungen benannt werden, die Therapeuten über die Selbsterfahrung vermittelt werden.

Im Rahmen der Selbsterfahrung werden Therapeuten wesentlich geprägt für ihre professionelle Rolleneinnahme. Darüber hinaus wird die Selbsterfahrung auf das von ihnen gewählte Vertiefungsverfahren bezogen. Sie erfahren dieses Psychotherapieverfahren, indem sie es auf sich selbst anwenden. Durch einen solchen verfahrenstypischen Ablauf wird in der Selbsterfahrung nicht allein deklaratives, sondern vor allem prozedurales Wissen erworben. Selbsterfahrung trägt auf diese Weise wesentlich zu einer therapeutischen Gesamtkompetenz bei: Therapeuten erwerben über ihre Theorieausbildung (Psychologiestudium und Theoriemodul der Psychotherapie-Ausbildung) eine rationale Fundierung ihres praktischen Handelns. Sie trainieren im Kontext ihres klinischen Handelns, relevante theoretische Wissensbestände abzurufen und ihre kontrollierte therapeutische Praxis heuristisch zu unterlegen. Sie erwerben in den Modulen ihrer praktischen Ausbildung schwerpunktmäßig interaktionelles und methodisches Handlungswissen, indem sie supervisorisch unterstützt und angeleitet direkte Behandlungserfahrungen machen. Und im Kontext der Selbsterfahrung integrieren sie in einem prozessualen Lernprozess ihr deklaratives theoretisches Wissen und ihre instrumentellen Fertigkeiten in ihr professionelles Selbst.

Die Rolle des Psychotherapeuten ist also nicht allein durch ein spezifisches Kompetenztraining zu erlernen. Um verantwortungsvoll und mit dieser Rolle identifiziert arbeiten zu können, gilt es für Kliniker ebenfalls, bestimmte professionelle Haltungen zu erwerben. Gegebenenfalls kann das Erlernen dieser Haltungen auch ein wesentliches Thema für Selbsterfahrungsteilnehmer sein. Bei der Entwicklung von angemessenen Haltungen spielen zum einen die Modelle der Supervisoren und Selbsterfahrungsleiter eine besondere Rolle. An deren authentisch vorgelebter Expertise, Professionalität und Beziehungskompetenz orientieren sich vor allem Berufsanfänger, wenn diese ihre Rollenidentität als Psychotherapeuten entwickeln. Eine wesentliche Aufgabe der

Selbsterfahrung besteht darin, die Teilnehmer über Beobachtungen und Verhaltensexperimente sorgfältig explorieren zu lassen, welche Haltung sie spontan beziehungsweise habituell in die von ihnen ausgeübte Therapeutenrolle einbringen. Über Rollenspiele können sie mit alternativen Haltungen experimentieren, und auch das Einüben neuer Haltungen im professionellen Kontext und deren Einfügen in das professionelle Selbstkonzept kann durch die Selbsterfahrung begleitet werden. Dabei wirken neben den Master-Modellen der Selbsterfahrungsleiter vor allem auch die Coping-Modelle der anderen Teilnehmer der Selbsterfahrungsgruppe während der gemeinsam erlebten Professionalisierungsentwicklung besonders prägend.

Im Folgenden werden grundlegende Haltungen bezüglich des Einsatzes methodischer sowie interaktioneller Maßnahmen skizziert, die generell von Psychotherapeuten – unabhängig vom Vertiefungsverfahren – zu fordern sind. Im nächsten Kapitel (Abschn. 2.2) werden außerdem Haltungen skizziert, die speziell für Verhaltenstherapeuten gelten.

### Expertise bieten vs. Selbstexpertise ermöglichen

**Expertise bieten.** Juristisch gesehen liegt einer Psychotherapie ein Dienstvertrag zugrunde. Dieser wird abgeschlossen zwischen dem Patienten, der vom Therapeuten eine Krankenbehandlung wünscht, und dem Therapeuten, der ihm diese Behandlung fachkundig zur Verfügung stellt. Vom Therapeuten wird also eine Expertise-Haltung erwartet, und entsprechend sollte dieser vor Behandlungsbeginn zwei Fragen bejahen können:

(1) Liegt mir ein eindeutig formulierter (»Dienst«-)Auftrag des Patienten zu einer hier indizierten Heilbehandlung vor, der von meiner Seite formell angenommen wurde?

(2) Verfüge ich über die erforderliche Fachkunde, um diesen Auftrag durchführen zu können?

Übernimmt der Therapeut den Behandlungsauftrag, ohne über die erforderliche Fachkunde zu verfügen, dann hat er ein straf- und berufsrechtlich relevantes »Übernahmeverschulden« begangen. Im positiven Fall nimmt der Therapeut mit der Übernahme des Dienstvertrages eine seriöse Expertisehaltung ein: »Ich weiß, was ich als Psychotherapeut kann und stelle diese Expertise meinen behandlungsbedürftigen Patienten zur Verfügung.« Auf diese Weise fördert der Therapeut auf der Seite des Patienten, dass ihm dieser vertraut und Hoffnung schöpft.

**Selbstexpertise ermöglichen.** Als Ergebnis einer erfolgreichen psychotherapeutischen Krankenbehandlung verfügen Patienten über die Fähigkeit, das therapeutisch vermittelte Wissen eigenständig auf sich selbst anzuwenden. Im Sinne der psychoanalytischen Krankheitslehre erlangt der Patient durch die Behandlungstechniken kognitiv-affektive Einsichten zu den eigenen vorher unbewussten Konflikten und entwickelt eine belastbare Ich-Stärke. Eine Aufgabe des behandelnden Psychoanalytikers besteht entsprechend darin, die Übertragungsbeziehung des Analysanden am Behandlungsende aufzulösen und diesen in eine reife und erwachsene Selbstregulation zu entlassen. Therapeuten der humanistischen Verfahren vertreten vergleichbar die Haltung, ihren

Patienten Bedingungen zu bieten, die diese zu einem hohen Selbstaktualisierungsvermögen führen. Und Verhaltenstherapeuten haben die grundsätzliche Haltung, ihren Patienten hinreichend Selbstmanagementressourcen zu vermitteln, sodass diese, bezogen auf ihre Störung, zu Problemlöseexperten werden (s. a. Abschn. 2.4).

Positiv zu beantwortende Fragen wären hier:

(1) Übernehme ich die Aufgabe, dem Patient eine hinreichende Orientierung zu ermöglichen, um seine Störung zu verstehen?

(2) Befähige ich ihn dazu, als Experte seiner Störung die therapeutisch erworbenen Kenntnisse und Fertigkeiten eigenständig anzuwenden?

### Empathie bieten vs. Neutralität einhalten

**Empathie bieten.** Die Einfühlung in den Patienten entspricht einer wohlwollenden Haltung und dient sowohl einem versorgenden als auch einem anfordernden Zweck:

- Therapeuten denken und fühlen sich in den Bezugsrahmen ihrer Patienten ein, damit sie diese zu therapeutischen Zwecken komplementär zu deren Beziehungsbedürfnissen ansprechen können.
- Therapeuten erfassen die Ressourcen ihrer Patienten, damit sie diese im therapeutischen Prozess gezielt fördern können, selbstverantwortlich und im Rahmen ihrer Möglichkeiten Probleme zu lösen, die ihre Störung aufrechterhalten.

Liegt beim Therapeuten ein Empathiemangel vor, dann fehlt eine zentrale Bedingung dafür, dass die Patienten eine emotional belastbare Bindung an ihn entwickeln können und ihm einen »Beziehungskredit« einräumen.

Auch zur Empathiehaltung sind vom Therapeuten zwei Fragen positiv zu beantworten:

(1) Bin ich bereit und in der Lage, das Denken, Fühlen, Handeln des Patienten nachzuvollziehen?

(2) Gelingt es mir, die Beziehungsgestaltung zum Patienten angemessen mit dessen Beziehungsbedürfnissen und Ressourcen abzustimmen?

**Neutralität einhalten.** Die Ausübung der psychotherapeutischen Krankenbehandlung hat so zu erfolgen, dass vom Behandler dabei ausschließlich solche Maßnahmen eingesetzt werden, die nachvollziehbar dem Heilungszweck dienen. Das bedeutet auf Therapeutenseite, dass dieser sich ganz auf seine heilkundliche Aufgabe beschränkt und beispielsweise darauf verzichtet, Werteorientierungen des Patienten (z. B. Religiösität, sexuelle Orientierung, politische Positionen, Erziehungshaltungen) zu beeinflussen – sofern diese in ihrer Qualität und Ausprägung nicht ausdrücklich die behandelte Störung aufrechterhalten. Parteiische Einmischungen in Ehekonflikte oder in Erziehungsfragen haben für Therapeuten ebenso tabu zu sein wie das Ausstellen therapeutisch unbegründeter Gefälligkeitsbescheinigungen. Beziehungsunsichere und ängstlich-absichernde Therapeuten versuchen nicht selten, sich bei ihren Patienten durch Gefälligkeiten Sympathie zu »erkaufen« und verletzen durch ihr unangemessen beipflichtendes oder gar mitagierendes Verhalten (z. B. in laufenden Scheidungs- und Rentenprozessen oder gegenüber der ARGE, Arbeitgebern oder Prüfungsamt) ihre Neutralitätspflicht. Dies gilt auch für Therapeuten, die ohne Auftrag ihrer Patienten und frei von jeder indikativen Abwägung sich diesen gegenüber eine missionarische Haltung anmaßen, um ihnen das – ihrer Ansicht nach – richtige Leben, Trauern, Abgrenzen usw. nahezubringen. Zur Einhaltung der Neutralitätshaltung sind durch den Therapeuten folgende Fragen zu bejahen:

(1) Begrenze ich mein therapeutisches Vorgehen ausdrücklich auf fachlich begründete heilkundliche Maßnahmen und stütze mich dabei soweit wie möglich auf evidenzbasierte Wissensbestände?
(2) Enthalte ich mich gegenüber dem Patienten konsequent, diesen in störungsirrelevanten Aspekten von dessen Lebensführung und Werteorientierung (z. B. religiöse, politische, sexuelle, erzieherische Positionen) gezielt zu beeinflussen?

#### Aktive Hilfestellung bieten vs. Abstinenz einhalten

**Aktive Hilfestellung bieten.** Die Rolle des Therapeuten besteht darin, auf der Grundlage seiner Expertise dem Patienten aktive Hilfestellungen dafür zu bieten, dass dieser die mit seinem Therapieanliegen verbundenen Probleme löst. Diese Haltung deckt sich mit dem o. g. Graweschen Wirkfaktor »Aktive Hilfe zur Problemlösung«. Da Patienten in die Aufrechterhaltungsbedingungen ihrer Störungen verstrickt sind, benötigen sie vom Therapeuten den aktiven Einsatz von Hilfestellungen. Die hilfsbereite Haltung des Therapeuten hat grundsätzlich nur dann zu erfolgen, wenn ein verbindlicher Auftrag des Patienten vorliegt und vom Therapeuten nach einer hinreichenden Abwägung angenommen wurde.

Hierzu sind folgende Fragen zu beantworten:

(1) Gibt der Patient mir den Auftrag, ihm Hilfestellungen zur Verfügung zu stellen?
(2) Kann, will, sollte ich dem Patienten aktiv hilfreiche Mittel zur Verfügung stellen?

**Abstinenz einhalten.** Die empathische persönliche Zuwendung durch den Therapeuten dient allein therapeutischen Zwecken, ist also an die therapeutische Expertise und die Neutralitätshaltung gebunden. Um sich ganz auf diese Aufgabe konzentrieren zu können, benötigt der Therapeut während des gesamten Therapieprozesses eine achtsame Wahrnehmung und sichere Regulierung seiner hierbei aktivierten eigenen Bedürfnisse nach Bindung, Selbstbestätigung, Lustbefriedigung und Kontrolle.

(1) Nehme ich in der empathischen Beziehung zum Patienten aus einer hinreichend neutralen Distanz wahr, welche eigenen Bedürfnisse bei mir während der therapeutischen Zusammenarbeit aktiviert werden?
(2) Gelingt es mir, mit meinen Gegenübertragungsreaktionen angemessen umzugehen, sie also einerseits achtsam wahrzunehmen und außerdem gezielt auf der Beziehungsebene zu nutzen?

Kommt es auf Therapeutenseite dagegen zu einer emotionalen Verstrickung mit dem Patienten, droht eine Verletzung des Abstinenzgebotes. Dann setzen Therapeuten ihre Beziehungsmacht unlauter ein oder geraten unreflektiert in die von ihren Patienten inszenierten »Beziehungsspiele« (vgl. Sachse, 2006).

Selbsterfahrung kann den Teilnehmern einen bewussten Umgang mit solchen Haltungen ermöglichen. Sie können diese bei sich und anderen beobachten, ihre eigenen

Erfahrungen damit bewusst explorieren und mit verschiedenen Haltungen experimentieren. Sie können sich dazu entscheiden, diese Haltungen in ihren Alltag zu übertragen und sich mit ihnen zu identifizieren.

So ließe sich eine bestimmte Haltung zunächst definieren, dann an Modellen beobachten, durch Verhaltensexperimente nonverbal und verbal imitieren und modulieren. Anforderungssituationen, in denen es Therapeuten schwerfällt, diese Haltung herzustellen und aufrechtzuerhalten, lassen sich im Rollenspiel oder per Video einbringen.

So kann beispielsweise der Selbsterfahrungsleiter einen dramatisch Parteilichkeit einfordernden Patienten spielen, und Aufgabe des Teilnehmers im Rollenspiel ist es, hierauf freundlich, aber neutral zu antworten. Anschließend lassen sich Situationsanalysen erarbeiten und »Neuverfilmungen« im Sinne eines gewünschten neutralen Handelns und kommentierenden Denkens konstruieren.

**Fazit**

**Professionelle Haltungen von Psychotherapeuten**

| | |
|---|---|
| Expertise einsetzen | Selbstexpertise ermöglichen |
| Fachkunde zur Verfügung stellen | Hilfe zur Selbsthilfe geben |
| Empathie bieten | Neutralität einhalten |
| Patienten einfühlsam ansprechen | Auf den therapeutischen Auftrag beschränken |
| Aktive Hilfestellung bieten | Abstinenz einhalten |
| Therapeutischen Dienstvertrag aktiv erfüllen | Auf subjektive Bedürfniserfüllung verzichten |

# 2 Ziele und Komponenten einer Selbsterfahrung für Verhaltenstherapeuten

## 2.1 Selbsterfahrung im verhaltenstherapeutischen Kontext

Wie im ersten Kapitel ausgeführt, verfolgen die Ausübenden einer Selbsterfahrung den Oberplan, ein fundiertes Wissen zum eigenen Selbst zu erarbeiten und auf dieser Grundlage die eigene Fähigkeit zu einer möglichst selbstbestimmten Lebensführung zu stärken. Im Falle einer berufsbezogenen Selbsterfahrung bezieht sich dieser angestrebte Wissens- und Fähigkeitenerwerb in erster Linie auf das spezielle Anforderungsprofil der jeweiligen Profession, wie es in Kapitel 3 spezifiziert wird. Wenn Selbsterfahrungsteilnehmer ihre Persönlichkeit mit den spezifischen Anforderungen des Psychotherapeutenberufes abstimmen, dann unterscheiden sich ihre Anpassungsaufgaben noch einmal dadurch, mit welchem Therapieverfahren sie ihre personale Kompetenz abstimmen wollen. Wenn psychodynamisch arbeitende Therapeuten, Ausübende eines humanistischen Therapieverfahrens oder Verhaltenstherapeuten ihren Persönlichkeitsstil professionalisieren, dann folgen sie in der Selbsterfahrung unterschiedlichen Wegen. Die in Abschnitt 1.3 dargestellte IDEE eine Selbsterfahrung für Psychotherapeuten geht ausdrücklich von einer solchen Verfahrensspezifität aus und wird in den folgenden Kapiteln auf die Verhaltenstherapie bezogen.

#### Unterschiede zwischen den Psychotherapie-Verfahren

Die Struktur des verhaltenstherapeutischen Behandlungsprozesses orientiert sich grundsätzlich am Problemlöserational mit den Teilschritten »Problemerkennung und -analyse, Zielableitung und Mittelplanung, Planrealisierung und Ergebnisbewertung«. Die Aufgabe von Verhaltenstherapeuten besteht kurz gefasst darin, im Rahmen eines konstruktiven Arbeitsbündnisses und auf der Grundlage eines verhaltensanalytischen Störungsmodells evidenzbasierte Behandlungsleitlinien zu realisieren. Dagegen beziehen Psychodynamiker ihr therapeutisches Arbeiten zuerst auf das subjektive Sich-Einlassen auf den Patienten, um diesen zu verstehen und im Kontext einer Übertragungsbeziehung zu behandeln. Vertreter der humanistischen Psychotherapie setzen zieloffene Interventionen ein, um bei ihren Patienten heilsame selbstaktualisierende Entwicklungsprozesse zu initiieren. Die alten Grabenkämpfe zwischen Vertretern verhaltenstherapeutischer und psychodynamischer Schulen sind aus pragmatischen Gründen mittlerweile weitgehend beigelegt worden. Allerdings gilt es immer wieder – entgegen teilweise eklektizistischen Integrationsversuchen –, die Grenzen zwischen den verschiedenen Therapieansätzen deutlich zu machen, sodass jedes Verfahren sein erkennbares, theoretisch begründetes Rational und seine auf einem bestimmten Menschenbild aufbauende Identität bewahrt. Diagnostisches Vorgehen, Zielableitung, Methodenverwendung, Beziehungsgestaltung und Evaluation unterscheiden sich zwischen den verschiedenen Verfahren nach wie vor deutlich. Es ist davon auszugehen, dass Psychotherapeuten, die sich positiv mit dem von ihnen gewählten und ausgeübten Verfahren identifizieren, zufriedener, selbstfürsorglicher und effizienter arbeiten als solche Behandler, die halbherzig zweifelnd oder vor allem inkonsistent ein bestimmtes Verfahren anwenden. Eine erfolgreiche verfahrensspezifische Selbsterfahrung, die maßgeblich dazu beiträgt, dass Therapeuten ihre fachliche »Heimat« finden, sorgt auch für deren Zufriedenheit und formt somit einen maßgeblichen Teil ihrer Psychohygiene.

**Professionalisierung des Persönlichkeitsstils**
Die Bezeichnung »Verhaltenstherapeutische Selbsterfahrung« verknüpft die drei Begriffe »Verhaltenstherapie«, »Selbst« und »Erfahrung«. Eine solche Selbsterfahrung impliziert einen engen Bezug zum Psychotherapieverfahren Verhaltenstherapie, ist fokussiert auf die Funktion des Therapeuten-Selbst bei der Ausübung dieses Berufes und ermöglicht erlebnisorientierte Lern- und Entwicklungsprozesse der Teilnehmer. In diesem Kontext zielt sie darauf ab, den Persönlichkeitsstil der Teilnehmer zu professionalisieren. Professionalisierung des Persönlichkeitsstils meint hier, dass die teilnehmenden Therapeuten zunächst für sich selbst Anpassungsaufgaben identifizieren, die sich auf zentrale Anforderungen ihres gewählten Berufes an ihre Person beziehen (z. B. hinsichtlich der Ausübung der Therapeutenrolle, des Umgangs mit Kollegen- und Patientengruppen, der Gewährleistung einer Selbstfürsorge). Sie gleichen während eines quasitherapeutisch gestalteten Selbstmodifikationsprozesses ihre eigenen lebensgeschichtlich erworbenen Bewältigungs- und Beziehungsstile, Oberpläne sowie persönlichen Grundannahmen mit den gegebenen spezifischen Anforderungen des Berufes ab. Um ein solches Professionalisierungsziel zu erreichen, werden verfahrensimmanente Methoden und interaktionelle Strategien realisiert. Dies geschieht unter Verwendung sowohl des einzel- wie des gruppentherapeutischen Settings durch anfangs stärker durch den Selbsterfahrungsleiter geleitete und später eher kollegial begleitete und zunehmend selbst organisierte Erfahrungsprozesse.

**Berücksichtigung neuer Entwicklungen**
In diesem Kapitel wird die in Kapitel 1 vorgestellte IDEE von Selbsterfahrung mit dem Rational der Verhaltenstherapie in Einklang gebracht. Damit ein Selbsterfahrungscurriculum auf dem Stand der modernen Verhaltenstherapie ist, hat es auch die aktuellen Entwicklungen dieses Verfahrens zu berücksichtigen. Prinzipiell hat sich die Verhaltenstherapie bis heute ihre enge Verbindung zu den empirischen Wissenschaften bewahrt und unterscheidet sich damit weiterhin beispielsweise vom hermeneutischen Vorgehen der psychodynamischen Ansätze (Möller, 1978) oder der zieloffenen Selbstaktualisierungsidee der humanistischen Psychotherapieverfahren (Rogers & Stevens, 2000). In Anlehnung an das Denken in den Naturwissenschaften sieht die Verhaltenstherapie sich, wissenschaftstheoretisch formuliert, »relativ rationalen Begründungen« (Westmeier, 2009) verpflichtet und stellt den Behandlern entsprechend evidenzbasierte Behandlungsleitlinien zur Verfügung. Für die meisten Störungen des F-Kapitels der ICD-10 gibt es mittlerweile manualisierte Behandlungsempfehlungen.

Die seit Mitte der 1990er Jahre aufgekommenen Weiterentwicklungen der Kognitiven Verhaltenstherapie beziehen sich besonders auf emotionale Prozesse und Aspekte der Akzeptanz und Achtsamkeit. Sie werden als »dritte Welle« der Verhaltenstherapie bezeichnet (s. Abschn. 2.4). Hohagen (2010, S. 84 f.) konstatiert hierzu, dass der Blick der Verhaltenstherapie »den Menschen mittlerweile auch als ein emotionsgetriebenes Bindungs- und Beziehungswesen« versteht, »das sich selbst verstehen und als sinnvoll handelnd erleben möchte«. Daran geknüpft hebt er als weiterhin gültiges besonderes Merkmal der Verhaltenstherapie gegenüber anderen Psychotherapieverfahren hervor, dass diese sich »auch weiterhin um eine empirische Absicherung ihres Handelns und um Evidenzbasierung ihrer Interventionen bemüht«. Eine Grundhaltung von Verhaltenstherapeuten sei deren explizite Orientierung »an den wissenschaftlichen Erkenntnissen der Psychotherapieforschung«.

Als erster evidenzbasierter und bis heute bedeutsamer verhaltenstherapeutischer Therapieansatz, der emotionale Selbstregulationsprozesse und die Konzeptualisierung einer erforderlichen therapeutischen Beziehungsgestaltung in den Mittelpunkt stellte, kann die Dialektisch-Behaviorale Therapie (Linehan, 1993, 1996) angesehen werden. Mittlerweile formieren sich weitere eng mit der Verhaltenstherapie verknüpfte Therapiekonzeptionen, die auf einer Akzeptanz- und Achtsamkeitsbasierung aufbauen. In Abschnitt 2.4 kurz charakterisiert sind die Akzeptanz- und Commitmenttherapie (ACT, Hayes et al., 2004), die Schematherapie (Young et al., 2008, Young & Klosko, 2006), CBASP (McCullough, 2007), die Metakognitive Therapie (Wells, 2011) und die Mindfulness-Based Cognitive Therapie (MBCT, Segal et al., 2002).

#### Abgrenzungen und Überschneidungen von Selbsterfahrung, Supervision und Theorieunterricht

Betrachtet man die verschiedenen Module einer Verhaltenstherapieausbildung (Theorieausbildung, praktische Tätigkeit, praktische Ausbildung unter Supervision, Selbsterfahrung) unter dem Aspekt der dort verwendeten Lernformen, dann finden sich die deutlichsten Unterschiede zwischen dem Theorieunterricht und der Selbsterfahrung. Während die Aufgabe von Theorieseminaren in erster Linie darin besteht, den Teilnehmern deklaratives Wissen zu klinischen Störungen und deren Behandlung zu vermitteln, zielt das Modul Selbsterfahrung darauf ab, das erfahrungsfundierte und oft zunächst noch implizite prozessuale Wissens der Teilnehmer zur eigenen Person und deren Selbstregulation zu explizieren und zu erweitern. Allerdings zeichnen sich gute Theorieseminare auch dadurch aus, dass die Teilnehmer nicht einfach über therapietheoretische Wissensbestände informiert werden, sondern auch die Gelegenheit bekommen, zu bestimmten vermittelten Inhalten Erfahrungsexperimente durchzuführen bzw. auf erlebnisintensive Weise Handlungskompetenzen einzuüben (z. B. »Führen Sie mit einem anderen Teilnehmer die kognitive Vorbereitung einer Expositionsbehandlung so durch, wie ich Ihnen das eben dargestellt habe. Welche Erfahrungen haben Sie dabei gemacht? Worauf sollten Sie achten, wenn Sie diese Methode zukünftig in Ihren Therapien einsetzen?«). Ebenso verlangt eine fundierte Selbsterfahrung eine transparente Anbindung des erfahrungsgeleiteten Lernens an rational begründete Wissensbestände aus der Psychotherapieforschung. Die deutlichste Überschneidung der Selbsterfahrung mit einem anderen Ausbildungsmodul ergibt sich mit der Supervision der verhaltenstherapeutischen Krankenbehandlungen.

Der (noch recht begrenzten wissenschaftlich-empirischen) Befundlage zur Wirksamkeit von Selbsterfahrung im Rahmen der Ausbildung von Verhaltenstherapeuten (vgl. Schön, 2001) lässt sich entnehmen, dass Teilnehmer am ehesten von der Selbsterfahrung profitieren,

- wenn ihnen die Möglichkeit geboten wird, persönliche Bezüge zur Ausübung ihrer beruflichen Tätigkeiten in den Mittelpunkt zu stellen,
- der Fokus ausdrücklich auch auf berufsrelevante Praxisthemen gerichtet wird,
- eine abwechslungsreiche Didaktik mit sowohl kognitiven Elementen als auch Körperübungen, Rollenspiel- und Imaginationstechniken geboten wird, die hinreichend Strukturierungshilfen bietet,
- den Teilnehmern ohne Zeitdruck, Überforderung und Beschämung genügend persönlicher Entwicklungsraum geboten wird,
- und schließlich ganz wesentlich ihnen Modelllernen ermöglicht wird – sowohl durch die Copingmodelle anderer Teilnehmer als auch durch die Modelle der Leiter mit ihrer Beziehungs-, Selbstregulations- und Therapiekompetenz.

## 2.2 Der Ablauf einer verhaltenstherapeutischen Selbsterfahrung

Damit Teilnehmer sich über die Durchführung einer quasitherapeutischen Selbsterfahrung mit dem Verfahren Verhaltenstherapie identifizieren, dessen spezifische Arbeitsweise aktiv durchdringen, sich während dieses Lernprozesses lebendig emotional involvieren und auf diesem Wege auch ihr professionelles therapeutisches Denken und Handeln effizient weiterentwickeln, sollten drei Bedingungen erfüllt sein:

(1) **Eine persönliche Anpassungsaufgabe eingrenzen.** Selbsterfahrungsteilnehmer erkennen und benennen eine (berufsrelevante) persönliche Anpassungsaufgabe, für deren lösungsorientierte Bearbeitung sie hinreichend motiviert sind.

(2) **Das verhaltenstherapeutische Problemlöserational anwenden.** Sie erstellen ein verhaltensanalytisches Modell zu den eigenen Problemanliegen, leiten persönliche Selbstmodifikationsziele ab und bereiten eine zielführende verhaltenstherapeutische Strategie vor. Diese realisieren sie dann konsistent zu den Behandlungsregeln des Verfahrens im quasitherapeutischen Einzel- und Gruppensetting.

(3) **Die Selbstmodifikationsziele erreichen und die Erfahrungen bewerten.** Durch die selbstwirksame Realisierung der eigenen Selbstmodifikationsziele gelingt es ihnen, zentrale Grundbedürfnisse zu erfüllen. Erfahrungsfundiert erwerben sie die Überzeugung, dass Verhaltenstherapie gut funktioniert und entwickeln verfahrensbezogen positive Selbstwirksamkeitserwartungen.

**Ablauf der Selbsterfahrung: Ein Beispiel**
Im Folgenden wird dargestellt, wie eine Teilnehmerin entlang der Arbeitsschritte »Explorieren, Experimentieren, Entscheiden, Einüben, Einfügen« für sich das »WERK der Selbsterfahrung« erarbeitet und durch den Bezug zur verhaltenstherapeutischen Arbeitsweise die einzelnen »IDEE-Komponenten« realisiert.

**Eine persönliche Anpassungsaufgabe eingrenzen.** Eine früher als Sozialarbeiterin tätige Psychotherapeutin in Ausbildung (PiA) neigt bei der Ausübung ihrer Therapeutenrolle dazu, sich mit hoher emotionaler Emphase direkt an der praktischen Problemlösung ihrer Patienten selbst zu beteiligen. Dabei verhält sie sich ebenso, wie sie es in ihrem vorher ausgeübten Beruf gegenüber ihren Klienten bzw. Schutzbefohlenen getan hat. Im Ergebnis kollidiert sie mit den Neutralitäts- und Abstinenzgeboten der Psychotherapeutinnenrolle. Aufgrund ihrer Abgrenzungsprobleme und dem Überengagement entwickelt sie bereits zunehmend ähnliche Erschöpfungssymptome, wie sie die aus ihrem früheren Beruf kennt. In der Selbsterfahrungsgruppe ist sie in ihrer geselligen und herzlichen Umtriebigkeit ein wirbeliger Mittelpunkt. Sie erzeugt beim Selbsterfahrungsleiter spontan den Eindruck »Ich erlebe da einen zwar sympathischen, aber auch Platz einnehmenden Wirbelwind«. Durch die transparenten, aber selbstwertschonenden Rückmeldungen des Selbsterfahrungsleiters, durch bereits erfolgte ähnliche Äußerungen ihrer Supervisoren, durch die mitgeteilten Eindrücke anderer Selbsterfahrungsteilnehmer, über ihre Selbstbeobachtungen im privaten und beruflichen Feld und schließlich konsistent zu ihren erkannten lebensgeschichtlich erworbenen Beziehungsbedürftigkeiten (durch invalidierende Beziehungserfahrungen in der Herkunftsfamilie erworbene Befürchtung, unwichtig zu sein und sozial nicht beachtet und isoliert zu werden und daraus resultierend Erwerb eines teilweise maladaptiven Beziehungsstils mit überkompensierendem Kämpfen um Austausch und Beachtung) gelingt es der Teilnehmerin, für die Selbsterfahrung ein eigenes Problemanliegen zu formulieren. »Ich bemerke an meiner beginnenden Erschöpfung in der Klinik, an meinem altbekannten Aktionismus, den ich jetzt auch gegenüber meinen Patienten äußere, dass diese Automatismen mit den Anforderungen meiner beruflichen Rolle als Verhaltenstherapeutin nicht zusammenpassen. Auch die Rückmeldungen meiner Ausbilder und der anderen Selbsterfahrungsteilnehmer konfrontieren mich zwar schmerzhaft, aber doch wohlwollend mit meiner zeitweisen atemlosen Grenzenlosigkeit. Hier sehe ich ganz klar eine persönliche Entwicklungsaufgabe in meinem Beruf.«

**Das verhaltenstherapeutische Problemlöserational anwenden.** Analog zur Probatorik einer verhaltenstherapeutischen Krankenbehandlung erarbeitet die Teilnehmerin nun eine Ressourcen- und eine Problemanalyse. Situationsanalysen sowie eine biografische Schemaexploration bilden das Material für ein Übersichtsmodell (s. Abb. 3.2 in Kapitel 3). Ihre Ressourcenanalyse verdeutlicht vor allem ihre ausgeprägte Handlungsorientierung und gute Fähigkeit zur sozialen Kontaktaufnahme. Die Problemanalyse zeigt sowohl in Therapiesituationen wie auch im Gruppenkontext ihr überaktives Sozialverhalten und ihre Defizite dabei, sich in privaten wie in therapeutischen Interaktionen hinreichend von eigenen Gefühlen und Handlungsimpulsen zu distanzieren, ihre Selbstfürsorgeressourcen sind mangelhaft, und sie nähert sich in Überlastungsphasen immer wieder einer depressiven Selbstregulation an. Im nächsten Problemlöseschritt stellt sie den herausgearbeiteten Schlüsselproblemen persönliche Schlüsselziele gegenüber. So wünscht sie sich, ihren interpersonellen Aktionismus zu reduzieren, die Achtsamkeit für die eigenen inneren Prozesse zu stärken, ihre soziale Wahrnehmung und eine gelassenere Selbstwertregulation zu erlernen, die eigene Selbstfürsorge zu verbessern. Es wird ein zielführender Selbstmodifikationsplan entworfen, der eine sinnvolle Zusammenstellung geeigneter Interventionstechniken (bspw. Rollenspieltechniken, Achtsamkeitsübungen, Verhaltensexperimente, Selbstregulationsmodule, kognitive Disputationstechniken usw.) enthält. Neben einer Zusammenstellung von in Frage kommenden Einzeltechniken werden auch evidenzbasierte Empfehlungen zur Behandlung depressiver Störungen berücksichtigt und geprüft, inwiefern auf konzeptionelle Angebote wie Stressbewältigungstrainings, Training emotionaler Kompetenzen, Einzelmodule aus der DBT zurückgegriffen werden kann.

Entsprechend dem klassischen Verlauf einer Verhaltenstherapie orientiert sich der Selbstmodifikationsprozess an der Struktur einer verhaltenstherapeutischen Behandlung. Nach der o. g. Orientierungs- und Planungsphase folgt die Interventionsphase mit der Realisierung der geplanten Methoden. Die entsprechenden Maßnahmen werden in den Settings der Selbsterfahrungsgruppe und der Intervisionsdyade vor- und nachbereitet und über den Hausaufgabentransfer in den privaten und beruflichen Alltag eingebracht.

**Die Selbstmodifikationsziele erreichen und die Erfahrungen bewerten.** Die Therapeutin profitiert von Anfang an deutlich davon, dass ihre Intervisionspartnerin, die Selbsterfahrungsgruppe und auch (zusätzlich in zwei Einzelkontakten) der Selbsterfahrungsleiter sie in ihren bisherigen Bewältigungs- und Beziehungsmustern validieren. Sie kann so für sich würdigen, wie es ihr gelungen ist, trotz der erheblichen Entwicklungsbelastungen durch ihre frühere Kernfamilie einen durchaus erfolgreichen Weg gegangen zu sein. Als erste Frau in der Familie erwarb sie (auf dem zweiten Bildungsweg) das Abitur, konnte ein Fachhochschulstudium bewältigen, sich im Sozialarbeiterberuf als Streetworkerin behaupten und schließlich noch ein Psychologiestudium mit einem guten Examen beenden. Zwar gelang ihr die Ablösung von ihrer Herkunftsfamilie bisher nur unvollständig, aber seit der Aufnahme der Psychotherapeutenausbildung und dem damit verbundenen Wegzug aus ihrer Heimatstadt ist sie deutlich weniger verstrickt in die teilweise pathologische Systemik ihrer Herkunftsfamilie (»Ich bin nicht mehr deren ehrenamtliche Familienhelferin«). Durch die positiven Beziehungserfahrungen in ihrer Selbsterfahrungsgruppe wird ihr chronisch unterversorgtes Grundbedürfnis nach Bindung, Zugehörigkeit und Schutz in gutem Maße erfüllt. Die dadurch bewirkten Entlastungen und Bestätigungen beruhigen sie, und sie kann damit beginnen, sich mit wachsender Selbstakzeptanz von ihren automatischen Selbstzweifeln und Verlassenheitsängsten zu distanzieren. Hier helfen ausdrücklich auch gezielt eingesetzte Achtsamkeitsmethoden.

Die Einbindung in ein konkretes Selbstmodifikationsprogramm erlebt sie zunächst inkongruent zu ihren sonst sehr spontanen und ungeduldig-aktionistischen Bewältigungsversuchen, kann jedoch durch die anfangs direktivere Anleitung durch ihre Intervisionspartnerin, die strikte Orientierung an einem kleinschrittigen Vorgehen und die Nutzung operanter Kontingenzkontrakte sukzessive ein Selbstwirksamkeitserleben entwickeln. Sie erarbeitet mit ihrer Intervisionspartnerin durch regelmäßige Situationsanalysen eine klare kognitive Repräsentation ihrer maladaptiven Denk- und Handlungsweisen im Interaktionskontext, kann durch Rollenspiele vorbereitet gezielte Verhaltensexperimente durchführen und durch die motivierende Gesprächsführung des Selbsterfahrungsleiters in einer Gruppensitzung ihren Oberplan »Nur wenn ich mich den anderen gegenüber intensiv einbringe und unverzichtbar mache, kann ich damit rechnen, als Person ernst genommen und beachtet zu werden« relativieren.

Durch den systematischen Einsatz von Interventionen aus dem Stressbewältigungstraining sowie das Einüben von sozialen Kompetenzen zum Forderungen stellen und Nein sagen (Hinsch & Pfingsten, 2005) konnte sie ihr Grundbedürfnis nach Kontrolle zunehmend selbstwirksam erfüllen.

Nach jeweils vier im zweiwöchentlichen Rhythmus durchgeführten Gesprächen in der Intervisionsdyade erfolgte eine Sitzung mit der Selbsterfahrungsgruppe. Dort stellte die Teilnehmerin ihre zwischenzeitlichen Erfahrungen vor und erhielt zusammen mit ihrer Intervisionspartnerin supervisorische Hilfestellungen für die weitere Zusammenarbeit. Das Berichten ihrer erreichten Erfolge und die würdigenden Rückmeldungen der anderen Teilnehmer beruhigten bei der Teilnehmerin deutlich deren Bedürfnis nach Selbstwerterhöhung. Ihr mittlerweile entlasteter und zunehmend erfolgreicher beruflicher Alltag macht ihr ebenso wie die Zusammenarbeit mit den anderen Selbsterfahrungsteilnehmern Freude.

## 2.3 Die IDEE einer verhaltenstherapeutischen Selbsterfahrung

Bezieht man die in Abschnitt 1.3 vorgestellte Selbsterfahrungs-IDEE auf Verhaltenstherapie, dann lassen sich hinsichtlich ihrer Ziele die folgenden Thesen aufstellen:

**(1) IDENTIFIKATION: Selbsterfahrung vermittelt den Teilnehmer ein Modell von Verhaltenstherapie, an dem diese sich später in ihrer klinischen Praxis orientieren.**
Verhaltenstherapeuten, die im Rahmen ihrer Aus- und Weiterbildung Selbsterfahrung absolvieren, passen ihren persönlichen Therapiestil erheblich an das Modell des Psychotherapieverfahrens an, das sie hierbei selbstwirksam erlebt haben. Speziell das Verhaltenstherapeutenmodell des Selbsterfahrungsleiters als methodisch kompetenter, lösungsorientierter, feinfühlig direktiver und wissenschaftsnutzender Verhaltenstherapeut, der in empathischer, transparenter, ziel- und handlungsorientierter Weise auftritt und sein klinisches Handeln eng an evidenzbasierten Behandlungsleitlinien orientiert, wirkt prägend auf die Haltung, mit der die Selbsterfahrungsteilnehmer selbst die Therapeutenrolle einnehmen.

**(2) DURCHDRINGUNG: Selbsterfahrungsteilnehmer setzen sich mit den Methoden und Beziehungsprozessen der Verhaltenstherapie in einem quasitherapeutischen Setting persönlich auseinander.**

Die Teilnehmer einer verhaltenstherapeutischen Selbsterfahrung durchdringen die spezifischen Anwendungsbedingungen dieses Verfahrens, indem sie in der Dyade, im Gruppensetting und in Einzelarbeit das verhaltenstherapeutische Rational selbstreflexiv anwenden. Sie bilden dazu mit anderen Selbsterfahrungsteilnehmern quasitherapeutische Intervisionspartnerschaften und erproben sich in diesem Setting sowohl in der Therapeuten- wie auch in der Patientenrolle. Bei der Durchführung ihrer Selbstmodifikation werden sie von ihrem Intervisionspartner quasitherapeutisch betreut und übernehmen vice versa gegenüber diesem, während er seine Selbstmodifikation realisiert, die Therapeutenrolle. Den Selbstmodifikationsprozess strukturieren sie ebenso wie eine klinische Verhaltenstherapie in eine Anfangs-, Bearbeitungs- und Commitmentphase, setzen verhaltenstherapeutische Basistechniken wie Verhaltensanalyse, Expositionstechniken, Kompetenztrainings, kognitive Umstrukturierungsmethoden und Kontingenzmanagement ein und praktizieren die oben dargestellten professionellen Haltungen. Dadurch werden die Bedingungen und Wirkungen des Verfahrens für die Teilnehmer emotional, kognitiv und handlungsbezogen durchdrungen und direkt erfahrbar.

**(3) EMOTIONALE AKTIVIERUNG: Verhaltenstherapeuten werden dadurch in der Selbsterfahrung emotional aktiviert, dass sie persönlich konfrontiert sind mit den spezifischen interaktionellen, selbstregulatorischen und methodischen Anforderungen ihres Berufs.**

Gerade zu Beginn der Ausbildung kommt es bei lernenden Verhaltenstherapeuten zu starken emotionalen Reaktionen. Sie leiden unter den Überforderungen der für sie unvertrauten Therapeutenrolle, müssen ihre soziale Kompetenz im Klinikteam und im gruppentherapeutischen Kontext beweisen und kämpfen mit den Burnout-Gefahren ihrer stressüberladenen Lebenssituation. Aber auch Therapeuten-Profis werden immer wieder konfrontiert mit den Grenzen und Risiken ihres Persönlichkeitsstils im beruflichen Kontext und werden durch dieses Inkongruenzerleben emotional stark aktiviert. Verhaltenstherapeutische Selbsterfahrung exponiert die Teilnehmer direkt mit belastenden Bedingungen, denen diese in ihrer klinischen Berufspraxis ausgesetzt sind. Positive emotionale Aktivierungen kommen dadurch zustande, dass ihnen erfolgreiche Ressourcenaktivierungen und Selbstwirksamkeitserfahrungen gelingen, die sie durch einen geregelten verhaltenstherapeutischen Problemlöseprozess bewirken. Auf diese Weise resultiert bei ihnen eine positive emotionale Bindung an das Verfahren Verhaltenstherapie (s. Identifikation).

**(4) EFFIZIENZ: Indem die Selbsterfahrung als verhaltenstherapeutischer Problemlöseprozess durchgeführt wird, üben die Teilnehmer das Methodenrepertoire dieses Verfahrens ein.**

Die »Problemaktualisierungen« der Teilnehmer bilden eine geeignete motivationale Voraussetzung dafür, selbst verhaltenstherapeutische Methoden zu verwenden, die wirksam zu einer Symptomverbesserung führen. Dadurch kommt es zu einem lebendigen Erlernen des verhaltenstherapeutischen Methodeninventars. Wenn die Selbsterfahrung in einem quasitherapeutischen Setting erfolgt und sich des verhaltenstherapeutischen Strukturmodells bedient (s. Kap. 4), gewöhnen sich die Teilnehmer an die spezifische strukturierte Vorgehensweise der Verhaltenstherapie.

### 2.3.1 Identifikation mit dem Verfahren Verhaltenstherapie

Therapeuten gelingt es mit großer Wahrscheinlichkeit, sich mit der Arbeitsweise der Verhaltenstherapie zu identifizieren, wenn sie selbst in positiver Weise an Leib und Seele deren Wirksamkeit erfahren.

Unterstützt von der Selbsterfahrungsgruppe und im Rahmen einer quasitherapeutischen Intervisionsdyade konzipieren und realisieren die Teilnehmer einen verhaltenstherapeutischen Arbeitsprozess. Sie erreichen auf diesem Wege ihre eigenen Selbstmodifikationsziele, erfüllen somit eigene Grundbedürfnisse und machen die Erfahrung, dass diese Ergebnisse durch die Anwendung von Verfahrensmerkmalen zustande gekommen sind. Die von ihnen während ihrer Selbstmodifikation entwickelten Kausal- und Kontrollattributionen bedeuten, dass sie zukünftig der Wirksamkeit von Verhaltenstherapie vertrauen und sich selbst auch zutrauen, mit den Methoden- und Beziehungsinstrumenten dieses Verfahrens zu arbeiten.

Um eine solche Identifikation mit der verhaltenstherapeutischen Arbeitsweise zu erreichen, wird der empathisch unterstützte strukturierte Problemlöseprozess in drei Settings durchgeführt:

(1) Die oben genannte Teilnehmerin erfährt in der Patientenposition einen begleiteten strukturierten Problemlöseprozess. Dazu steht ihr eine andere Teilnehmerin als Therapeutin zur Verfügung.
(2) Vice versa betreut sie die Selbstmodifikation ihrer Intervisionspartnerin und nimmt hierbei selbst eine Therapeutenposition ein.
(3) Im Kontext der Selbsterfahrungsgruppe wird diese quasitherapeutische Zusammenarbeit vor- und nachbereitet. Während dieses verfahrensbezogenen Prozesses wird die Aufmerksamkeit der Teilnehmerin darauf gerichtet, wie sie ihre personale Kompetenz weiterentwickelt und ihr Selbstwirksamkeitserleben stärkt.

### 2.3.2 Durchdringung der verhaltenstherapeutischen Arbeitsweise

Die Teilnehmerin führt ihre Selbsterfahrung unter den methodischen und interaktionellen Anwendungsbedingungen der Verhaltenstherapie durch und durchdringt somit persönlich deren Arbeitsweise.

Sie erfährt diesen lösungsorientierten Prozess sowohl aus der Patienten- wie aus der Therapeutenposition. In der Therapeutenrolle nimmt sie eine Expertisehaltung ein und realisiert als Methodenanleiterin und Selbstmanagementförderin das Beziehungsmerkmal der dosierten Direktivität.

Indem sie in dialektischer Weise ihren Gegenüber einerseits immer wieder validiert und verstärkt, ihm andererseits aber auch hinreichend konfrontierende Rückmeldungen bietet, befolgt sie ebenso das Gebot der aktiven Empathie wie auch das Transparenzgebot der Verhaltenstherapie.

! Nun zielt Selbsterfahrung anders als eine verhaltenstherapeutische Krankenbehandlung nicht darauf ab, pathologische Störungen der Teilnehmer abzubauen, aber die zentralen Wirkfaktoren eines erfolgreichen therapeutischen Veränderungsprozesses (s. Abschn. 1.5), und die Anwendung des verhaltenstherapeutischen Arbeitsmodells (s. Kap. 4) lassen sich im Rahmen einer reflektierten Selbstmodifikation für Therapeuten erfahrbar machen. Diese setzen sich während der Selbsterfahrung außerordentlich persönlich und erlebnishaft mit dem Rational der Verhaltenstherapie auseinander. Durch die hierbei induzierten emotionalen und kognitiven Prozesse vertiefen diese ihr in Seminaren und durch Literaturstudium erworbenes theoretisches Wissen und ihre methodischen Fertigkeiten erheblich um prozessuales Wissen. Sie integrieren auf diese Weise zwanglos die eingeübten theoretischen und interaktionellen Fertigkeiten in ihren Persönlichkeitsstil.

Eine solche quasitherapeutische Selbsterfahrung, wie sie in den folgenden Kapiteln charakterisiert wird, führt dazu, dass die Teilnehmer ihre personalen Kompetenzen (Bewältigungs- und Interaktionsstil, Oberpläne, Selbstbild) mit den Aufgaben verhaltenstherapeutisch orientierter Psychotherapeuten abstimmen. Auch Lieb (1998) hält in einer Verhaltenstherapeutenausbildung eine deutliche Anbindung der Selbsterfahrung an das übrige Curriculum für erforderlich.

In Anlehnung an die Merkmale einer klinischen Verhaltenstherapie lässt sich Selbsterfahrung wie in Tabelle 2.1 dargestellt charakterisieren.

**Tabelle 2.1** Vorstellung des Selbsterfahrungskonzepts

| Teilnehmern Selbsterfahrung vorstellen | Merkmale der Selbsterfahrung |
|---|---|
| Verhaltenstherapeutische Selbsterfahrung zielt darauf ab, dass Sie Ihren Persönlichkeitsstil mit den Aufgabenstellungen des von Ihnen gewählten Berufs abstimmen. | Ziel der Selbsterfahrung ist die Abstimmung von Person und Profession. |

**Tabelle 2.1** (Fortsetzung)

| Teilnehmern Selbsterfahrung vorstellen | Merkmale der Selbsterfahrung |
|---|---|
| Nachdem Sie – auf diese Aufgaben bezogen – Ihre Ressourcen und Ihre persönlichen Anpassungsaufgaben identifiziert haben, leiten Sie für sich selbst umrissene Selbstmodifikationsziele ab. | Analog zur probatorischen Phase einer VT werden im Sinne des Problemlöserationals eine Problem- und Ressourcenanalyse durchgeführt sowie Selbsterfahrungsziele abgeleitet … |
| Gemeinsam mit der Gruppe und Ihrem Selbsterfahrungsleiter bereiten Sie eine verhaltenstherapeutische Strategie zur Zielerarbeitung vor. | … und zielführende Strategien vorbereitet. |
| Dieser aktive Anpassungsprozess wird unterstützt durch die SE-Gruppe, den SE-Leiter und Ihren Intervisionspartner. | Der Selbsterfahrungsprozess findet sowohl im Einzel- wie im Gruppensetting statt. |
| Von diesen Seiten bekommen Sie so weit wie nötig interaktionelle und methodische Hilfestellungen. | Dort realisieren die Teilnehmer sowohl in der Therapeuten- als auch Patientenrolle die geplanten Interventionen, … |
| Sie werden am Ende in ein eigenverantwortliches Selbstmanagement entlassen, um weiterhin effizient, authentisch und selbstfürsorglich Ihre professionelle Rolle einzunehmen. | … um wie im Verlaufe einer Therapie den Weg vom geleiteten Entdecken und angeleiteten Einüben bis zum autonomen Selbstmanagement zu erfahren. |
| Die SE-Sitzungen bilden einen Stützpunkt für die Vor- und Nachbereitung Ihres Selbstmodifikationsprozesses. Dieser durchläuft analog zu einer klinischen Verhaltenstherapie eine Anfangs-, Bearbeitungs- und Commitmentphase. | Die Selbsterfahrung folgt demselben Strukturmodell wie eine klinische VT mit Anfangs-, Bearbeitungs-, Commitmentphase. |
| Zwischen den Sitzungen realisieren Sie die dort vorbereiteten Maßnahmen im Alltagskontext. | Äquivalent zum Ablauf des therapeutischen Arbeitsprozesses werden Klärungs- und Bewältigungsschritte vorbereitet und von den Teilnehmern in den Alltagstransfer gebracht. |
| Die Sitzungen im Gruppen- und im Intervisionsrahmen dienen auch dazu, sich regelmäßig darüber zu orientieren, inwieweit eine Annäherung an die verabredeten Ziele erreicht wurde. | Über Zielerreichungsskalen erfolgt begleitend eine Evaluation des individuellen Lernprozesses. |

▶

**Tabelle 2.1** (Fortsetzung)

| Teilnehmern Selbsterfahrung vorstellen | Merkmale der Selbsterfahrung |
|---|---|
| Als Ergebnis der Selbsterfahrung verfügen Sie im Beruf über eine versierte Regulation interpersoneller und innerpsychischer Prozesse und können sich auf dieser sicheren Grundlage persönlich weiterentwickeln. | Als Ergebnis der Selbsterfahrung verfügen die Teilnehmer über ein elaboriertes deklaratives und methodisches Wissen zur eigenen Person und verfügen berufsbezogen über eine hohe Selbstregulationskompetenz. |

Verhaltenstherapeuten, die sich mit diesem Verfahren identifizieren und es theoretisch wie praktisch durchdrungen haben, können dies auch einem Laien gut vermitteln. In der Selbsterfahrung lässt sich das auf einfache Weise für jeden Teilnehmer abbilden. In einem Rollenspiel bekommen dieser die Aufgabe, einer Person auf verständliche und motivierende Weise einen Eindruck zu bieten, was Verhaltenstherapie ist und wie diese sich den Ablauf der angebotenen Behandlung vorstellen kann. Einem kognitiv gut strukturierten Patienten ließe sich Verhaltenstherapie beispielsweise erläutern wie in Tabelle 2.2 dargestellt.

**Tabelle 2.2** Vorstellung des Psychotherapieverfahrens Verhaltenstherapie

| Patienten Verhaltenstherapie vorstellen | Merkmale der VT |
|---|---|
| Verhaltenstherapie setzt direkt an Ihren Problemen an, wegen derer Sie Hilfe suchen, … | Ausgehend von einer strukturierten Problemanalyse … |
| … beschreibt und erklärt diese, leitet mit Ihnen für Sie plausible und realistisch erreichbare Behandlungsziele ab … | … und gemeinsamen Zielableitung … |
| … und stellt Ihnen bewährte (und wissenschaftlich erforschte) Wege bereit, diese Ziele zu erreichen. | … stellt die Verhaltenstherapie evidenzbasierte Strategien und Methoden zur Verfügung. |
| Gelingt uns ein gutes Arbeitsbündnis, … | Sie basiert auf einem Arbeitsbündnis mit ausgewogen empathischer und neutraler Beziehungsgestaltung, … |
| … dann stelle ich Ihnen so weit, wie es für Sie nötig ist, Hilfestellungen zur Verfügung, damit Sie diese Probleme selbst lösen können. | … bietet den Patienten anleitend und begleitend aktive Hilfen zur Problemlösung … |

►

**Tabelle 2.2** (Fortsetzung)

| Patienten Verhaltenstherapie vorstellen | Merkmale der VT |
|---|---|
| Und schließlich erwerben Sie ein sogenanntes Selbstmanagement, mit dem Sie auch zukünftig eigenständig ihre Probleme lösen können. | … und leitet sie zu einem unabhängigen und eigenverantwortlichen Selbstmanagement. |
| Ihre Therapiesitzungen dienen als Stützpunkte, wo Sie mit meiner Hilfe Lösungswege kennen lernen und die einzelnen Umsetzungsschritte ausprobieren können. | Im sicheren Rahmen der Therapiesitzungen werden Interventionen vorbereitet, … |
| Was Sie in diesem geschützten Rahmen vorbereitet haben, das übertragen Sie dann in Ihren Lebensalltag. | … und durch den mitarbeitenden Patienten erfolgt ein Transfer in dessen Lebensalltag. |
| Wenn Sie Ihre Ziele therapeutisch begleitet erarbeitet haben, werden meine Hilfestellungen zunehmend entbehrlich werden, … | Das Prinzip der minimalen Intervention zielt darauf ab, … |
| … und Sie können dann auch zukünftig in Ihrem Leben gekonnt mit ähnlichen Aufgabenstellungen umgehen. | … Patienten sobald wie möglich in eine eigenverantwortliche Lebensführung zu bringen. |

Nun verfügen Patienten keinesfalls regelhaft über ein solches elaboriertes kognitives Funktionsniveau. Verhaltenstherapeuten mit sensibler Kommunikationsfähigkeit gelingt es, sich auf die Möglichkeiten ihrer Patienten einzustellen. Sie bringen ihnen komplementär zu deren Vorstellungsmöglichkeiten und aktualisierten Bedürfnissen dieses Verfahren nahe. Häufig bietet sich auch an, die verhaltenstherapeutische Arbeitsweise auf bildhafte Weise zu vermitteln. Ubben (2010) empfiehlt Therapeuten, ein differenziertes Repertoire verschiedener metaphorischer Darstellungsmöglichkeiten zur Veranschaulichung von Verhaltenstherapie bereitzustellen und diese flexibel auf die Ressourcen des Patienten abzustimmen.

**Beispiel**

- Als systemimmanent arbeitender Therapeut, der auf die Lebenswirklichkeit des jeweiligen Patienten Bezug nimmt, ließe sich bspw. für einen Handwerker folgendes Bild nutzen: »VT ist wie eine Werkstatt, wo Sie mit meiner Hilfe den Umgang mit hilfreichen Werkzeugen erlernen …«

▶

- Für einen Musikliebhaber käme als Analogie in Frage: »VT ist wie das Komponieren und Orchestrieren einer Partitur, deren Aufführung nach sorgfältigen Proben Ihre Gefühle wieder zu einen guten Gesamtklang bringt …«
- Einem reiselustigen Patienten wird vermittelt: »Die Therapiesitzungen sind wie eine Insel, auf die jeder von uns von seinem Festland aus anreist. Sie bringen Ihre belastenden Erfahrungen von dort mit, um sie hier sicher und sorgfältig bearbeiten zu können. Meine Rolle besteht darin, Sie dabei fachkundig zu unterstützen. Das bedeutet, dass wir hier daran arbeiten, dass Sie gut vorbereitet auf Ihr Festland zurückkehren. So vorbereitet lernen Sie, Schritt für Schritt die Probleme zu lösen, wegen derer Sie auf die Insel gekommen sind. …«

Aus diesen systemimmanenten Ausgangsvorstellungen lassen sich dann Einzelaspekte kognitiv ausdifferenzieren: »… und Sie nehmen diese Werkzeuge dann auch mit auf Ihr Festland, um damit zu experimentierend neue Erfahrungen zu machen/und Sielernen, sowohl aus der Position des Komponisten wie der des Dirigenten, des Musikers und auch der des Zuhörers zu arbeiten.«

Nach der Durchführung eines solchen Verhaltensexperimentes erhält der VT erklärende Teilnehmer von dem Mitteilnehmer in der Patientenrolle, den übrigen Gruppenmitgliedern und dem Selbsterfahrungsleiter Rückmeldungen dazu, wie theoretisch durchdringend, komplementär zum inneren Bezugsrahmen seines Gegenübers und authentisch die Vermittlung des Therapie-Rationals wahrgenommen wurde.

### 2.3.3 Emotionale Aktivierung im Rahmen des Selbsterfahrungsprozesses

Verhaltenstherapeutische Selbsterfahrung ist zweckgebunden und dient der Professionalisierung des Persönlichkeitsstils. Damit ist gemeint, dass eine Person (mit individuellem Selbstkonzept, eigener Motivstruktur und charakteristischem Beziehungs- und Bewältigungsstil) sich im Selbsterfahrungsprozess aktiv und geregelt anpasst an den Psychotherapeutenberuf (mit dessen Rollenanforderungen und Selbstfürsorgeaufgaben). Im Sinne der Graweschen Wirkfaktoren *Ressourcenaktivierung* und *Problemaktualisierung* gilt es, in einer verhaltenstherapeutischen Selbsterfahrung die Teilnehmer im beruflichen Kontext mit deren eigenen Stärken und Schwächen in Kontakt zu bringen. Eine Person ist dann für einen solchen aktiven Anpassungsprozess im Sinne einer Selbstmodifikation motiviert, wenn sie im Kontext ihrer Berufsausübung unter einem Inkongruenzerleben leidet. Im nachfolgenden Kapitel 3 werden berufstypische Anforderungen erörtert, die bei Verhaltenstherapeuten natürlicherweise zu Problemaktualisierungen mit entsprechenden emotionalen Aktivierungen führen. Sei es (vor allem als Therapeuten im Ausbildungskontext) ihre anfängliche Überforderung, in Therapiesitzungen parallel mehrere Aufgaben zu leisten (Interventionen durchführen, die therapeutische Beziehung gestalten, die eigenen inneren Prozesse regulieren); sei es die mangelnde Selbstfürsorge in diesem belastenden Beruf (z. B. hinsichtlich Stressmanagement, Psychohygiene); oder sei es der schwierige Umgang mit der eigenen Rolle in Teams oder Therapiegruppen. Richten Selbsterfahrungsleiter die Aufmerksamkeit ihrer Teilnehmer auf diese professionellen Anforderungsaspekte, dann wird es diesen entsprechend exponiert an emotionaler Aktivierung nicht fehlen. Berufsbildende oder begleitende Selbsterfahrung sollte unbedingt ihren Fokus so ausrichten, dass es zu aufgabenbezogenen Problemaktualisierungen kommt und die hierdurch emotional berührten Teilnehmer zu relevanten Lernprozessen motiviert sind. Es erscheint entsprechend dysfunktional, wenn ein Selbsterfahrungscurriculum verfolgt wird, bei dem die Aufmerksamkeit der Teilnehmer einseitig auf Biografiearbeit oder das Abarbeiten vorgegebener Themen wie Tod und Trauer, Autonomie und Abhängigkeit, Liebe und Hass o. ä. gerichtet wird. Therapeuten werden durch ihre Selbsterfahrung stark emotional geprägt, und es ist der Kern ihrer Tätigkeit, dass sie in ähnlicher Weise bei ihren Patienten emotionale Prozesse induzieren.

### 2.3.4 Effizientes Erlernen therapeutischer Methoden und Haltungen

In Kapitel 4 wird erörtert, wie die Selbsterfahrungsteilnehmer dadurch, dass sie während ihrer Selbstmodifikation einen quasitherapeutischen Prozess durchlaufen, den versierten Umgang mit der verhaltenstherapeutischen Methodik erlernen und sich dabei auch mit den spezifisch verfahrenstypischen Haltungen auseinandersetzen.

Zum einen betrifft dies die Verwendung der verhaltenstherapeutischen Arbeitsstruktur, wie sie im ABC-Modell von Ubben (2010) ausgeführt wird. Hiernach ist der verhaltenstherapeutische Arbeitsprozess linear gegliedert in eine Anfangs-, Bearbeitungs- und Commitment-Phase, wobei jede der drei Phasen in jeweils drei Teilkomponenten gegliedert wird.

Außerdem betrifft dieser methodische Lernprozess die Prozessebene, indem im einzel- und gruppentherapeutischen Setting sowie über eigenständige Hausaufgabenstransfers gearbeitet wird und die Teilnehmer sich in diesen Kontexten sowohl aus einer Quasi-Therapeuten- wie Quasi-Patienten-Perspektive einbringen.

Die in Abschnitt 1.6 benannten Grundhaltungen von Psychotherapeuten (Empathie/Neutralität, Aktive Hilfe/Abstinenz, Expertiseangebot/Selbstexpertiseanforderung) lassen sich um solche Haltungen ergänzen, die speziell mit der Ausübung der Rolle des Verhaltenstherapeuten verknüpft sind. Dadurch, dass Therapeuten auf dem Weg der Selbsterfahrung ihre persönliche Berufsidentität weiterentwickeln, erwerben sie maßgeblich auch professionelle Haltungen. Es gilt für reife Therapeuten, über ein Bewusstsein zu verfügen, welche eigenen erfahrungsfundierten – also subjektiven – Bereitschaften bzw. Einstellungen ihr therapeutisches Denken und Handeln moderieren. Außerdem führen sie regelmäßig einen kritischen Wertediskurs dazu durch, wie angemessen sie sich zu ihren beruflichen Aufgaben stellen. So fällt es Therapeuten mit erst kurzer Behandlungserfahrung häufig sehr schwer, die Haltung der Empathie mit gebotener Neutralität angemessen auszubalancieren, ihre aktiven Hilfsangebote mit gebotener Abstinenz zu verknüpfen und ihre Expertiseangebote zugunsten zunehmender Selbstmanagementressourcen ihrer Patienten zurückzunehmen. Behandler mit langjähriger Berufsroutine haben sich regelmäßig mit Schwierigkeiten auseinanderzusetzen, entsprechende professionelle Haltungen einzuhalten. Solche Therapeuten thematisieren in ihrer Selbsterfahrung beispielsweise immer wieder, dass sich in ihrem Berufsalltag zynische oder autoritäre Haltungen einspielen. Die in Kapitel 1 erörterten Grundhaltungen von Psychotherapeuten lassen sich wie im folgenden Kasten erläutert auf die verhaltenstherapeutische Orientierung beziehen.

**Haltung von Verhaltenstherapeuten**

**Aktiv empathisch den Beziehungsspielen widerstehen.** Die Balance zwischen »Empathie und Neutralität« äußert sich bei Verhaltenstherapeuten in charakteristischer Weise. »Aktive Empathie« bedeutet hier, dass sie ihre Patienten durch direkte Hinweise und geleitetes Entdecken auf deren nutzbaren Ressourcen hin fokussieren. Diese Haltung wird in sehr deutlicher Weise bei der Einleitungsübung des »Wohlwollenden Hypothetisierens« (s. Übung 1.1, Kap. 6) praktiziert. In dieser Übung setzt sich ein Teilnehmer vor die Gruppe, und die anderen formulieren zahlreiche Annahmen, welche Stärken, Fähigkeiten oder Interessen sie ihm zuschreiben bzw. unterstellen. Die oben bereits skizzierte Übung »VT erklären« (Tab. 2.2) verlangt vom Therapeuten, dass dieser seinen Patienten in dessen Vorstellungsmöglichkeiten und Interessen anspricht, sich also an dessen Ressourcen orientiert. Ebenso verlangt diese aktiv zugewandte Empathie vom Therapeuten neben einer feinfühligen sozialen Wahrnehmung und einem optimistisch zugewandten Kommunikationsstil außerordentlich die Einhaltung einer neutralen Haltung gegenüber dem Patienten. Bezüglich außertherapeutischer Lebensbereiche, z. B. in Konflikten des Patienten mit Familienmitgliedern, Chefs und Behörden, darf der Therapeut keinesfalls durch unbedachte Solidarisierung zu dessen verlängertem Arm werden. Bei Versuchen von Patienten, ihre Therapeuten zu Bündnispartnern gegen ihre Alltagsgegner zu machen, wird ihnen auf der therapeutischen Beziehungsebene transparent zurückgemeldet, aus welchen Gründen dieser Solidarisierungs- und direkte Unterstützungswunsch nicht erfüllt wird (»Ich verstehe, dass Sie mich gerne als Verbündeten gegen Ihre Frau/Ihren Chef/die Behörde hätten, aber als Therapeutin kann ich Ihnen die Mühe leider nicht ersparen/Entscheidung abnehmen/Konsequenzen verhindern. Allerdings kann ich Ihnen dabei helfen, sich zu entscheiden/zu schützen/Verantwortung zu übernehmen …«). In dieser aktiv zugewandten und transparent rückmeldebereiten Haltung unterscheiden sich Verhaltenstherapeuten besonders deutlich von psychodynamisch arbeitenden Kollegen. Die Anforderung, eine aktiv-empathische mit einer neutral-distanzierten Haltung zu verbinden, wird in bestimmten Selbsterfahrungsübungen bearbeitet (s. Übung 6.3: »Interaktionshavarien«). Dort werden die Teilnehmer »Beziehungsspielen« (vgl. Sachse, 2010) ausgesetzt, wie sie in besonderer Weise von ▶

persönlichkeitsgestörten Patienten eingebracht werden. Zweck dieser Übungen ist, spontane Neutralitätskrisen bei den Teilnehmern zu aktivieren und diese interpersonelle und innerpsychische Regulationswege erproben zu lassen.

**Dosiert direktiv intervenieren und mit achtsamer Selbstzurücknahme interagieren.** Die Balance zwischen »Aktiver Hilfe und Abstinenz« bedeutet für Verhaltenstherapeuten, dass sie dem Prinzip der dosierten Direktivität folgen. Einerseits stützen sie sich in ihrer Arbeit stark auf den allgemeinen Psychotherapie-Wirkfaktor der »aktiven Hilfe zur Problemlösung«, als dialektischen Gegenpol nehmen sie sich achtsam zurück und verlangen den Patienten eine eigenverantwortliche Mitarbeit ab. Dosierte Direktivität wird dadurch umgesetzt, dass Therapeuten die gebotenen Interventionen so einbringen, dass die vorher wirkenden Störungsattraktoren destabilisiert werden. Sie greifen bei ihrer Interventionsplanung so weit wie möglich auf diagnosebezogene Leitlinien bzw. evidenzbasierte Behandlungsempfehlungen zurück und tragen dieses bewährte und erforschte Wissen transparent an ihre Patienten heran. Sie leiten und begleiten diese mit abnehmender Einflussnahme (gemäß der Direktivitätsstufen »Guidance, Coaching, Prompting« – s. Übungsfolge 13, Kap. 7) dabei, die gebotenen Interventionen zu realisieren. Auf der anderen Seite haben gerade emphatisch-empathisch (nachdrücklich-mitfühlend) eingestellten Therapeuten besonders auf eine konsequente Abstinenzeinhaltung zu achten. Dies gelingt nur, wenn sie ihren Patienten ausschließlich dann aktive Hilfestellungen bieten, wenn diese sich auf störungsrelevante Ziele des Patienten beziehen und dieser ihn dazu beauftragt hat. Überengagierte Therapeuten neigen rasch dazu, Patienten bei der Zielverabredung suggestiv zu beeinflussen. Üblicherweise entwickelt der Therapeut während der Zusammenarbeit mit seinen Patienten auch eigene Wünsche und Befürchtungen. Diese Motive können je nach Persönlichkeitsstil des Therapeuten durchaus narzisstisch, zwanghaft, machtbedürftig, entlastungssuchend usw. akzentuiert sein. Erst durch ihre Fähigkeit zur achtsamen Selbstwahrnehmung können Therapeuten sich entsprechend von solchen inneren Ereignissen distanzieren, um dann über eine kompetente Selbstregulation ihre Abstinenzhaltung aufrechtzuerhalten (Übungsfolgen 10, Kap. 6). Entsprechend stehen Achtsamkeits- und Selbstregulationsübungen immer wieder im Mittelpunkt der Selbsterfahrung.

**Evidenzbasiert die Patienten ins Selbstmanagement bringen.** Die beiden Haltungsmerkmale »Expertiseangebot und Selbstexpertiseanforderung« bezeichnen eine zentrale Einstellung von Verhaltenstherapeuten, wobei im Therapieverlauf eine Verlagerung vom ersten Merkmal hin zum zweiten angestrebt wird, also der Expertiseeinsatz an den Patienten übergeben wird. Aufgrund ihrer engen Orientierung an den empirischen Wissenschaften stellen Verhaltenstherapeuten ihren Patienten so weit wie nötig evidenzbasiertes klinisches Wissen zur Verfügung. Sie verfügen über ein profundes allgemeines Störungswissen und eine hohe diagnostische, methodische und interaktionelle Handlungskompetenz. Ihr Vorgehen stützt sich in besonderem Maße auf evidenzbasiertes Behandlungswissen. Verhaltens- ▶

therapeuten orientieren sich gegenüber ihren Patienten am Prinzip der maximalen Transparenz. Diese Haltung bezweckt, Patienten als gleichberechtigte Arbeitspartner so weit wie möglich am Therapieprozess zu beteiligen. Sie verbindet sich mit den juristischen Forderungen der »Aufklärungspflicht« und der »Einwilligungserfordernis«. Formelle Interventionen des Therapeuten verlangen in der Verhaltenstherapie in aller Regel eine kognitive Vorbereitung. Dabei werden die Patienten psychoedukativ aufgeklärt, motivational auf das geplante praktische Vorgehen eingestimmt, und der Therapeut holt, bevor er die Intervention realisiert, deren Einwilligung ein. In Kapitel 7 stehen die Übungsfolgen 12 und 13 zu den Themen »Führen und Folgen« zur Verfügung, die Aspekte der Expertiseübergabe bearbeiten.

**Tabelle 2.3** Allgemeine und spezifische Haltungen

| Allgemeine Therapeutenhaltungen | Spezifische Haltungen von Verhaltenstherapeuten |
|---|---|
| Empathie<br>Neutralität | Aktive Empathie<br>Transparente Distanzeinhaltung |
| Aktive Hilfe<br>Abstinenz | Dosierte Direktivität<br>Achtsame Selbstzurücknahme |
| Expertiseangebot<br>Selbstexpertiseanforderung | Evidenzbasiertes Intervenieren<br>Selbstmanagementübergabe |

## 2.4 Wandlungen des Verständnisses von verhaltenstherapeutischer Selbsterfahrung

In den 1950er Jahren wurde von B. F. Skinner die streng dem wissenschaftlichen Positivismus verpflichtete »Behaviour Therapy« begründet, die das Individuum, aus heutiger Sicht in reduktionistischer Weise, als reiz- und reaktionsverarbeitenden Organismus betrachtete. Er setzte sich mit dieser strikten wissenschaftstheoretischen Grundposition radikal von der essentialistischen Psychoanalyse ab, deren Vertreter das Wirken von Seele und des mehr oder weniger freien Willens auf hermeneutischem Wege erfassen und behandeln wollten. Die klinische Praxis der frühen Verhaltenstherapie erfolgte als programmiertes Lernen und hatte sich ganz den kontrollierten Laborbedingungen eines kontrollierten Experimentes anzupassen. Zwar stellte sich der streng positivistische Anspruch Skinners als unpraktikabel für den klinischen Alltag heraus, aber die enge Orientierung an einer kontrollierten Praxis gilt auch heute noch als zentrales Gütekriterium der Verhaltenstherapie.

Mit den 1960er und 1970er Jahren erfolgte der Paradigmenwechsel vom Behaviorismus zum Kognitivismus. Diese »zweite Welle« befreite die Verhaltenstherapeuten gewissermaßen »aus dem Labor«, indem sie das Individuum nicht mehr als passiv reagierendes System, sondern als selbstständig denkenden und handelnden Menschen mit einem autonomen Selbst betrachtete.

Den Verhaltenstherapeuten der »ersten Welle«, die sich als direkte Programmierer von Lernprozessen verstanden haben, wäre die Idee einer Selbsterfahrung fremd gewesen. Anders bereits die Vertreter der »zweiten Welle« (z. B. Beck et al., 2010).

Kanfer et al. (2006) halten es im Kontext ihres Selbstmanagement-Ansatzes für notwendig, die Person des Therapeuten an dessen berufliche Aufgabe anzupassen. Es gehe um ein »Geringhalten von Störfaktoren, die durch den Therapeuten in den diagnostisch-therapeutischen Prozess einfließen und verhindern, dass die therapeutischen Ziele erreicht werden«. Mit seinem Selbstmanagement-Ansatz hatte Kanfer im deutschsprachigen Raum das Rational der Verhaltenstherapie ausdrücklich um den Blick auf das Selbst erweitert. Jeder Mensch erlernt lebensgeschichtlich seinen Umgang mit dem eigenen Denken, Handeln und Erleben und verfügt entsprechend über ein mehr oder weniger elaboriertes Selbstregulationssystem. In diesem Sinne konzipiert Ubben (1995) Selbsterfahrung als Selbstmanagementtraining, das darauf abzielt, »die Fähigkeit des Therapeuten zum verantwortungsvollen und effektiven Umgang mit eigenen Affekten und kognitiven Mustern« zu optimieren. Um die Selbststeuerungskompetenzen der Therapeuten explizit auszubilden, wird in der Selbsterfahrung von Verhaltenstherapeuten das Sieben-Phasen-Modell der Selbstmanagementtherapie von Kanfer angewendet. Auch Schmelzer (2009) bezieht sich auf Kanfer und sieht als einen wichtigen Endpunkt des Selbsterfahrungsprozesses die Ziel- und Wertklärung der Teilnehmer. Auf diesem Wege verschaffen sie sich mit einem ausdrücklichen Zukunftsbezug »Klarheit über ihre persönlichen Entwicklungsziele«. Mit der Erweiterung der therapeutischen Perspektive um den Werteaspekt greift er bereits einen zentralen Aspekt der später konzipierten Ansätze der »dritten Welle« auf. Allerdings heben diese Therapiekonzeptionen ausdrücklicher als Kanfer dies in seinem kognitiven Selbstmanagementansatz berücksichtigt hat, die Regulation emotionaler Prozesse hervor.

#### Ansätze der dritten Welle der Verhaltenstherapie

Die Ansätze der sogenannten dritten Welle der Verhaltenstherapie enthalten eine Fülle von erlebnisorientierten Methoden, die sich ausgezeichnet dazu eignen, im Rahmen der Selbsterfahrung eingesetzt zu werden. Hier seien nur einige der besonders beachteten Ansätze skizziert.

**Dialektisch-behaviorale Therapie (DBT).** Marsha Linehan entwickelte auf der Basis der Verhaltenstherapie die DBT als Therapieform, die zentral Patienten behandelt, die unter Störungen ihrer Emotionsregulation leiden. Die Aufgabe der Therapeuten besteht darin, ihre Patienten im Kontext einer entwicklungsfördernden Therapiebeziehung und mithilfe eines Skills-Trainings lernen zu lassen, ihr Verhalten und Erleben zwischen den Polen Akzeptanz und Veränderung auszubalancieren. Das dialektische Prinzip kommt auch in der hier konzipierten Selbsterfahrung zur Anwendung, indem die Teilnehmer sowohl in ihren eigenen Selbstmodifikationsprojekten wie bei der Betreuung ihrer Intervisionspartner und im konkreten Betreuen ihrer Patienten explizit mit der Aufgabe konfrontiert sind, die Balance von Akzeptanz und Veränderung zu beachten. Da Therapeuten ihrer Aufgabe entsprechend ein hohes Maß an emotionaler, kognitiver und behavioraler Selbstregulationskompetenz benötigen, bieten sich diverse Übungen aus entsprechenden DBT-Skillstrainings für die Selbsterfahrung an. Grundsätzlich bieten sich für die Selbsterfahrung DBT-Übungen an, die Therapeuten bei der Stärkung ihrer emotionalen Selbstregulation nutzen können wie bspw. diverse Achtsamkeitsübungen, Übungen zur Verbesserung der Stresstoleranz und Selbstwertregulation oder Techniken zum Umgang mit Gefühlen wie Ohnmacht, Kränkung, Niedergeschlagenheit (vgl. Bohus & Wolf, 2009)

**Schematherapie.** Dieser in seiner modernen Fassung von Young et al. (2008) konzipierte Ansatz versteht sich ebenfalls als Erweiterung der Verhaltenstherapie. Schemata lassen sich allgemein kennzeichnen als lebensgeschichtlich erworbene emotionale, kognitive und behaviorale Reaktionsbereitschaften. Der sogenannte Schema-Modus-Ansatz identifiziert ausgehend von einem biografischen Bezug maladaptive Schemata der Person und damit verknüpfte automatisierte Bewältigungsreaktionen. Durch den systematischen Einsatz emotionaler, kognitiver und behavioraler Methoden erarbeitet die Schematherapie mit den Patienten eine Modifikation fehlangepasster Schemata bzw. »Lebensfallen«. Ein wichtiges schematherapeutisches Instrument im Rahmen der Selbsterfahrung, das in Kapitel 7 (Übungsfolge 13) vorgestellt wird, ist bspw. das »Schema-Memo«. Dabei handelt es sich um eine Erinnerungskarte, die Teilnehmer darin unterstützt, Schemaaktualisierungssituationen zu diskriminieren und sich selbst so zu instruieren, dass sie sich von ihren maladaptiven Denk- und Handlungsautomatiken distanzieren und das eigene Denken und Handeln neu ausrichten.

**Akzeptanz- und Commitmenttherapie.** Hayes et al. (2004) stellen mit ihrem ACT-Ansatz (Akzeptanz- und Commitmenttherapie) ein Konzept zur Verfügung, das typisch ist für die Verfahren der dritten Welle der Verhaltenstherapie, nämlich Patienten Wege aufzuzeigen, sich mit dem eigenen Erleben auseinanderzusetzen. Indem Menschen lernen, sich mittels ihres Beobachter-Selbst von den sprachlichen Konstruktionen, die diese zu ihrem Verhältnis zu sich und ihrer äußeren Welt aufgebaut haben, zu distanzieren (»Die Brille des psychischen Leids absetzen«), können sie sich befreien von einem inneren Kriegszustand und sich anschließend aus einem neuen und befreiten Blickwinkel der Konstruktion eines wertebezogenen Lebens zuwenden. Auch hier geht es maßgeblich um den Erwerb von Haltungen im Umgang mit der inneren und äußeren Lebenswirklichkeit von Personen. Der ACT-Ansatz ist reich an wertvollen Übungen, die sich für die Selbsterfahrung anbieten und die Teilnehmer für den Umgang mit wertebezogenen Themen vorbereiten. Bereits im Kanferschen Selbstmanagementansatz wird ergänzend zur grundlegenden verhaltenstherapeutischen Zielorientierung auch an übergreifenden Wertorientierungen der Patienten gearbeitet. Wertebezogene Ideen zu Lebensorientierung, Partnerschaft, Rollenverständnis usw. justieren übergreifend das Denken und Handeln nicht nur von Patienten, sondern auch von Therapeuten. ACT-Übungen bahnen auf kreative Weise den Weg zum Erkennen, Benennen und ggf. Neuorientierung persönlicher Haltungen. In Kapitel 7 wird bspw. im Rahmen der Übungsfolge 13 die klassische ACT-

Übung der »Autobusfahrt« verwendet, bei denen die Teilnehmer mithilfe von Metaphern und Rollenspieltechniken simulieren, hartnäckig gegenüber störenden Bedingungen ihre persönliche Ziel- und Werteorientierung durchzusetzen.

**Metakognitive Therapie.** Im Ansatz der Metakognitiven Therapie unterscheidet Wells (2011) das Erleben der Person im Objekt- und im metakognitiven Modus. Indem Menschen im Objektmodus die eigenen Gedanken und Überzeugungen direkt erleben wie Sinneswahrnehmungen (»... wie ein Mensch das Geräusch einer tickenden Uhr hört oder Schneeflocken auf ein Dach fallen sieht«), verschmelzen diese mit der Welt und unterscheiden die eigenen Gedanken oder Überzeugungen nicht von den direkten Erfahrungen des Selbst oder der Welt. Die Wahrnehmung erfolgt wie durch einen »Filter, der unsere Vorstellungen färbt ... In diesem Zustand sehen wir durch unsere Gedanken und Überzeugungen auf uns und die äußere Welt« (Wells, 2011, S. 23 ff.) Im metakognitiven Modus dagegen werden »Gedanken als vom Selbst und der Welt getrennte innere Ereignisse betrachtet«. Die hierdurch erzeugten inneren Repräsentationen haben entsprechend unterschiedliche Grade an Genauigkeit, und es ist möglich, mit einem Beobachter-Selbst »innerlich einen Schritt zurückzutreten«. Wells hebt hervor, dass der metakognitive Modus nicht zu verwechseln sei »mit dem Identifizieren und kritischen Überprüfen von negativen Gedanken in der KVT« (der Kognitiven Verhaltenstherapie). Die Person gewinnt gemäß Wells einen Einfluss auf ihr individuelles Erleben, indem sie lernt, innerlich einen Schritt von ihren eigenen Gedanken zurückzutreten und aus dem so gewonnenen prozeduralem Wissen ggf. den Umgang mit der eigenen »Gedankenbrille« neu einzurichten. Zunächst gilt es jedoch für die Person, die Wahrnehmung im metakognitiven Modus durch einen gezielten »Wechsel zwischen den Modi« einzuüben und sich auf diese Weise loszulösen vom Objektmodus (»Detached Mindfulness«). Es geht darum, mit inneren Erfahrungen in Beziehung zu treten und dies »völlig unabhängig von der Genauigkeit von Gedanken« zu tun. Da Therapeuten über eine solche Fähigkeit zur losgelösten Achtsamkeit verfügen sollten, um ihrer Aufgabe einer souveränen Steuerung des Therapieprozesses nachkommen zu können, ist dieser Ansatz hochrelevant für Selbsterfahrung. Therapeuten fällt es gerade zu Beginn ihrer klinischen Tätigkeit schwer, parallel die therapeutisch gebotenen Interventionen zu realisieren sowie die prozessbegleitenden eigenen inneren Prozesse mit einer hinreichenden Distanz wahrzunehmen. Eine wichtige therapeutische Teilkompetenz besteht darin, sich von einem solchen Objektmodus zu lösen und den flexiblen Wechsel zum metakognitiven Modus zu beherrschen. In den Kontext des in Teil II vorgestellten Selbsterfahrungscurriculums werden immer wieder die beiden Basistechniken dieses Ansatzes eingefügt: die losgelöste Achtsamkeit (Detached mindfulness) und das Aufmerksamkeitstraining (ATT). Diese Techniken repräsentieren eine Grundfähigkeit der Selbstregulation, nämlich im Verlauf des therapeutischen Handelns kontinuierlich in der Lage zu sein, eine Haltung der Achtsamkeit und flexiblen Aufmerksamkeitssteuerung zu gewährleisten.

**CBASP.** Dieser von McCullough (2007) konzipierte verhaltenstherapeutische Ansatz wurde speziell für die Behandlung von chronischen Depressionen entwickelt. Er setzt auf der Grundlage von geleiteten Situationsanalysen gezielte Verhaltenstrainings und interpersonelle Strategien ein. Das Beziehungsverhalten der Therapeuten zeichnet sich dadurch aus, dass diese sich gegenüber ihren Patienten in kontrollierter Weise mit persönlichen Rückmeldungen einbringen. Ziel dieser therapeutischen Selbsteinbringung ist es, die Patienten von einem (gemäß den Piaget'schen Entwicklungsphasen) unreifen präoperationalen Denkstil zu einem funktionalen formalen Denken zu führen. Durch eine entsprechende Verwendung verhaltensanalytischer Methoden sowie handlungsorientierter und interaktioneller Strategien lernt der Patient, sein subjektives Erleben kausal zu verknüpfen mit der Art und Weise seines eigenen Denkens und Handelns (»Der Patient muss erkennen, dass das, was er denkt und tut, Konsequenzen hat«). Dieser aktuelle verhaltenstherapeutische Ansatz bietet sich aufgrund seiner entwicklungsorientierten und interaktionellen Perspektiven ausdrücklich für die Selbsterfahrung an. An die Therapeutenperson lässt sich ausdrücklich der Anspruch richten, dass diese über einen reflektierten Denkstil verfügt und ihren Patienten im therapeutischen Beziehungsprozess transparente Rückmeldungen geben kann. Auch diesem Ansatz sind zwei Basistechniken entnommen, die immer wieder in die Selbsterfahrung integriert werden: die Situationsanalyse und das disziplinierte persönliche Einbringen (Disciplined Personal Involvement).

**MBCT.** Hierbei handelt es sich um ein Therapieprogramm, das ergänzend zu den bekannten Methoden der Kognitiven Verhaltenstherapie achtsamkeitsbasierte Interventionen einsetzt, um depressive Patienten dabei anzuleiten, Rezidiven vorzubeugen. Dieser Ansatz vermittelt depressiven Patienten die Fähigkeit, mithilfe von gezielt eingesetzten Achtsamkeitstechniken aus ihren automatisierten dysfunktionalen Bewertungsprozessen auszusteigen und einen Zugang zu funktionalen Kognitionen herzustellen. Die hierbei verwendeten Achtsamkeitstechniken können auch Therapeuten ermöglichen, ihrer komplexen Aufgabe nachzukommen. Diese lernen im laufenden Therapieprozess, parallel zum Einsatz der jeweils gebotenen Interventionen sich aktiv zu ihren inneren Prozessen zu orientieren und diese zu regulieren (s. Lohmann, 2001).

## 2.5 Die WERK-Bestandteile einer verhaltenstherapeutischen Selbsterfahrung

Aus der oben ausgeführten IDEE einer verhaltenstherapeutischen Selbsterfahrung mit einer Charakterisierung von deren Zielen leiten sich auch deren WERK-Bestandteile ab:

(1) WISSEN: Um ein differenziertes deklaratives Wissen zur eigenen Person mit deren charakteristischen Verhaltensgewohnheiten, Oberplänen und Grundannahmen zu erarbeiten, führen Verhaltenstherapeuten zum einen auf der Situationsebene sogenannte horizontale Verhaltensanalysen durch. Um die über Situationsanalysen erfassten S-R-K-Muster mit lebensgeschichtlich erworbenen habituellen Oberplänen und Grundüberzeugungen zu verknüpfen, werden vertikale Verhaltensanalysen (bzw. Schemaanalysen) durchgeführt.

(2) ERLEBEN: Um einen Zugang zum prozessualen Wissen der Person zu schaffen, werden über erlebnisorientierte Methoden Ressourcenaktivierung und Problemaktualisierung ermöglicht.
(3) REFLEXION: Aus den so aktivierten Erfahrungen erarbeitet jeder Teilnehmer zum einen ein Modell zum Stand der eigenen personalen Kompetenz (Ressourcen- und Problemanalyse) und leitet zum anderen daraus die Konzeption für eine Selbstmodifikation ab.
(4) KONSEQUENZEN: Als Konsequenz dieses klärungsorientierten Arbeitens wird entlang der vorab erarbeiteten Konzeption die Selbstmodifikation realisiert und im Sinne eines rekursiven Planungsprozesses parallel fortlaufend evaluiert.

**Das WERK der verhaltenstherapeutischen Selbsterfahrung**

**W**issen:
Therapeuten benötigen ein differenziertes deklaratives Wissen zur eigenen Person:
a) Situationsanalysen
b) Vertikale Verhaltensanalyse/Schemaanalyse

**E**rleben:
Eine entsprechende kognitive Wissensrepräsentation ist mit prozessualen emotionalen Erfahrungen zu verknüpfen:
a) Ressourcenaktivierung
b) Problemaktualisierung

**R**eflexion:
Um die Bedeutungen des deklarativen und prozessualen Wissens für die Ausübung des Therapeutenberufes zu klären, sind reflektierende Überlegungen anzustellen:
a) Formulierung eines Modells zum Stand der personalen Kompetenz
b) Konzeptualisierung eines Veränderungsprozesses

**K**onsequenzen:
Die Realisierung der Selbstmodifikationsziele wird verhaltenstherapeutisch konzeptualisiert und realisiert:
a) Verhaltensmodifikation
b) Evaluation und Zukunftsplanung

### WERK-Beispiel

**Wissen zu eigenen Stärken und Schwächen deklarieren.** Eine Selbsterfahrungsteilnehmerin beklagt Schwierigkeiten, die ihr Grundbedürfnis nach Selbstwerterhöhung berühren. Im privaten Kontext reagiert sie häufig gereizt und gekränkt, wenn ihre Sozialpartner sich nicht ihren Erwartungen anschließen. Alltagssituationen in der Familie wie gemeinsames Kochen, Einhalten häuslicher Ordnung, Freizeitaktivitäten, Urlaubsplanungen, Absprachen zu gemeinsamen Anschaffungen geraten dadurch oft konflikthaft, dass sie autonome Meinungen und Umgangsweisen ihrer Sozialpartner als persönliche Angriffe gegen sich bewertet. Als Konsequenz ihres in diesen Situationen überstarken emotionalen Reagierens entstehen häufig sich aufschaukelnde Streitszenarien. Dadurch werden ihre Beziehungen belastet, geraten häufig instabil und scheitern wiederholt im Freundeskreis.

In therapeutischen Beziehungsprozessen verstrickt sie sich häufig in ähnlicher Weise, indem sie Patienten oft autoritär anleitet und gekränkt-vorwurfsvoll reagiert, wenn diese bspw. eine mangelhafte Hausaufgaben-Compliance zeigen oder sich in den Sitzungen reaktant äußern. Auch sich selbst greift sie nach solchen Situationen heftig an, gerät dann durch Selbstvorwürfe und eingeschränktes Selbstwirksamkeitserleben in eine kritische emotionale Lage. In der Selbsterfahrung werden mit der Teilnehmerin Verhaltensanalysen erarbeitet, damit sie eine Vorstellung dazu entwickeln kann, welche Situationsabläufe für sie regelmäßig zu belastenden Konsequenzen führen. Typische Episoden des beruflichen und privaten Alltags, in denen sich solche ihren Selbstwert bedrohenden Abläufe ereignen, werden diskriminiert und aufgelistet. Beginn, Verlauf und Ende der jeweiligen Episode werden als Zeitabschnitt eingegrenzt. Dann werden die Gedanken und Handlungen der Person in diesen Situationen exploriert. Und schließlich werden die tatsächlichen emotionalen, interpersonellen und den Selbstwert betreffenden Konsequenzen identifiziert.

Die Teilnehmerin verbindet ihre vorher in mehreren Situationsanalysen identifizierten adaptiven und maladaptiven Bewältigungs- und Interaktionsmuster über eine vertikale Verhaltensanalyse mit eigenen biografischen Prägungserfahrungen. Sie ergänzt auf diese Weise ihre situationsbezogenen S-R-K-Mikroanalysen um die lebensgeschichtlich verankerte O-Variable (Oberpläne mit »O-ja«- und »O-je«-Funktion) und verfügt nun über ein komplettes SORK–Modell.

**Erlebnisaktivierung.** Die Teilnehmerin exponiert sich anschließend mit solchen Bedingungen, durch die ihre problematischen Erlebnis-, Denk- und Handlungsweisen regelhaft in Gang gesetzt werden. In der Selbsterfahrungsgruppe provoziert sie Problemaktualisierungen, indem sie zusammen mit anderen Teilnehmern in Rollenspielen kritische Interaktionssituationen simuliert. Mithilfe des Vorgehens der losgelösten Achtsamkeit (s. Kap. 7, Übungsgruppe 11) wird dafür gesorgt, dass die Teilnehmerin die relevanten Aspekte ihres problematischen Verhaltens dabei zwar intensiv erlebt, diese jedoch gleichzeitig mit einer hinreichenden inneren Distanz bewusst wahrnimmt. Sie setzt sich dazu bewusst solchen privaten und beruflichen Situationen aus, in denen es bei ihr zu den identifizierten problematischen Automatismen kommt. In den entsprechenden Situationen ihres privaten und beruflichen Alltags verwendet sie ebenfalls die erlernten Achtsamkeitstechniken und registriert auf diese Weise ihre automatisierten inneren Bewertungsprozesse. In dieser für die Teilnehmerin belastenden Phase der Erlebnisaktivierung besteht eine wichtige Aufgabe des Selbsterfahrungsleiters darin, parallel zur Problemaktualisierung auch hinreichend für eine Ressourcenaktivierung zu sorgen. Ressourcenexplorierende und -stärkende Übungen hatten bereits in der ersten Phase der Selbsterfahrung die Teilnehmerin mit ihren eigenen Stärken und Fähigkeiten in Kontakt gebracht. Dadurch wurde ihre Bereitwilligkeit gestärkt, sich belastenden Expositionen auszusetzen. Im bisherigen Verlauf der Selbsterfahrung gelang es auch, eine gute Kohäsion in der Gruppe zu schaffen. Dieser Kontext bildet für die Teilnehmerin einen sicheren Ort des Vertrauens und der Akzeptanz und dient als zentrale Werkstatt zum Bearbeiten (sprich Explorieren, Experimentieren, Entscheiden, Einüben, Einfügen) von Selbstmodifikationsinhalten. Eine weitere Maßnahme, durch die es der Teilnehmerin leichter gelingt, sich der anspruchsvollen Selbsterfahrungsarbeit zu stellen, ist die Etablierung einer Intervisionspartnerschaft. Äquivalent zur Dyade einer therapeutischen Beziehung erhält sie hier (und bietet vice versa ihrer Intervisionspartnerin) hinreichend Schutz, Ermutigung und Strukturierungshilfen, um im Rahmen ihres Selbstmodifikationsprozesses emotional empfindliche Aspekte zu bearbeiten.

**Reflektieren.** Durch die Hinzuziehung einzelner Klärungsmodule aus der Young'schen Schematherapie (z. B. Schemafragebögen, Affektbrücke, Schemamemo) vertieft sie ihre vertikale Verhaltensanalyse. Sie stellt für sich fest, dass die von ihr identifizierten emotionalen, kognitiven und behavioralen Automatismen zum Schematyp »Überzogene Anspruchshaltung« passen, sie grundsätzlich große Probleme dabei hat, wenn sie selbst in ihrer Autonomie und Leistung beeinträchtigt wird und im Zusammenhang mit ihrer habituellen Selbstwertlabilität zu einem überkompensierenden Bewältigungsstil neigt.

Ihre Selbstmodifikation plant die Teilnehmerin in folgenden Schritten: Zunächst nimmt sie sich vor, in kritischen Situationen (z. B. beim Sonntagsfrühstück in der Familie, bei der Hausaufgabenbetreuung des Sohnes im privaten Rahmen) zeitnah problematische innere Bewertungs- und Handlungsabläufe zu beobachten (z. B. gereiztes Störgefühl, abweisende nonverbale Haltung, automatischer Gedanke »So will ich das nicht!«, zurückweisendes Äußerung, autoritäre Äußerung). In ansteigender Schwierigkeit sollen entsprechend auch berufliche Situationen bearbeitet werden (Konfrontation mit reaktantem Patientenverhalten, Auseinandersetzungen in Teambesprechungen). Weiterhin zielt sie darauf ab, entsprechende Automatiken zu unterbrechen und konstruktive Alternativen innerpsychischer und interpersoneller Reaktionen zu etablieren (z. B. Stoppen automatischer Abläufe, achtsame Wahrnehmung, aktives Zuhören). Auf den beruflichen Rahmen bezogen formuliert sie ihren persönlichen Standpunkt neu: »Ich will/Ich kann/Ich sollte …« und operationalisiert ihre dazu konsistenten Teilziele (z. B. »Abbau von …, Aufbau von …«).

Während sich die o. g. *Symptom*ziele auf die Modifikation von identifizierten Problemreaktionen im privaten und beruflichen Kontext bezogen sind, betreffen *Person*ziele die Weiterentwicklung der personalen Kompetenzen. Entsprechend formuliert die Teilnehmerin Alternativen zu ihrem bisherigen aggressiven Bewältigungs- und autoritären Interaktionsstil, unterzieht ihre angriffslustigen und Unterordnung fürchtenden Oberpläne einer Revision und entwirft hinsichtlich ihrer Grundannahmen zu sich selbst, den anderen, dem Leben alternative Sichtweisen. Gemeinsam mit ihrem Intervisionspartner verfasst sie einen »Bericht an den Gutachter« (s. Übung 10, Kap. 6), in dem analog zur Planung einer klinischen Verhaltenstherapie ihr Selbstmodifikationsprozess konzipiert wird. Als Orientierungsmodelle für den Übergang von problematischen Automatismen zu erwünschten Verhaltensabläufen dienen ihr außerdem die beiden Instrumente »Schema-Memo« (s. Kap. 7, Übung 13.2) und »Vom Autopiloten- zum Chefpilotenmodus« (s. Kap. 8, Übung 21).

**Konsequenzen realisieren.** Nachdem die Teilnehmerin sämtliche WERK-Komponenten entsprechend ihrer vorbereiteten (und im Prozess fortlaufend angepassten) Konzeption bearbeitet hat, verfügt sie über ein differenziertes deklaratives und prozessuales Wissen zur eigenen Selbstwertproblematik, hat sich auf der Grundlage dieser motivationalen Klärung für umrissene Veränderungsziele entschieden und diese im Rahmen des verhaltenstherapeutischen Arbeitsbündnisses der Selbsterfahrungsgruppe realisiert. Nach Abschluss der formellen Selbsterfahrung verfügt die Therapeutin über eine verbesserte Selbstbewusstheit und ein gewachsenes Selbstwirksamkeitsvertrauen. Mithilfe ihrer nun elaborierten Selbstmanagementressourcen ist sie zukünftig in der Lage, kontinuierlich in ihre Berufspraxis informelle Selbsterfahrungselemente einzufügen.

## 2.6 Selbsterfahrungsfallen

Die Orientierung an der o. g. IDEE einer verhaltenstherapeutischen Selbsterfahrung gewährleistet, dass die Aufmerksamkeit der Selbsterfahrungsteilnehmer auf relevante Aspekte dieses Verfahrens gerichtet wird. Wenn verhaltenstherapeutische Selbsterfahrung keinem konsistenten roten Faden folgt, drohen ihr zum Beispiel die folgenden Fallen:

**(1) »Alles so bunt hier!«**
Werden SE-Sitzungen mit erlebnisorientierten Übungen überladen, kommt es zum unerwünschten Effekt »Gefühle ohne Verstand«, d. h. die induzierten Emotionen bleiben unreflektierte Ereignisse, und es werden keine sinnvollen Konsequenzen abgeleitet. Eine vollständige Erlebnisverarbeitung, wie sie mit dem WERK-Schema skizziert wurde, kommt so nicht zustande.

**(2) »Kognitive Verseuchung«**
Eine gegenteilige Fehlorientierung kommt zustande, wenn Selbsterfahrungsleiter ein Konzept verfolgen, das allein mit logisch-analytischen Vorgehensweisen operiert, bspw. in unverhältnismäßiger Betonung Plan- und Verhaltensanalysen oder kognitive Disputationstechniken verwendet.

**(3) »Blick über den Tellerrand«**
Besonders unpassend erscheint in der Selbsterfahrung der sogenannte »Blick über den Tellerrand«, bei dem die Teilnehmer konzeptlos beispielsweise mit erlebnisevozierenden Techniken der humanistischen Psychotherapie experimentieren oder ausschnitthaft Vorgehensweisen psychoanalytischer Übertragungsarbeit verwenden. Auf diese Weise wird zum einen versäumt, sich des tatsächlich ja außerordentlich »vollen Tellers« der Verhaltenstherapie zu bedienen. Weiterhin droht bei einem solchen Hausieren die Gefahr, dass aus dem Zusammenhang gerissene Einzelmodule anderer Verfahren in rudimentärer Form verwendet werden und es zu einer wahllosen und ungeregelten Emotionsevozierung bei

den Teilnehmern kommt. Letztlich führt die Verwendung einzelner aus dem Konzept gerissener Methoden zu einer fehlerhaften Rezeption der zitierten Psychotherapieverfahren durch die Teilnehmer (Linden, 2010). Entsprechend bekommen diese auch unzureichend Möglichkeiten, mit den Vorgehensweisen ihres Verfahrens zu experimentieren und sich damit anzufreunden. Oft erhalten sie so auch dysfunktionale Botschaften, die mit dem Verfahren Verhaltenstherapie interferieren.

**(4) »Biografische Exzesse«**
Anstatt die Aufmerksamkeit sobald wie möglich auf die Verantwortungsübernahme für Problemlösungen in der Gegenwart und die Gestaltung der eigenen Zukunftsmöglichkeiten zu richten, verwenden Selbsterfahrungsleiter oft unangemessen viel Zeit für die sogenannte »Aufarbeitung der Lebensgeschichte«.

**(5) »Schemanismus«**
Im gleichem Maße, wie derzeit die Einbeziehung von Schematherapie sensu Young bei Verhaltenstherapeuten en vogue ist, neigen Selbsterfahrungsleiter nicht selten dazu, die Selbsterfahrung einseitig auf dieses Konzept auszurichten und unzureichend verhaltenstherapeutische Standardtechniken einzubeziehen.

# 3 Professionalisierung des Persönlichkeitsstils

In Kapitel 1 und 2 wurden die Ziele und Komponenten von Selbsterfahrung vorgestellt und erläutert, auf welchem formellen oder informellen Wege Teilnehmer ihre personale Kompetenz weiterentwickeln können. Hierzu wird ein Lern- und Entwicklungsprozess realisiert, bei dem die Person ihr deklaratives Wissen zum eigenen Selbst erweitert sowie prozessual aktiviert ihre Selbstregulationsressourcen stärkt. Bei einer berufsbezogenen Selbsterfahrung verfolgen Psychotherapeuten außerdem die Aufgabe, ihre personalen Kompetenzen explizit an die spezifischen Anforderungen ihrer Profession anzupassen. Eine solche Ausbildung der personalen Kompetenz zielt also auf die Professionalisierung des Persönlichkeitsstils ab. Was darunter zu verstehen ist und wie ein solcher Lern- und Entwicklungsprozess verläuft, wird in diesem Kapitel erörtert.

## 3.1 Das Konstrukt der personalen Kompetenz

Das Konstrukt »Persönlichkeitsstil« lässt sich in drei Teilbereiche aufgliedern (s. folgenden Kasten):
(1) Bewältigungsstil: Habituelle Problemlöse- und Beziehungsmuster
(2) Oberpläne: Grundsätzliche Annäherungs- und Vermeidungsziele
(3) Grundannahmen: Allgemeine Konzepte zum Selbst, den anderen, dem Leben
Auf jeder dieser drei Ebenen lässt sich für eine Person beschreiben, in welcher Weise sie ihre Selbstregulation an die ihr vorgegebenen und persönlich gewählten Lebensaufgaben anpasst – wie sie beispielsweise speziell mit den Anforderungen ihres Berufes umgeht. Eine psychisch gesunde Person mit einer gut entwickelten personalen Kompetenz verfügt über hinreichend Ressourcen, um eigenständig und im Einklang mit ihren Werten ihre Lebensaufgaben zu bewältigen. Sie erkennt und löst anstehende Probleme und gestaltet ihre sozialen Beziehungen befriedigend. Sie zeichnet sich dadurch aus, dass ihre Zielhaltungen bzw. Oberpläne in erster Linie annäherungsorientiert ausfallen. Und ihre Grundannahmen zum eigenen Selbst, den anderen und der Welt entsprechen vorwiegend positiven Reaktions- und Wahrnehmungserwartungen. Diese Kompetenzaspekte beziehen sich auf die Grawe'schen Schematypen *Handlungsschemata, motivationale* und *deskriptive Schemata*, die von einem hierarchischen Aufbau des Selbst ausgehen (vgl. Grawe, 2000). An oberster Position dieser Schemahierarchie stehen mit größtem Generalisierungsgrad die deskriptiven Schemata, also die Grundannahmen der Person zu sich selbst, den anderen, dem Leben, der Welt. Diese allgemeinen Wahrnehmungserwartungen der Person enthalten deren Konzepte für sich selbst (»Ich bin …«), für ihre soziale Welt (»Die anderen sind …«) und bestimmen in reflektierter Form deren Lebensphilosophie – oder in irrationaler

Form Ideologie (»Das Leben ist …, die Welt ist …«). Konsistent zu diesen grundlegenden Erwartungshaltungen und Überzeugungen verfügt die Person über *motivationale Schemata*, womit deren Oberpläne zum allgemeinen Umgang mit den individuellen Annäherungs- und Vermeidungszielen gemeint sind (»Ich will erreichen, dass … vs. ich muss vermeiden, dass …, andernfalls droht …«). Durch die Oberpläne motiviert und dem konkreten Denken und Handeln der Person am nächsten ist ihr Bewältigungsstil, also die emotionalen, kognitiven und behavioralen Denk- und Handlungsgewohnheiten, die sie habituell in den Standardsituationen ihres Alltags beim Problemlösen und speziell bei ihrer Beziehungsgestaltung zeigt (»Zur Erreichung bzw. Sicherung meiner Ziele setze ich üblicherweise folgendes Denken und Handeln ein: …«).

**Merkmale des Persönlichkeitsstils/Schemata**

**Grundannahmen/deskriptive Schemata**
Bild der Person von sich selbst, den anderen, dem Leben, der Welt
*Ich bin ein Mensch, der …/Die anderen sind …/Die Welt, das Leben ist …*

↕

**Oberpläne/motivationale Schemata**
Annäherungs-, vermeide-, konfliktorientierte Zielhaltungen und Handlungspläne
*Deshalb kann, will, sollte ich erreichen, dass …*
*Deshalb sollte ich vermeiden, dass …, andernfalls droht …*
*Einerseits wünsche ich, dass …, aber andererseits befürchte ich, dass …*

↕

**Bewältigungsstil/Handlungsschemata**
Offensiv-wehrhafter Beziehungs-, Selbstregulations-, Problemlösestil versus defensiv-wehrloser Persönlichkeitsstil (als überkompensierender/flüchtend-vermeidender/sich fügender Stil)
*Dazu setze ich in der Regel folgende Denk- und Handlungsweisen ein: …*

### 3.1.1 Personale Kompetenzen 1: Bewältigungs- und Interaktionsstil

Eine Person benötigt hinsichtlich ihrer beruflichen Aufgaben zunächst einen zweckmäßigen *Bewältigungs- und Interaktionsstil*. Dieser lässt sich über die Beantwortung der folgenden Fragen jeweils zwei Polen zuordnen:

I. Zeigt die Person ein geordnetes und emotional gut reguliertes Problemlöseverhalten oder neigt sie zu über- oder unterstrukturierten und emotional fehlregulierten Bewältigungsversuchen?
II. Lässt sich bei ihr ein sicherer Bindungsstil beobachten oder fällt der Bindungsstil unsicher, ambivalent … aus? (vgl. Bowlby, 2008)

Werden bei der Person maladaptive Problemlöse- und Bindungsstile identifiziert, dann können diese mit drei dysfunktionalen Reaktionstypen (Young & Klosko, 2006) verglichen werden:

(1) überkompensierendes Verhalten (z. B. aggressives, überangestrengtes, dependentes, perfektionistisches Verhalten)
(2) habituelles Flüchten und Vermeiden (z. B. in Form eines ängstlich-gehemmten Kommunikationsstils oder als Neigung zum Aufschieben, Abbrechen von belastenden Aufgaben/Auseinandersetzungen)
(3) sich fügendes, unterwerfendes Verhalten (z. B. als resignatives oder auch passiv-aggressives Verhalten).

Stellt beispielsweise ein Psychotherapeut bei sich fest, dass er dazu neigt, therapeutische Anforderungssituationen mit überkompensierenden, ängstlich-vermeidenden oder sich unterwerfenden Bewältigungsversuchen zu beantworten, würden sich im Rahmen der Selbsterfahrung hierauf bezogen spezifische Selbstmodifikationsziele anbieten.

Als weiteres Orientierungsinstrument zur Einschätzung des Beziehungsstils einer Person bietet sich der Kiesler-Kreislauf an. Hier lässt sich eine Person in einem Raum zwischen den beiden Achsen »dominant-unterwürfig« und »feindlich-freundlich« einordnen.

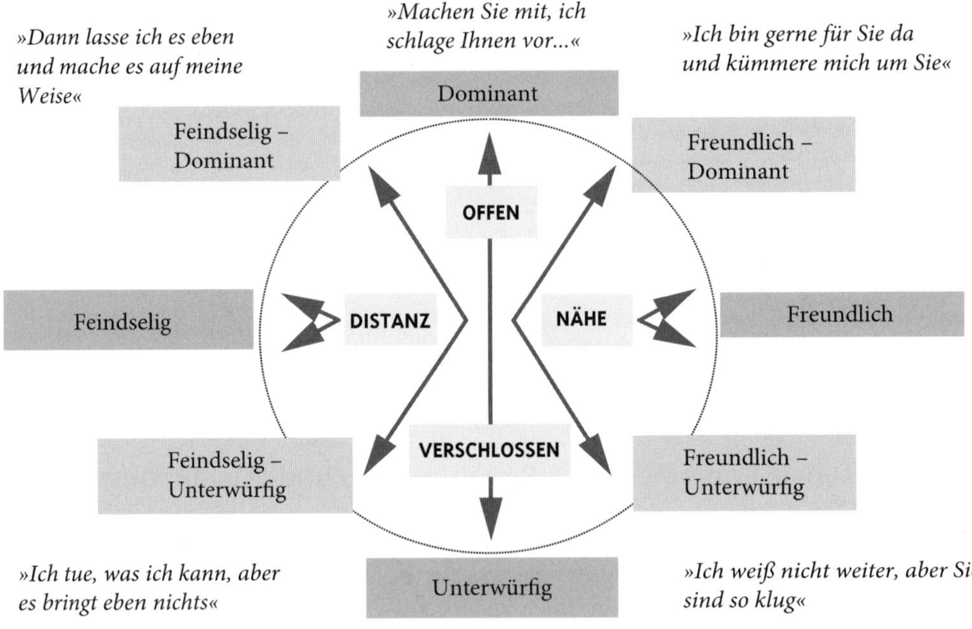


**Abbildung 3.1** Kiesler-Kreismodell (nach Schramm, 2012)

Psychotherapeuten in Ausbildung entwickeln aufgrund ihrer noch gering entwickelten klinischen Handlungsroutinen und verletzbaren Selbstwirksamkeitserwartungen häufig eine »Interventionshemmung« und neigen dann nicht selten zu einem freundlichunterwürfigen Interaktionsverhalten. In solchen Fällen vermeiden sie in den Sitzungen, ihren Patienten indizierte Behandlungsschritte explizit anzukündigen, bereiten diese nicht hinreichend transparent auf die geplanten Interventionen vor, versäumen es, sie im Verlauf der oft halbherzigen Durchführung mit deren Vermeideverhalten zu konfrontieren und besprechen anschließend nicht sorgfältig die Effekte der erfolgten Behandlungsmaßnahme. Zu solchen ängstlich-vermeidenden Verhaltenstendenzen neigen Psychotherapeuten-Novizen zum Beispiel dann, wenn sie im Rahmen ihrer ersten psychotherapeutischen Krankenbehandlungen unter einer ausgeprägten Bewertungsangst leiden. In dieser Passage ihrer professionellen Entwicklung ist es für die entsprechenden Therapeuten ausdrücklich geboten, sich konstruktiv mit den eigenen Insuffizienzgefühlen und Vermeidebereitschaften auseinanderzusetzen. Für eine solche Auseinandersetzung bietet sich die Selbsterfahrung an. In diesem Kontext beobachten die Therapeutennovizen aus einer achtsamen Distanz heraus, auf welche Weise sie persönlich auf die neue Aufgabe der Rolleneinnahme des Psychotherapeuten reagieren und können einen Zusammenhang zu ihrem Reaktionsstil in anderen Kontexten herstellen (»Entspricht mein besonders vorsichtiges Vorgehen einer normalen anfänglichen Sorgfalt oder zeigt sich hier eine ängstlich-vermeidende Seite meiner Person, die sich auch in anderen Lebenskontexten findet?«). Auf diese Weise grenzen sie ihr Selbsterfahrungsanliegen ein und erarbeiten in ihrer Selbstmodifikation systematisch die daraus abgeleiteten Zielalternativen.

Ein maladaptiver Bewältigungsstil kann sich bei Therapeuten aber auch in umgekehrter Richtung äußern, nämlich als überkompensierendes Verhalten. Beispielsweise könnte ein Therapeut das von ihm noch wenig beherrschte Konfrontationsvorgehen bei Angstbehandlungen auf autoritäre Weise durchführen. In einer Art »Flucht nach vorne« versäumt er dann, Patienten vorher hinreichend kognitiv und motivational vorzubereiten und übergeht unachtsam deren Flucht- und Vermeideversuche während der Interventionsdurchführung. Auch hier wäre die Verbindung zwischen diesem Verhalten und dem, im Beispielfall überkompensierenden, Bewältigungsstil dieses Therapeuten zu erarbeiten.

Auch langjährige Berufspraktiker können bei der Revision ihres therapeutischen Handlungs- und Interaktionsstils Mängel darin entdecken, inwieweit sie den indizierten Einsatz bestimmter Interventionsmethoden verbindlich planen und diese offen ankündigen (»Heute möchte ich mit Ihnen eine Verhaltensanalyse/ein Rollenspiel/eine Aufmerksamkeitsübung … durchführen«), eher halbherzig statt entschieden intervenieren und eine einfühlsame Nachbesprechung der Ergebnisse (»Was bedeutet es für Sie, dass dieses Experiment besser ausging als Sie erwartet hatten?«) versäumen. Im Supervisionskontext stellen solche Kollegen selbstkritisch fest, dass sie ihr methodisches Vorgehen als »so ähnlich wie …« (eine bestimmte Standardtechnik) bezeichnen, ohne die Anwendungsregeln eines klar benannten Interventionsmoduls zu befolgen. Ein Grund hierfür kann natürlich darin liegen, dass bei den jeweiligen Therapeuten methodische Kompetenzdefizite vorliegen, die anschließend über ein Fertigkeitentraining gezielt zu beheben wären. Ein anderer und für die Selbsterfahrung relevanter Aspekt für solche Interventionsschwächen kann aber auch sein, dass der

Behandler eine generelle Hemmung gegenüber einem direktiven Vorgehen hat, z. B. im Zusammenhang mit seinem ängstlich-vermeidenden Bewältigungsstil seinen anleitenden Therapeutenaufgaben ausweicht oder sich bisher nicht mit den direktiven Anteilen der verhaltenstherapeutischen Arbeitsweise identifiziert hat. Ein anderer Therapeut verliert sich aufgrund seines zwanghaften Stils bereits bei der kognitiven Vorbereitung einer Intervention in irrelevanten Teilaspekten. Wenn bei einem Therapeuten die Reaktionsbereitschaft des Sich-Fügens angesprochen wird, kann dieser beispielsweise gegenüber sehr dominant interagierenden Patienten eine Art Unterwerfung zeigen – der Patient nimmt dem Therapeuten die Steuerung des Therapieprozesses aus der Hand. Anstelle einer gradlinigen Ausübung ihrer Therapeutenrolle können Behandler sich auch selbst durch einen unsicher ambivalenten oder desorganisierten Bindungsstil behindern, sodass sich auch hieraus Selbsterfahrungsziele bzw. Selbstmodifikationsthemen ableiten lassen.

### 3.1.2 Personale Kompetenzen 2: Oberpläne

Auf der Ebene der *Oberpläne* lässt sich feststellen, welche annäherungs-, vermeide- oder konfliktorientierten Ziele und Handlungspläne die Person in ihren beruflichen Kontext und den dort gegebenen Rollenanforderungen einbringt, inwiefern die identifizierten motivationalen Schemata als Ressourcen oder als Einschränkungen im professionellen Kontext zu bewerten sind und ob diesbezüglich Lern- und Entwicklungsaufgaben abgeleitet und realisiert werden sollten. Um zu beurteilen, wie zweckmäßig die motivationale Grundorientierung eines Therapeuten ausfällt, wären z. B. folgende Fragen (ggf. auch als Selbstbeurteilung) zu beantworten: Wie lässt sich der Bewältigungsstil dieses Therapeuten einordnen zwischen den beiden Eigenschaftspolen »offensiv-wehrhaft« und »defensiv-hilflos«? Neigt er konsistent zu diesem Denk- und Handlungsstil, eher zu einer gelassenen Grundhaltung und positiven Stimmungslage, oder sind bei ihm Tonus und Befindlichkeit aus einer Misserfolgsbefürchtung heraus eher angespannt und negativ gestimmt bis gequält? Das Eigenschaftspaar »offensiv-wehrhaft/gelassen-positiv gestimmt« ist hier als funktionale beziehungsweise »gesunde« Oberplanvariante anzusehen. Exzessive und damit dysfunktionale bzw. »ungesunde« Ausprägungen dieser Zielorientierung äußern sich dagegen über einen aggressiven und destruktiven Verhaltensstil. Sie sind typisch für die Oberpläne narzisstischer und dissozialer Personen und keineswegs mit einer gelassenen Grundhaltung und positiven Stimmungslage verknüpft. Die entsprechend aggressiv handelnden Personen sehen vielmehr ihre dysfunktionalen Ansprüche an die anderen (z. B. als großartig bewundert werden oder über sozialen Normen stehend) bedroht und verfolgen somit eher Vermeideziele. Das Eigenschaftspaar »defensiv-hilflos/angespannt-negativ gestimmt« bildet die typische motivationale Grundlage für maladaptive Verhaltensstile.

**Grundorientierungen des Denkens, Handelns und Erlebens**

**(I) Annäherungsziele**

DENKEN UND HANDELN

*Offensiv-wehrhaft*

»Ich habe einen sicheren Standpunkt dazu, was ich denken und tun will, kann, sollte.«

»Ich kann mich gegen widrige Umstände oder Personen wirksam wehren.«

HALTUNG UND ERLEBEN

*Gelassen-positiv gestimmt*

»Da ich mir meines Standpunktes sicher bin, kann ich den Dingen ruhig entgegen sehen.«

»Aufgrund meiner optimistischen und selbstwirksamen Erwartungen bin ich guter Dinge.«

**(II) Vermeideziele**

DENKEN UND HANDELN

*Defensiv-wehrlos*

»Ich habe keinen Standpunkt dazu, was ich denken und tun will, kann, sollte.«

»Ich kann mich nicht gegen widrige Umstände oder Personen wehren.«

HALTUNG UND ERLEBEN

*Angespannt-negativ gestimmt*

»Da mir Orientierung und Kontrolle fehlen, bin ich in ständiger Wachsamkeit.«

»Aufgrund meiner Misserfolge und Bedrohungen leide ich unter einer anhalten Missstimmung.«

**Beispiel**

Ein Selbsterfahrungsteilnehmer hat einen persönlichen Oberplan in folgende Selbstaussage gefasst: »Nur wenn ich als Therapeut immer großartig bin und von Patienten und Kollegen dafür bewundert werde, niemals Schwächen zeige oder ein lediglich mittelmäßiges Bild abgebe, dann bewahre ich mir genügend Aufmerksamkeit, Wertschätzung und Hoffnung auf Großartigkeit und verhindere, dass ich ignoriert und zu einem kümmerlichen Versager werde.« Über Verhaltensanalysen erarbeitet dieser deutlich narzisstisch akzentuierte Therapeut, dass die tatsächlichen Konsequenzen seines entsprechenden feindlich-dominanten Auftretens in verschiedenen Lebenskontexten eine negative Verstärkerbilanz erbringen. So erhält er von anderen Teilnehmern seiner Selbsterfahrungsgruppe die Rückmeldung, dass er ihnen gegenüber häufig unangemessen viel Redezeit in Anspruch nimmt und dann, wenn diese ihn kritisieren, sich meist auffällig gekränkt bis feindselig verhält. Dieses Muster lässt sich auch in seinen Therapiesitzungen erkennen, in denen er über- ▶

proportional viel doziert und seinen Patienten zu wenige Entfaltungsmöglichkeiten über geleitetes Entdecken ermöglicht. Geleitete Reflexionen dazu, welche Auswirkungen diese Ziel- und Handlungsorientierung des Therapeuten auf dessen Patienten hat, fallen aufgrund von Videoanalysen seiner Sitzungen recht kritisch aus. Auch auf diesem Wege lassen sich – ausgehend vom Erkennen und Benennen dysfunktionaler Oberpläne – für Selbsterfahrungsteilnehmer persönliche Selbstmodifikationsziele auf der Ebene motivationaler Schemata ableiten.

Als testdiagnostisches Hilfsmittel bietet sich u. a. der FAMOS (Fragebogen zur Analyse motivationaler Schemata, Grosse Holtforth & Grawe, 2002) an. Dort schätzt die antwortende Person bezogen auf bestimmte Lebensbereiche ein, in welcher Ausprägung sie habituell bestimmte Annäherungs- bzw. Vermeideziele verfolgt. Nach der Auswertung dieses orientierenden Fragebogens kann ein Teilnehmer aus einer hilfreichen Distanz heraus auf das Profil der eigenen Annäherungs- und Vermeideziele schauen und beurteilen, in welcher Weise es sich hierbei um Ressourcen- oder um Risikomerkmale des eigenen Persönlichkeitsstils handelt.

### 3.1.3 Personale Kompetenzen 3: Grundannahmen

*Grundannahmen* der Person zu sich selbst (Selbstbild), den anderen, zum Leben, der Welt bilden weitere unterstützende oder beeinträchtigende Prädispositionen, um mit den eigenen Aufgaben im beruflichen Kontext umzugehen.

Solche deskriptiven Schemata bilden die grundlegenden Reaktionserwartungen der Person ab, umfassen gewissermaßen deren Philosophien – oder in irrationaler Ausprägung »Ideologien« ab. Diese lassen sich plastisch als Satzergänzungen formulieren: »Ich bin ein Mensch, der …/Als Partner, Vater, Mutter, Therapeut usw. sehe ich mich …/Patienten, Kollegen sind für mich …/Mein Beruf bedeutet für mich …«. Hier können sich ebenfalls Akzentuierungen, Einseitigkeiten, Verletzbarkeiten der Person zeigen. Ein narzisstisches Selbstbild (»Ich bin ein Siegertyp, der auf gar keinen Fall mit seinen Stärken übersehen werden darf«) lässt sich *top down* mit konsistenten Oberplänen wie dem des vorangegangenen Beispiels verknüpfen (»Deshalb muss ich unbedingt erreichen/verhindern, dass …, andernfalls droht …«) und mündet schließlich, ebenfalls konsistent, in einem überkompensierenden Bewältigungsstil (Kämpfen um Anerkennung und exzessives Vermeiden/Bekämpfen von kritischem Infragestellen).

**Beispiel**

Eine Therapeutin in Ausbildung hat bereits wiederholt als Problemanliegen in ihre Supervision eingebracht, dass sie sich schwertut, ihre Patienten auf spezifische Ziele zu fokussieren und sich während der Interventionen vorwiegend auf ein nondirektives Gesprächsverhalten beschränkt. Die Exploration ihrer deskriptiven ▶

Schemata ergibt, dass sie vor dem Hintergrund der anthroposophischen Erziehung durch ihre Eltern sowie einer vor der Verhaltenstherapieausbildung abgebrochenen Gestalttherapieausbildung weiterhin den Ideen humanistischer Therapieverfahren anhängt und ihre Therapeutenrolle intuitiv als Hilfestellung zur Selbstaktualisierung sieht.

**Tabelle 3.1** Selbstcharakterisierung der eigenen Schemastruktur (Beispiel)

| | **Grundannahmen** |
|---|---|
| **Selbstbild:** | Ich bin ein Mensch, der …<br>*Disziplin und Pflichten eine hohe Priorität gibt.* |
| **Bild von anderen:** | Die anderen sind …<br>*darauf aus, mich wegen meiner Fehler herabzusetzen.* |
| **Weltbild:** | Die Welt/das Leben ist …<br>*so beschaffen, dass man sich seine Position hart erarbeiten muss.* |
| | **Motive/Oberpläne** |
| **Annäherungsmotive:** | Deshalb will/kann/sollte ich erreichen, dass …<br>*ich vielleicht für meine Verlässlichkeit irgendwann gelobt werde.* |
| **Vermeidemotive:** | Deshalb muss ich verhindern, dass …<br>*ich mir zugewiesene Aufgaben nicht perfekt erledige.*<br>Andernfalls droht, dass …<br>*ich beschämt dastehe und den anderen als unzuverlässige und egoistische Person erscheine.* |
| | **Verhaltensstile** |
| **Beziehungsstil:** | Dazu gehe ich mit anderen Menschen üblicherweise so um, dass …<br>*ich mich als hilfsbereite, selbstlose, verlässliche Person zeige.* |
| **Problemlösestil:** | Dazu gehe ich mit Anforderungen/Problemen üblicherweise so um, dass …<br>*ich mit aller mir verfügbaren Kraft darum kämpfe, alles fehlerfrei zu erledigen.* |
| **Selbstbetreuungsstil:** | Dazu gehe ich mit mir selbst üblicherweise so um, dass …<br>*meine eigenen Bedürfnisse nach Genießen und Erholen zurückstelle, solange ich die mir zugewiesenen Aufgaben nicht vollständig erledigt habe.* |

## 3.2 Die Ableitung individueller Selbsterfahrungsanliegen

In einer Orientierungsphase zu Beginn ihrer Selbsterfahrung schätzen Therapeuten den Stand ihrer personalen Kompetenzen ein. Damit solche Ressourcen- und Risikoanalysen relevante Aussagen für die Realität des Psychotherapeutenberufes ergeben, wird der Blick der Therapeuten vor allem auf drei zentrale Anforderungsbereiche ihres Berufes gerichtet (vgl. Ubben & Lohmann, 2006):

(1) Rolleneinnahme gegenüber ihren Patienten
(2) Selbstfürsorge im Beruf
(3) Rolleneinnahme in Gruppen

Bezogen auf diese beruflichen Anforderungsbereiche identifizieren die Teilnehmer relevante Episoden ihres beruflichen Alltags und führen Situationsanalysen durch. Im unteren Teil der Abbildung 3.2 (s. S. 84) werden hierbei identifizierte S-R-K-Ketten abgebildet, im oberen Teil werden als Selbstaussagen formulierte charakteristische Schemata der Person skizziert.

Wenn Selbsterfahrungsteilnehmer zunächst einschätzen,

- mit welchem Selbstverständnis sie ihre Therapeutenrolle ausüben und wie sie die damit verbundenen hohen Anforderungen meistern, nämlich sowohl eine Behandlungskonzeption zu realisieren als auch parallel hierzu den therapeutischen Beziehungsprozess und die eigene Selbstregulation zu steuern,
- inwieweit ihre Selbstfürsorgeressourcen ausreichen, um den deutlichen Burnout-Risiken dieses Berufes (oder speziell der Ausbildungssituation) entgegenzuwirken,
- und wie ihr lebensgeschichtlich erlerntes Rollenverhalten in Gruppen zu ihrem beruflichen Kontext (Team, Therapiegruppen) passt,

dann gelingt es ihnen in der Regel, bezüglich ihrer personalen Kompetenz eigene Lern- und Entwicklungsaufgaben zu bestimmen.

> **!** Gerade Teilnehmer einer berufsbildenden Selbsterfahrung sind aufgrund ihrer noch eingeschränkten professionellen Routinen diesen Anpassungsanforderungen besonders ausgesetzt. Die gelegentlich angeführte Feststellung, dass bei Teilnehmern einer Psychotherapeutenausbildung in der Regel keine dringenden Veränderungsanliegen vorliegen (vgl. Jacob, 2011), wird hier entsprechend nicht geteilt. Selbstverständlich unterscheiden sich die Anliegen von Selbsterfahrungsteilnehmern ausdrücklich von den krankheitswertigen Störungen, wegen derer Patienten sich einer Therapie unterziehen. Aber wie im Folgenden dargestellt leiden Therapeuten gerade zu Beginn ihrer Ausbildung unter den hochkomplexen Anforderungen, denen sie in ihrer neuen Rolle ausgesetzt sind, müssen eine hinreichende Selbstfürsorge sicherstellen und haben sich auf die sozialen Bedingungen an ihrem Arbeitsplatz (Kollegen, Patienten, Angehörige) einzustellen.

### 3.2.1 Professionelle Rolleneinnahme

Psychotherapeuten benötigen ein professionelles Rollenverständnis, aus dem heraus sie sich hinreichend von ihrem automatisierten Alltagsverhalten lösen können. Erst wenn ihnen eine solche unabhängige Perspektive gelingt, können sie in geregelter Weise bei ihren Patienten Problemlöseprozesse anleiten und moderieren.

Damit Psychotherapeuten ihre Rolle effizient ausüben können, haben sie im Sine eines Multitasking die im folgenden Kasten dargestellten Teilaufgaben routiniert zu koordinieren.

**Psychotherapeutisches Multitasking**

**Behandlungsintegrität:** Psychotherapeuten haben zunächst adhärent zu der explizit vorbereiteten und mit dem Patienten verabredeten Behandlungskonzeption zu handeln: »*Ist mir klar, was bezogen auf die vereinbarten Therapieziele gerade zu tun ist? Wie konsistent hiermit ist mein momentanes Denken und Handeln?*«

**Interaktionssteuerung:** Parallel dazu beobachten, beurteilen und beeinflussen sie das Verhalten und Erleben des Patienten im therapeutischen Interaktionsprozess: »*Nehme ich offen wahr, in welcher Weise der Patient spontan auf mich bzw. die von mir angeleiteten Interventionen reagiert und welche Beziehungsbedürfnisse er gerade äußert? Setze ich gegenüber dem Patienten ein Interaktionsverhalten ein, das dem therapeutischen Prozess dienlich ist?*«

**Selbstregulation:** Dabei entscheiden und handeln sie im bewussten Kontakt zu den eigenen Gefühlen: »*Bin ich mir in dieser Situation meiner Gefühle und spontanen Handlungsbereitschaften bewusst? Kommuniziere ich mit dem Patienten hierzu kongruent, bzw. kann ich eigene dysfunktionale Impulse angemessen regulieren?*«

Vor allem während der Ausbildungszeit, in der die Therapeuten damit befasst sind, die für sie neue professionelle Rolle einzunehmen, steht der Erwerb einer entsprechenden professionellen Selbstregulation im Vordergrund, und deren Pflege sowie Betreuung ist während des gesamten Berufslebens und vor allem in persönlichen Krisensituationen erforderlich. Die Bearbeitung der genannten interpersonellen und innerpsychischen Teilaufgaben ist immer auch Inhalt von Supervision, und in diesem Rahmen werden pragmatische Lösungswege für laufende Behandlungsfälle erarbeitet. Aus der Perspektive der Selbsterfahrung geht es allerdings im Kern nicht darum, fallbezogene Problemlöseprozesse zu initiieren. Vielmehr stehen dort persönliche Lern- und Entwicklungsaufgaben der Therapeuten im Vordergrund, die sich situationsübergreifend auf deren personale Kompetenz beziehen.

So wird bereits in der Supervision beurteilt, wie kompetent Therapeuten die für einen Patienten gebotenen Behandlungsmethoden umsetzen. Diese Behandlungsintegrität (Weck et al., 2011) zeigt, inwieweit es ihnen gelingt, die Therapie genau so durchzuführen, wie es in der Behandlungskonzeption geplant war. Keineswegs sind therapeutische Interventionen allein dadurch effektiv, dass die Therapeuten in korrekter Weise leitliniengemäße Behandlungsregeln umsetzen. Erwünschte Wirkungen lassen sich selbstverständlich nur dann erzielen, wenn die Therapeuten die gebotenen Methoden in ein angemessenes Interaktionsverhalten einbetten und den Bedingungen des laufenden Behandlungsprozesses flexibel anpassen. Wie sie ermutigen, bestätigen, feinfühlig instruieren und empathisch begleiten, ist nicht nur Voraussetzung für eine effiziente Methodenrealisierung, sondern bewirkt bei ihren Patienten häufig ebenfalls therapeutisch hochrelevante Gegenerfahrungen zu deren negativen Beziehungserwartungen. Je ausgeprägter Patienten einen maladaptiven Persönlichkeitsstil vorweisen, umso notwendiger ist es, dass sie von ihren Therapeuten auf der Beziehungsebene angemessen angesprochen werden (vgl. Reparenting-Konzept der Schematherapie, Roediger, 2011). Nur so steuern diese den therapeutischen Prozess komplementär zu den Beziehungsbedürfnissen ihrer Patienten und bestehen deren Beziehungstests (vgl. Sachse, 2006). Diese interaktionellen Anforderungen überfordern gerade Therapeutennovizen in deren frühen Ausbildungstherapien besonders, da sie in ihrer Aufmerksamkeit bereits weitgehend absorbiert sind durch das Bemühen, die intendierten und noch nicht routiniert beherrschten Behandlungsmethoden korrekt umzusetzen. Diese professionelle Anpassungsaufgabe stellt sich jedem Therapeuten anders, je nachdem, welchen Persönlichkeitsstil er mit welcher Akzentuierung in die therapeutische Interaktion mit seinen Patienten einbringt. Personale Kompetenz ließe sich bezogen auf die Beziehungsaufgaben eines Psychotherapeuten definieren als Fähigkeit, den eigenen Beziehungsstil zu kennen, dessen Äußerungen in Interaktionssituationen zu erkennen und das eigene Beziehungsverhalten (sowie die Regulation der eigenen inneren Prozesse) flexibel den gegebenen prozessualen Anforderungen anzupassen. So bemerken versierte Therapeuten achtsam ihre ärgerlichen, geschmeichelten, sorgenvollen usw. Gefühle, distanzieren sich hinreichend von ihren entsprechenden aggressiven, nachgiebigen, hilfsbereiten Handlungsimpulsen und realisieren ein Interaktionsverhalten, das komplementär zu den Beziehungszielen ihrer Patienten ausfällt und keinesfalls deren Manipulations- oder Vermeidemotiven nachgibt.

**Beispiel**

Eine achtsame und selbstregulationsfähige Therapeutin plant die Durchführung eines Verhaltensexperimentes mit einem narzisstisch akzentuierten Patienten. Bei diesem Experiment ist geplant, dass der Patient als Abteilungsleiter seinen Arbeitskolleginnen empathische Rückmeldungen für ihre hilfsbereite Art gibt anstatt wie sonst üblich vor allem um deren Bewunderung zu buhlen. Der Patient reagiert auf diesen Vorschlag zunächst mit einer abschätzigen Äußerung (»Soll ich hier einen auf Frauenversteher machen?«). Die Therapeutin registriert selbstachtsam ihren eigenen Impuls, mit einem gereizten Gegenangriff zu reagieren (»Besser jedenfalls, als wieder mal einer Frau verächtlich gegenüberzutreten!«). Stattdessen führt sie das therapeutische Gespräch komplementär zum Bedürfnis des Patienten nach Selbstwerterhöhung. Dazu hebt sie die Bedeutsamkeit des Patienten in seiner beruflichen Position hervor (»Ich glaube, als erfolgreicher Vorgesetzter sind Sie für die Mitarbeiter wirklich ein wichtiges Vorbild für kollegiales Verhalten«). Auf diese Weise ►

fokussiert die Therapeutin die Aufmerksamkeit des dysthymen Patienten auf dessen therapeutischen Teilziele (z. B. soziale Isolierung abbauen, destruktives Streitverhalten umstellen, unterstützendes Kommunikationsverhalten aufbauen). Anstatt auf dessen Provokation einzusteigen und dadurch eine zielorientierte Zusammenarbeit zu versäumen, führt die Therapeutin den Patienten immer wieder auf den Weg einer direkten Problembearbeitung zurück.

Um solche therapeutischen Beziehungskompetenzen aufzubauen und zu verfeinern, führen Therapeuten zunächst in Seminaren entsprechende Skills-Trainings durch und bearbeiten Probleme, auf die sie bei Umsetzung dieser Beziehungsaufgaben in ihren Fallbehandlungen stoßen, zunächst in der Supervision. Geraten sie gegenüber ihren Patienten wiederholt in bestimmte Beziehungsfallen (z. B. feindlich-dominantes Verhalten gegenüber männlichen Patienten), vermeiden sie habituell die Bearbeitung bestimmter emotionaler Themen (z. B. Umschiffen sexueller Themen) oder identifizieren sie bei sich blinde Flecken bei der Wahrnehmung kritischer Interaktionssituationen (z. B. Übersehen von manipulativem Verhalten vom Borderline-Patienten), dann leiten sich hieraus Selbsterfahrungsanliegen ab.

Wenn Psychotherapeuten in der Lage sind, ihre klinischen Aufgaben sowohl mit einer hohen Behandlungsintegrität als auch hinreichender Beziehungskompetenz auszuüben, also beim therapeutischen Arbeiten gewissermaßen zwei Bälle gleichzeitig in der Luft zu halten, dann gehört außerdem noch als dritte Kugel die Fähigkeit zur Wahrnehmung und Regulierung ihrer inneren Prozesse dazu. Oben wurde erörtert, dass geübte Therapeuten bereits bei ihrer Beziehungsgestaltung in der Lage sind, auch die eigenen durch die Patienten verursachten inneren Prozesse wahrzunehmen und zu steuern. Allerdings sind sie außerdem inneren Ereignissen ausgesetzt, die nicht unmittelbar durch das aktuelle Beziehungsgeschehen zustande kommen. Generelle Insuffizienzgefühle, Sorgengrübeleien, Erschöpfungslagen, Unvollständigkeitserleben, Desorientierung usw. können auch unabhängig von bestimmten Interaktionsbedingungen die Qualität des methodischen und interaktionellen Handelns einschränken und mittel- bis langfristig zu einem Burnout der Therapeuten führen. Gerade hier machen sich individuelle Akzentuierungen der Therapeuten bemerkbar. Überstarke Leistungsmotive, Perfektionismus, dysthyme Erlebnisverarbeitung, mangelhafte Stressregulierung, desorganisierter kognitiver Stil wären Beispiele für maladaptive Persönlichkeitsmerkmale von Therapeuten. Solche kritischen Bewältigungs- und Verarbeitungsstile zu markieren und zu modifizieren, wäre eine weitere originäre Aufgabe der berufsbildenden Selbsterfahrung.

**Beispiel**

Eine Therapeutin verliert in den Sitzungen regelmäßig den roten Faden und verzettelt sich in Teilaspekten, die von ihren Patienten in den Prozess eingebracht werden. Verhaltensanalysen entsprechender »Fadenrisse« zeigen, dass die Thera- ▶

peutin habituell (auch in anderen Lebenskontexten) direktives Verhalten vermeidet und über einen ängstlich getönten und kognitiv unterstrukturierten Denkstil verfügt. Hieraus lassen sich entsprechend Selbstmodifikationsanliegen ableiten.

Ein Therapeut führt in den Sitzungen die Interventionen auf perfektionistische und mechanische Weise durch. Während er Interventionen wie Verhaltensexperimente, Kompetenztrainings oder kognitive Disputationen einsetzt, beachtet er kaum die kognitiven und motivationalen Schwierigkeiten seiner Patienten. Vergleiche mit seinem Interaktions- und Bewältigungsstil in anderen Kontexten weisen auf ein generelles Empathiedefizit und einen zwanghaften Bewältigungsstil dieses Therapeuten hin.

Eine Therapeutin richtet in ihren Therapiesitzungen die eigene Aufmerksamkeit angestrengt darauf, ob sie auch vom Patienten verstanden und gemocht wird. Videoaufzeichnungen zeigen, wie sie im Verlauf der Sitzungen in einen immer hektischeren Aktionismus verfällt und in übertriebenem Ausmaß ihre Patienten um Rückmeldungen bittet, ob diese auch wirklich ihre Ausführungen verstanden haben. Durch diese einseitige Außenorientierung ihrer Wahrnehmung entgeht ihr im therapeutischen Prozess, wie sehr sie Zurückweisungen durch den Patienten befürchtet, und wie sie durch ihr überkompensierendes Verhalten ein ruhiges und sorgfältiges Zusammenarbeiten verhindert. Auch hier wird ein Vergleich mit ihrem Interaktionsstil in anderen Situationskontexten hergestellt, mithilfe einer Plananalyse eine motivationale Klärung dieses maladaptiven Interaktionsmusters der Therapeutin erarbeitet, und sie leitet eine entsprechende Selbstmodifikationsaufgabe für sich ab.

### 3.2.2 Selbstfürsorge im Beruf

Therapeuten sind beim Erlernen und Ausüben ihrer Rolle als Krankenbehandler hohen emotionalen Anforderungen ausgesetzt. Deshalb sollten sie sie über gute Selbstfürsorge-Ressourcen verfügen. Es ist sogar davon auszugehen, dass sie nur unter einer solchen Voraussetzung zu effizientem klinischen Denken und Handeln in der Lage sind. Besonders belastet zeigen sich Ausbildungsteilnehmer, wenn sie den parallelen Anforderungen der Klinik, des Ausbildungscurriculums und ihrer ersten ambulanten Krankenbehandlungen ausgesetzt sind. Aber auch in den Alltag langjährig tätiger Therapeuten schleicht sich, oft über lange Zeit unbemerkt, immer wieder eine Überforderungslage ein. Im Rahmen der Selbsterfahrungsgruppe explorieren die Teilnehmer ihre individuellen Belastungsreaktionen in beruflichen Standardsituationen. Sie identifizieren, welche Bewältigungsstile sie persönlich charakterisieren und beurteilen, inwieweit diese adaptiv bzw. maladaptiv ausgeprägt sind. Verhaltens- und plananalytische Bearbeitungen bilden auch hier die Grundlage für die Ableitung von persönlichen Selbstmodifikationszielen.

**Beispiel**

Frau K. erhält kurze Zeit nach dem Abschluss ihrer Psychotherapeutenausbildung eine Anstellung in einem medizinischen Versorgungszentrum. Als einzige Psychologin an dieser Einrichtung wird sie regelrecht belagert von den Ärztekollegen, die ihr vermehrt besonders schwierige somatoforme und persönlichkeitsgestörte Patienten zuweisen. Sie übernimmt sich mit einer viel zu hohen Patientenzahl, leidet unter dem fehlenden fachlichen Austausch mit Therapeutenkollegen und kämpft überkompensierend um ihr Renommee im Team. Parallel setzt sie sich entsprechend ihrem zuverlässigen und pflichtbewussten Persönlichkeitsstil auch privat intensiv für ihre familiären Aufgaben ein. Als Konsequenz dieser Bemühung, die privaten und beruflichen Pflichten entsprechend ihrer hohen Standards zu bewältigen, vernachlässigt sie entlastende und genießende Ausgleichsaktivitäten und beobachtet bei sich erste Burnout-Symptome.

In der Selbsterfahrungsgruppe bringt sie diese aktuelle Überlastungssituation als Problemanliegen ein.

### 3.2.3 Rolleneinnahme in Gruppen

Ein dritter Aspekt, der bei einer Professionalisierung des Persönlichkeitsstils zu berücksichtigen ist, thematisiert die eigene Rolle des Teilnehmers in sozialen Systemen, also zunächst in Therapiegruppen, aber auch in Arbeitsteams und Institutionen. Die Abstimmung des lebensgeschichtlich erworbenen persönlichen Beziehungsstils mit den sozialen Spielregeln von beruflichen Gruppenkontexten stellt eine weitere relevante Professionalisierungsaufgabe dar (s. hierzu Ubben & Lohmann, 2006)

**Beispiel**

Ein narzisstisch akzentuierter Psychotherapeut in Ausbildung strebt bisher in Gruppen rasch eine Führungsposition an und neigt dazu, sich mit Autoritäten rivalisierend anzulegen. In seiner praktischen Tätigkeit prallt der PiA auf die Bedingungen einer autoritären Klinikhierarchie. Nachdem er deshalb bereits bei einem psychiatrischen Landeskrankenhaus nach wenigen Wochen selbst gekündigt hatte, erfährt er nun auch an der nächsten Klinik seitens des Oberarztes seiner Station strikte Weisungen, welche Rolle er im Stationsablauf einzunehmen und wie er als Praktikant mit den Patienten umzugehen habe. Diese zu seinem bisherigen Rollenverständnis inkonsistenten Bedingungen lösen bei dem Psychotherapeuten in Ausbildung heftiges Konflikterleben aus, und es kommt schon bald nach Beginn seiner Tätigkeit zu lauten Auseinandersetzungen mit dem Oberarzt. Angesichts der im Falle einer weiteren Zuspitzung drohenden Kündigung thematisiert er in der Selbsterfahrung sein grundsätzliches Anpassungsproblem in sozialen Kontexten.

Die Orientierungsphase einer berufsbildenden Selbsterfahrung dient also dazu, dass die Teilnehmer ihre persönlichen Anpassungsaufgaben für eine effiziente und selbstfürsorgliche Berufsausübung entdecken. Die Therapeuten explorieren hier bezogen auf die o. g. berufsbezogenen Aufgabenbereiche, welche Ressourcen und welche Risikoanteile sie einbringen und führen zu typischen Situationsabläufen Verhaltensanalysen durch. Während der anschließenden Bearbeitungsphase passen sie unter quasitherapeutischen Bedingungen ihre personalen Kompetenzen den professionellen Anforderungen an.

Abbildung 3.2 zeigt eine beispielhafte SORK-Übersicht. Hier verknüpfen die Teilnehmer die Ergebnisse ihrer Situationsanalysen mit denen ihrer Plan- bzw. Schemaanalysen.

»Mir zugewiesene Aufgaben muss ich mit aller mir verfügbaren Kraft fehlerfrei erledigen und eigene Ziele und Bedürfnisse zurückstellen; andernfalls stünde ich vor den anderen und auch mir selbst als egoistische und unzuverlässige Person da.«

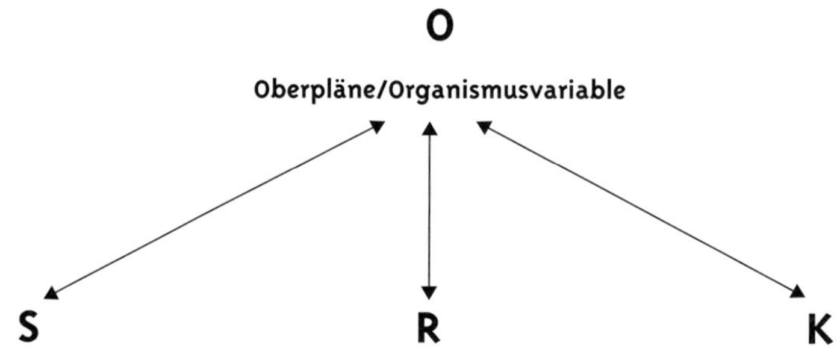


**Symptomfördernde Reaktionsmuster, auslösende Stimuli**

- Rollenzuweisung im MVZ mit maßloser Zuweisung besonders schwieriger Patienten an sie als einziger Psychotherapeutin
- Fehlender Austausch mit Berufskollegen
- Parallele Zuständigkeit für familiäre Pflegeaufgaben

**Problemreaktionen auf kognitiver, emotionaler, physiologischer, behavioraler Ebene**

- Übernimmt klaglos alle zugewiesenen Patienen und vermeidet, ihre überforderung zu zeigen oder sich abzugrenzen
- Grübelt zunehmend über mögliche eigene Fehler
- Engagiert sich in ihrer dienstfreien Zeit intensiv für ihre pflegebedürftigen Angehörigen und stellt Erholung, Partnerschaft und Freizeit zurück

**Resultierende Konsequenzen und Schemakonsistenzen**

- Erschöpfte und verzweifelte Reaktionslage mit wachsender innerer Wut
- Schuldvorwürfe an die eigene Person
- Zunehmende soziale Isolierung und Demoralisierung
- Einhaltung ihrer Prinzipien und ihres o.g. Oberplans

**Abbildung 3.2** SORK-Modell zu einem Selbsterfahrungsanliegen

## 3.3 Vertikales Lernen in der verhaltenstherapeutischen Selbsterfahrung

Nutzt die Selbsterfahrung sowohl die verhaltens- wie die schemaanalytische Perspektive, dann ergibt sich folgender Verlauf:

(1) **Bottom-up-Perspektive:** Die Teilnehmer beobachten sich in beruflichen Standardsituationen (Bereiche Rolleneinnahme, Selbstfürsorge, Umgang mit Gruppen), identifizieren über Verhaltensanalysen typische »Strickmuster« ihres Bewältigungs- und Beziehungsstils und leiten über Plananalysen ihre berufsrelevanten Oberpläne ab.

(2) **Top-down-Perspektive:** Sie identifizieren über eine biografische Retrospektive ihre erworbenen zentralen deskriptiven und motivationalen Schemata und beobachten sich in Situationen, in denen diese aktiviert sind.

(3) **Selbstmodifikationsanliegen:** Sie beurteilen die adaptive und maladaptive Funktion ihrer schemakonsistenten Bewältigungsstile, Oberpläne, Selbstbildaspekte und formulieren als Selbstmodifikationsanliegen eine persönliche Anpassungsaufgabe.

(4) **Selbstmodifikationsrealisierung:** Sie realisieren den Selbstmodifikationsprozess gemäß den verhaltenstherapeutischen Arbeitsregeln in einem quasitherapeutischen Setting.

(5) **Evaluation und Zukunftsplanung:** Sie evaluieren ihren Selbsterfahrungsprozess, stellen Reflexionen zur Bedeutung der selbst bewirkten Selbstmodifikationsergebnisse an und formulieren für sich zukunftsbezogen offene Entwicklungsaufgaben.

**Beispiel**

Eine Verhaltenstherapeutin charakterisiert ihren persönlichen Bewältigungsstil als ausgeprägt ehrgeizig und mit einer überkompensierenden Arbeitsweise verknüpft. Sie identifiziert bei sich handlungsleitende Oberpläne mit exzessiver Vermeidung von Selbstwertbedrohung und bemüht sich um ihr Selbstbild als körperlich disziplinierte und unangreifbare Expertin. Bei der Exploration, in welcher Weise sich diese Schemaakzentuierungen im beruflichen und privaten Alltag äußern, werden zwei Aktivierungskontexte dieses Schema festgestellt: Zum einen überfordert sie häufig ihre Patienten, indem sie diese unwillkürlich unter Druck setzt, sich ihren ehrgeizigen Zielen als Therapeutin anzupassen. Im privaten Kontext stellt sich außerdem bei ihr ein restriktives Essverhalten heraus. Hieraus leitet sie als Selbstmodifikationsprojekt Folgendes ab: Sie hinterfragt ihre identifizierten persönlichen Schemata bzw. beurteilt deren adaptive und maladaptive Konsequenzen. Im Rahmen der Selbsterfahrung stellt die Therapeutin auf diesem Wege fest, dass sie hinsichtlich des Grundbedürfnisses »Selbstwerterhöhung/Kränkungsschutz« überstark ansprechbar bzw. verletzbar ist und Defizite in der eigenen Selbstwertregulierung hat. Ihr Interaktionsstil wird allzu sehr von Anerkennungsanstrengungen bestimmt, sodass sie durch ihre Imagebemühungen für ihre Sozialpartner häufig ▶

unauthentisch wirkt. Im Zusammenhang mit ihrem von Disziplin und Statusbestätigung bestimmten Persönlichkeitsstil fallen ihr chronisch restriktives Essverhalten und diesbezüglich eine hohe Aufmerksamkeitsabsorption auf. Belastende Konsequenzen in Folge ihres überkompensierenden Verhaltensstils lassen sich sowohl in privaten wie auch in therapeutischen Situationen beobachten. Im therapeutischen Kontext ihrer Berufstätigkeit fällt auf, das sie ihren Patienten zu viele Ziele vorgibt, diesen zu wenig Raum für Selbstexploration lässt und in ihre Sitzungen einen zu hohen Edukationsanteil einbringt. Konsequenzen auf Patientenseite sind passives Verhalten, geringe Selbstöffnung und mangelhafte Hausaufgabenverlässlichkeit.

Sie führt als ersten Revisionsschritt eine Ziel- und Wertklärung durch (zu bewahrende und nutzbare Ressourcen, zweckmäßige Akzeptanzziele und Veränderungsideen: »Wie möchte ich leben als Partnerin, Mutter, berufstätige Frau, Verhaltenstherapeutin …?«). Als Ergebnis einer Abwägung zwischen Vor- und Nachteilen ihrer bisherigen Akzentuierungen wird deutlich, dass sie einerseits über deutliche Stärken im Leistungsverhalten verfügt, bspw. mit hoher Disziplin ihre Therapiesitzungen vor- und nachbereitet, eine hohe Eloquenz bei der Darstellung theoretischer Aspekte aufweist und ausgezeichnete Berichte an den Gutachter verfasst. Allerdings wertet sie eigene Leistungen habituell ab und würdigt diese unzureichend. Auf diese Weise gerät ihr überkompensierendes und häufig nachbesserndes Leistungsverhalten wiederholt egozentrisch, und sie verliert immer wieder den empathischen Kontakt zu Patienten. Im privaten Bereich wird ihr deutlich, dass sie aufgrund ihres überkompensierenden Stils nur wenig genießen kann, restriktive Ernährungsregeln verfolgt und aufgrund ihrer Erholungsdefizite eine chronische Erschöpfungslage erzeugt.

Sie operationalisiert im nächsten Schritt ihre persönlichen Veränderungsziele und plant deren Realisierungsweg: Durch Situationsanalysen erfasst sie bei sich dysfunktionale Denk- und Handlungsmuster. Über eine lebensgeschichtliche Schemaanalyse identifiziert sie maladaptive Bewältigungs- und Interaktionsmuster. Bei der Erarbeitung ihrer Situations- und Schemaanalysen wird sie durch die Selbsterfahrungsgruppe und ihre Intervisionspartnerin unterstützt und leitet in diesem Kontext Ziel-Alternativen ab. Sie entwickelt Selbstmodifikationsmaßnahmen wie Diskriminieren und Unterbrechen selbstantreibender und -abwertender Kognitionen und überkontrollierenden Verhaltens, Erweiterung empathischer Kompetenzen usw. Diese Interventionen beziehen sich auf konkrete Aktualisierungsbereiche wie die Harmonisierung des Leistungsverhaltens (z. B. zeitliches Eingrenzen des Berichteschreibens, Einführung euthymer und regenerierender Aktivitäten, Reduzierung der Tagesordnung in Therapiesitzungen, stärkere Beachtung des therapeutischen Beziehungsprozesses und von Patienten eingebrachten Aspekten).

Die Therapeutin realisiert anschließend die geplante Selbstmodifikation. Von ihrem Intervisionspartner begleitet absolviert sie einen verhaltenstherapeutischen ▶

Arbeitsprozess. Zusammen mit der Selbsterfahrungsgruppe erfolgt regelmäßig eine Reflexion des laufenden Selbstmodifikationsprozesses, sodass eine rekursive Feinplanung möglich ist. Im geschützten Rahmen der Selbsterfahrungsgruppe wird sie über eine sokratische Fragerunde (s. Übung 12.3, Kap. 7) an eine hedonistische, empirische und logische Disputation herangeführt und führt später Rollenspiele durch, in denen sich ihre ängstlich-selbstantreibende Seite von einer gelassen-selbstunterstützenden Seite beraten lässt. Im Rahmen der Intervisionspartnerschaft bearbeitet sie anschließend den Alltagstransfer der kognitiven Umstrukturierung und nutzt bspw. operante Techniken wie Kontingenzkontrakte.

Zum Abschluss des Selbsterfahrungscurriculums erfolgen eine Evaluation und ein Zukunftsausblick. Die Therapeutin geht die Assimilations-/Akkomodationsprozesse ihrer personalen Kompetenzen/Schemata durch und artikuliert für die Zukunft ihre persönlichen Lern- und Entwicklungsaufgaben: »Ich habe mich nun mit meiner ängstlich-antreiberischen Seite auseinandergesetzt und seit einiger Zeit eine gelassen-selbstunterstützende Seite ergänzt. In einem Schema-Memo habe ich ausgeführt, wie ich in Momenten, in denen das alte Antreiber-Schema sich meldet, einen Wendepunkt hin zu meinem Selbstunterstützer-Schema erarbeite. Entsprechend werde ich in den nächsten sechs Monaten Aktualisierungssituationen diskriminieren und Wendepunkte erarbeiten. Danach habe ich mit meinem Intervisionspartner einen Evaluations- und Booster-Termin verabredet.«

# 4 Selbsterfahrung als verhaltenstherapeutischer Arbeitsprozess

Dieses Kapitel stellt dar, wie sich der typische Ablauf des verhaltenstherapeutischen Arbeitsprozesses auf die Durchführung der Selbsterfahrung übertragen lässt. Ubben (2010) hat den linearen Ablauf einer Verhaltenstherapie als ABC-Algorithmus beschrieben. Dieses Modell wird im Folgenden in leicht abgeänderter Form auf die Selbsterfahrung übertragen. Sowohl das gesamte Selbsterfahrungscurriculum als auch jede einzelne Selbsterfahrungssitzung orientieren sich an der Reihenfolge der ABC-Arbeitsschritte. Dadurch, dass der Selbsterfahrungsprozess dem in diesem Algorithmus abgebildeten verhaltenstherapeutischen Arbeitsmodell folgt, erhält er einen quasitherapeutischen Charakter. Hiermit werden die Zielsetzungen der in Kapitel 2 ausgeführten IDEE einer verhaltenstherapeutischen Selbsterfahrung umgesetzt und dieser Lern- und Entwicklungsprozess konsistent zum Verhaltenstherapie-Rational durchgeführt. Entlang dieses Algorithmus orientiert sich der Aufbau eines mehrjährigen Curriculums, wie es im Rahmen einer staatlich anerkannten Verhaltenstherapieausbildung durchgeführt werden kann. Ebenso lässt sich außerdem ein mehrtägiges Selbsterfahrungsseminar als Teil der beruflichen Fortbildung von Verhaltenstherapeuten gliedern und auch jede einzelne Selbsterfahrungssitzung wird dementsprechend gestaltet.

## 4.1 Verwendung des verhaltenstherapeutischen Arbeitsmodells in der Selbsterfahrung

In einer berufsbildenden Selbsterfahrung, wie sie verbindlich zum Ausbildungscurriculum von Psychotherapeuten gehört, kommt es durch die Teilnehmer zu einer Selbstanwendung von verfahrensspezifischen Klärungs- und Bewältigungsmethoden. Eine solche Selbsterfahrung ist zweckgebunden und zielt auf eine Optimierung der personalen Kompetenz von Psychotherapeuten ab. Damit ist gemeint, dass sie im professionellen Kontext lernen, ihren Persönlichkeitsstil mit den spezifischen Anforderungen ihres Berufes (z. B. Rolleneinnahme, Selbstfürsorge, Gruppenkompetenz) abzustimmen. Dieser Anpassungsprozess kann durch ein Selbsterfahrungscurriculum geregelt werden, das der Reihenfolge definierter Arbeitsschritte folgt (ABC-Rational). Die Teilnehmer (VT-Novizen, aber auch Therapeuten-Profis) besinnen sich zu Beginn des Selbsterfahrungsprozesses auf ihre persönlichen Ressourcen, die sie in die Ausübung des Therapeutenberufes einbringen, und sie identifizieren in ihrem Persönlichkeitsstil eigene Risikoanteile. Sie entscheiden sich nach einer solchen Explorationsphase für persönliche Lern- und Entwicklungsziele, die sie auf dem Wege einer Selbstmodifikation im Rahmen ihrer persönlichen Berufsausübung erreichen wollen.

Auf diese Weise befassen sie sich mit einer Professionalisierung ihres Persönlichkeitsstils. Ihre abgeleiteten Selbsterfahrungsanliegen und -ziele bearbeiten sie in der Realisierungsphase dieses Anpassungsprozesses im Rahmen eines quasitherapeutischen Settings (Dyade, Gruppe, Einzelarbeit). Indem sie dazu explizit das Rational der Verhaltenstherapie nutzen, verknüpfen die Teilnehmer ihren persönlichen Lern- und Entwicklungsprozess mit verfahrensimmanenten Methoden und Haltungen.

> ! Quasitherapeutische Selbsterfahrung ist somit ähnlich aufgebaut wie eine im Rahmen des betreffenden Psychotherapieverfahrens durchgeführte Krankenbehandlung.

Die IDEE einer verhaltenstherapeutischen Selbsterfahrung (s. Kap. 2) geht davon aus, dass durch einen solchen Verfahrensbezug eine Optimierung folgender Merkmale gelingt:

- Die Teilnehmer identifizieren sich mit dem Verfahren,
- durchdringen dessen Methoden,
- werden beim Lernen gezielt emotional aktiviert und
- lernen außerdem einen effizienten Umgang mit den verfahrensspezifischen Interventionstechniken.

Der Ablauf der quasitherapeutischen Selbsterfahrung folgt derselben Arbeitsstruktur wie eine klinische Verhaltenstherapie. Ubben (2010) hat hierzu als Rational sein ABC-Modell formuliert, wonach der verhaltenstherapeutische Arbeitsprozess in eine Anfangs-, Bearbeitungs- und Commitment- bzw. Check-up-Phase gegliedert wird. In Tabelle 4.1 werden die ABC-Komponenten einer klinischen Verhaltenstherapie (linke Spalte) übertragen auf den Ablauf einer verhaltenstherapeutischen Selbsterfahrung (rechte Spalte).

**Tabelle 4.1** ABC-Komponenten-Vergleich: Therapie und Selbsterfahrung

| **Anfangsphase** | |
|---|---|
| **Therapie** | **Selbsterfahrung** |
| **Abholen**<br>Patienten werden von ihren Therapeuten so angesprochen, dass ihnen ein sicheres Ankommen im Therapiesetting gelingt und sie eine Bereitschaft zur therapeutischen Mitarbeit entwickeln. | **Abholen**<br>SE-Teilnehmer werden vom SE-Leiter zu quasitherapeutischem Basisverhalten (Anliegen, Mitarbeit, Selbstöffnung, Experimentierbereitschaft) motiviert. Außerdem sorgt dieser für positive instrumentelle Gruppenbedingungen. |
| **Anknüpfen**<br>Die Aufmerksamkeit der Patienten wird auf deren Therapieanliegen gelenkt; es | **Anknüpfen**<br>Die Teilnehmer explorieren ihren professionellen Ausgangsstatus, also die |

**Tabelle 4.1** (Fortsetzung)

| | |
|---|---|
| wird gemeinsam ein verhaltensanalytisches Störungsmodell erstellt. | Passung des eigenen Persönlichkeitsstils mit den beruflichen Anforderungen. Diesbezüglich klären sie sowohl eigene Ressourcen als auch Lern- und Entwicklungsaufgaben. |
| **Absprechen**<br>Sie verabreden mit ihrem Therapeuten explizit, welche Ziele sie mit therapeutischer Hilfestellung erreichen wollen. Der Therapeut nennt transparent, welchen Arbeitsauftrag er annimmt und welche therapeutischen Mittel er zur Verfügung stellen kann. | **Absprechen**<br>Sie werden zu eigenverantwortlichen Entscheidungen geführt, welche Selbstmodifikationsziele sie sich für die Bearbeitungsphase vornehmen wollen. Mit der Selbsterfahrungsgruppe, dem Intervisionspartner und dem SE-Leiter werden konkrete Arbeitsaufträge verabredet. |
| **Bearbeitungsphase** | |
| **Briefen**<br>Die Patienten bekommen von ihren Therapeuten die notwendigen Informationen und Instruktionen, um unter therapeutischer Anleitung zielführende Lernprozesse realisieren zu können. | **Briefen**<br>Die Teilnehmer nehmen während der Realisierungsphase ihrer Selbstmodifikation sowohl die Therapeuten- wie die Patientenposition ein. Sie steuern den quasitherapeutischen Arbeitsprozess ihrer Intervisionspartner und werden umgekehrt von diesen bei der Durchführung ihrer Selbstmodifikation in gleicher Weise versorgt. |
| **Begleiten**<br>Den Patienten wird durch geleitetes Entdecken und Selbstmanagementförderung ein therapeutisch begleiteter Arbeits- und Entwicklungsprozess ermöglicht. | **Begleiten**<br>Der quasitherapeutische Lern- und Entwicklungsweg wird begleitet durch den Intervisionspartner und durch problemlöseorientierte Supervision in der Selbsterfahrungsgruppe. |
| **Bestätigen**<br>Die Patienten erhalten als motivationale Hilfestellungen von ihren Therapeuten hinreichend Validierung und differentielle Verstärkung für ihre therapeutische Mitarbeit. | **Bestätigen**<br>Die SE-Teilnehmer erhalten prozessbegleitend als motivationale Hilfestellungen von ihren Intervisionspartnern, der supervidierenden Gruppe und den Selbsterfahrungsleitern hinreichend Validierung und Verstärkung. |

**Tabelle 4.1** (Fortsetzung)

| Commitmentphase | |
|---|---|
| **Cognition**<br>Als Mitnahmebotschaft erarbeiten die Patienten Schritt für Schritt eine kognitive Repräsentation der relevanten Therapieergebnisse. | **Cognition**<br>Die SE-Teilnehmer artikulieren ihr erworbenes deklaratives und prozedurales Wissen zum professionellen Selbst. |
| **Choose your homework**<br>Während des therapeutischen Lernprozesses stellen die Patienten über die Durchführung von therapeutischen Hausaufgaben einen Transfer der in den Sitzungen vorbereiteten Arbeitsschritte in ihren Alltag her. Nachdem die therapeutisch betreute Phase mit einer Rückfallprophylaxe beendet wurde, planen sie auf der Grundlage ihrer Selbstmanagementressourcen ggf. die eigenständige Weiterbearbeitung offener Entwicklungsaufgaben. | **Choose your homework**<br>Die Selbsterfahrungssitzungen bilden Stützpunkte zur Vor- und Nachbereitung eigenständiger Hausaufgaben-Transfers. Für die Zeit nach Abschluss der formellen Selbsterfahrung leiten die Teilnehmer für sich weitere Entwicklungsaufgaben ab. |
| **Check-up**<br>Um zu evaluieren, inwieweit die verabredeten Therapieziele erreicht wurden, führen Therapeuten gemeinsam mit ihren Patienten regelmäßige Ratings bzw. qualitative Beurteilungen durch. | **Check-up**<br>Die Selbsterfahrungsteilnehmer vergleichen ihre im Verlauf der Selbsterfahrung erarbeiteten Klärungs- und Bewältigungsergebnisse mit den in der Anfangsphase abgesprochenen Zielen. |

### 4.1.1 Die Anfangsphase mit den Komponenten Abholen, Anknüpfen, Absprechen

Zu Beginn einer verhaltenstherapeutischen Behandlung haben die Therapeuten die Aufgabe, ihre Patienten so anzusprechen, dass diesen ein sicheres Ankommen im Therapiesetting gelingt, sie an ihr Therapieanliegen anknüpfen können und es zwischen ihnen zu einer klaren Absprache kommt, für die Erreichung welcher Ziele therapeutische Hilfestellungen zur Verfügung gestellt werden können. Neben der Schaffung eines tragfähigen Arbeitsbündnisses wird dazu unter der Anleitung des Therapeuten eine geordnete Problemanalyse erarbeitet, den Schlüsselproblemen realistisch erreichbare Ziele zugeordnet und in einem expliziten Behandlungsvertrag die gegenseitige Aufgabenaufteilung spezifiziert. Diese orientierenden und beziehungsbildenden Aufgaben werden in der probatorischen Phase realisiert.

Übertragen auf die quasitherapeutische Selbsterfahrung haben die Leiter dort folgende Anfangsaufgaben:

a) Die Teilnehmer sind so abzuholen und anzusprechen, dass sie sich für die aktive Teilnahme am Selbsterfahrungsprozess entscheiden.
b) Ihnen wird ermöglicht, an Inkongruenzen zwischen ihrem tatsächlichem Persönlichkeitsstil und einem erwünschten professionellen Selbstkonzept anzuknüpfen, daraus ein relevantes Selbstmodifikationsanliegen einzugrenzen und eine Bereitwilligkeit aufzubauen, sich damit im Weiteren auseinanderzusetzen.
c) Sie motivieren die Teilnehmer dazu, sich auf ein verhaltenstherapeutisches Arbeitsbündnis einzulassen, statten sie hinreichend mit verfahrensspezifischen Methoden aus und begleiten sie ausgewogen versorgend und anfordernd dabei, den Selbstmodifikationsprozess zu realisieren.

**Zu a): Zur Selbsterfahrung motivieren.** Damit die Teilnehmer einen Selbsterfahrungsprozess als relevant für die eigene professionelle Entwicklung ansehen, vermitteln die Leiter dazu als plausibles Rational die IDEE der Selbsterfahrung. Von Beginn an ist dafür zu sorgen, dass die Teilnehmer einen engen Kontakt zu den eigenen Ressourcen herstellen können. Analog zum Arbeiten im klinischen Setting ist weiterhin erforderlich, dass eine positive Bindung der Teilnehmer an die Person ihres Selbsterfahrungsleiters und an die mit ihnen zusammen arbeitenden anderen Teilnehmer der Selbsterfahrungsgruppe zustande kommt. Hier spielen die aus der Psychotherapieforschung bekannten Merkmale einer konstruktiven therapeutischen Beziehung (vgl. Hermer & Röhrle, 2008) eine Rolle: Die Teilnehmer sollten ihren Selbsterfahrungsleitern eine hohe fachliche Kompetenz zusprechen, diese sympathisch erleben und ihnen zutrauen, dass sie wirksame Hilfestellungen für die zu bearbeitenden Lern- und Entwicklungsaufgaben zur Verfügung stellen. Weiterhin ist dafür zu sorgen, dass in der quasitherapeutisch arbeitenden Selbsterfahrungsgruppe die instrumentellen Gruppenbedingungen realisiert werden. Fiedler (2005) nennt vier instrumentelle Bedingungen, die effektiv arbeitende Therapiegruppen vorweisen: Kohäsion, Offenheit, Vertrauen, kooperative Arbeitshaltung. Als spezifische Wirkfaktoren therapeutischer Gruppen nennt er »Feedback empfangen und annehmen, Feedback geben, Unterstützung, Altruismus, Modelllernen, Rollenspiele« und zählt als allgemeine Wirkfaktoren der Gruppentherapie »Universalität des Leidens, Rekapitulation, Katharsis, Hoffnung, existentielle Einsicht«. Bei allen Unterschieden zwischen therapeutischen Gruppenprozessen im klinischen Setting und quasitherapeutischen Selbsterfahrungsgruppen im Aus- und Fortbildungsrahmen gebietet es sich im Verlauf der Selbsterfahrung, die meisten der o. g. Bedingungen zu realisieren – einmal als Voraussetzungen für konstruktives Arbeiten in der Gruppe als auch im Zusammenhang mit gruppenunterstützten Veränderungsprozessen.

**Zu b): Selbstmodifikationsanliegen eingrenzen.** Die hohen Anpassungsanforderungen der beruflichen Rolleneinnahme erzeugen bei den Teilnehmern (vor allem während der Ausbildungszeit) einen erheblichen Belastungsdruck, der sie besonders ansprechbar macht für ein unterstütztes Problemlöseangebot. Beim Modul »Anknüpfen« richten die Selbsterfahrungsleiter den Blick der Teilnehmer darauf, wie diese mit den in ihrer Therapeutenrolle gleichzeitig anstehenden methodischen, interaktionellen und selbstregulatorischen Aufgaben umgehen, inwieweit sie eine Selbstfürsorge pflegen und wie ihnen die Anpassung an die Rollenanforderungen in beruflichen Gruppenkontexten gelingt. Dabei identifizieren die Teilnehmer einerseits nutzbare eigene Ressourcen (z. B. hohe Empathiefähigkeit, geordneter Problemlösestil, achtsame Grundhaltung), andererseits aber auch persönliche Risikomuster (z. B. hohe Kränkbarkeit, Neigung zum zwanghaften Absichern, autoritäres Dominanzstreben). Hier zeichnen sich für jeden Teilnehmer umrissene Selbstmodifikationsanliegen ab. Damit sie an relevanten »Selbst-Anliegen« bzw. professionellen Anpassungsaufgaben anknüpfen können, werden die Teilnehmer in dieser Anfangsphase des Selbsterfahrungsprozesses über prozessuale Aktivierung (Konfrontation mit beruflichen Belastungssituationen) sowie verhaltens- und schemaanalytisches Explorieren dazu angeleitet, eigene Inkongruenzen zwischen ihrem persönlichen Bewältigungs- und Beziehungsstil und den Anforderungen ihrer beruflichen Aufgaben zu erfassen. Solche Inkongruenzen ergeben sich für Therapeuten bereits dadurch, dass sie in der Behandlerrolle gegenüber ihren Patienten parallel methodische, interaktionelle und selbstregulatorische Aufgaben zu leisten haben (s. Abschn. 3.2.1 *Therapeutisches Multitasking*). Speziell Therapeuten in Ausbildung verfügen noch nicht über ausreichende Denk- und Handlungsroutinen, um ihre professionelle Rolle in gelassener und effizienter Weise eigenständig auszuüben. Aber auch routinierte Psychotherapeuten erleben wiederholt in ihrem Berufsalltag persönliche Krisen, wenn sie feststellen, dass ihre eingespielten professionellen Automatiken suboptimal funktionieren und es nicht ausreicht, Supervision in Anspruch zu nehmen. Grundsätzlich benötigen Therapeuten in ihrem emotional sehr anfordernden beruflichen Alltag ein professionelles Stressmanagement und sind damit befasst, sich in Gruppenkontexten, also in therapeutischen Gruppen und Arbeitsteams, angemessen einzubringen (s. Abschn. 3.2).

Die Eingrenzung relevanter Selbstmodifikationsanliegen geschieht in dieser Anfangsphase auf zwei Wegen: Zum einen über einen verhaltensanalytischen Suchprozess aus einer Bottom-up-Perspektive. Hierbei beobachten sich die Teilnehmer in den oben genannten (und in Kapitel 3 näher beschriebenen) beruflichen Anforderungssituationen, beurteilen sich selbst hinsichtlich ihrer dort registrierten personalen Kompetenzen (z. B. »Wie gut gelingt es mir, zusammen mit der Gewährleistung einer hohen Behandlungsintegrität sowohl die interaktionellen Prozesse als auch meine innerpsychische Abläufe zu regulieren?«) und identifizieren schließlich Inkongruenzen zwischen ihrem Ausgangsstatus und einer angezielten personalen Kompetenz (z. B. Probleme bei der emotionalen Selbstregulation im therapeutischen Kontakt, Selbstwertkrisen, Selbstfürsorgedefizite, Neigung zu Rivalisierungskonflikten in Gruppen).

Ein zweiter Explorationsweg erfolgt aus einer Top-down-Perspektive, indem die Teilnehmer über eine Biografiearbeit ihre persönliche Schemastruktur abbilden (s. Abb. 3.1, 3.2). Sie werden sich so darüber bewusst, über welche lebensgeschichtlich erworbenen adaptiven und maladaptiven Wahrnehmungs- und Reaktionsbereitschaften sie verfügen. Um dieses deklarative Wissen mit ihren Alltagserfahrungen prozessual zu verknüpfen, diskriminieren die Teilnehmer typische Situationen ihres beruflichen Alltags, in denen diese Schemata aktiviert werden.

**Beispiel**

»Entsprechend dem kühl-distanzierten Kommunikationsstil meiner Herkunftsfamilie vermeide ich habituell, mich heftigen emotionalen Entäußerungen zu stellen. Dieses Schema zeigt sich heute im beruflichen Kontext darin, dass ich mich dann, wenn ich mit Patienten Problemanalysen erarbeite, auf die Verwendung kognitiver Modelle beschränke und problemaktualisierenden Maßnahmen wie diagnostischen Rollenspielen oder Rückmeldungen auf der Beziehungsebene aus dem Wege gehe.«

Als Ergebnis dieser verhaltens- und schemaanalytischen Exploration identifizieren die Teilnehmer sowohl eigene Ressourcen als auch persönliche Anpassungsaufgaben. Sie grenzen ein, inwieweit sie bereits über personale Kompetenzen verfügen und formulieren, welche persönlichen Barrieren bzw. Defizite sie modifizieren wollen.

**Beispiel**

Auf das im letztgenannte Beispiel bezogen könnte die Kurzform lauten: »Ich will meine Kommunikationsmöglichkeiten um die Fähigkeit erweitern, mich auch auf der Beziehungsebene offener einzubringen und mich emotional bewegt zu zeigen; ebenso will ich meine Kommunikationspartner in deren Gefühlen ansprechen und diese auch durch belastende Phasen turbulenten Erlebens sicher begleiten können. Das gilt speziell für mein Vorgehen als Therapeutin, wo ich das authentische Arbeiten mit emotionalen Prozessen auch in meinen Therapiestil einfügen will, sodass ich mein Repertoire um erlebnisorientierte Methoden erweitern kann.«

Eine Absprache, welche persönlichen Selbsterfahrungsanliegen und -ziele die einzelnen Teilnehmer anstreben, ergibt sich aus deren Exploration und der Entscheidung für eine eigenverantwortliche Selbstmodifikation. Der Oberplan der Selbsterfahrung verfolgt hierbei das Ziel, über die Abstimmung von Person und Profession den Teilnehmern eine Professionalisierung ihres Persönlichkeitsstils zu ermöglichen.

**Beispiel**

Das Modul »Anknüpfen« beginnt damit, dass die Teilnehmer auf der Mikroebene beobachten, wie sie mit Grundanforderungen ihrer beruflichen Rolle umgehen (therapeutisches Multitasking, Beziehungsgestaltung, Selbstregulation). Ein Teilnehmer stellt hierbei fest, dass er bei der Behandlung seiner Patienten die jeweils gebotenen therapeutischen Methoden allzu vorsichtig und unentschlossen einbringt und dabei zu zwanghaftem Absichern neigt. In der Selbsterfahrung äußert ▶

sich dies darin, dass er bei explorierenden Übungen wie dem »Wohlwollenden Hypothetisieren« weitschweifige und detailbesessene Wortbeiträge vorbringt und sich bei spielerisch-experimentierenden Übungen wie »Gefühle in Bildern« gehemmt und ausdrucksarm zeigt. Sein ängstlich-vermeidender Beziehungsstil zeigt sich auch dann, wenn er gegenüber anderen anleitende Aufgaben ausführt. So verhält er sich gehemmt, wenn es geboten wäre, Sozialpartner (wie auch Patienten) zu unterbrechen, wenn diese sich in ihren Redebeiträgen übermäßig ausbreiten; ebenso zeigt sich dieser Teilnehmer halbherzig, wenn es gilt, andere direktiv anzuleiten, was sich im therapeutischen Kontext als Interventionshemmung äußert.

Bei der Exploration seines Persönlichkeitsstils (Makroperspektive) identifiziert der Teilnehmer bei sich eine lebensgeschichtlich erworbene generelle Tendenz zur Risikovermeidung und zum zwanghaften Absichern. Die auf diese Weise markierten selbstunsicheren Grundannahmen, vermeideorientierten Oberpläne und maladaptiven Bewältigungs- und Interaktionsmuster des Teilnehmers sind kongruent zu dessen vorher in Situationsanalysen beobachteten suboptimalen Denk- und Handlungsmustern.

In Gedanken- und Verhaltensexperimentieren (z. B. mithilfe von geleiteten Rollenspielen) erprobt dieser Teilnehmer sich mit alternativem Verhalten. Über geleitete Rollenspiele (bspw. spielt sein Spielpartner einen loghorrhoischen Patienten, der in der Sitzung durch maßloses Reden konkretes Arbeiten vermeidet) generiert er Erfahrungen dazu, Sozialpartner zu unterbrechen und diese direktiv anzuleiten. Reflektierend klärt er mit dem Intervisionspartner, welche Bedürfnisfunktionen sein eigenes Verhalten hat (hier: Verhindern wollen, dass dieser Patient sich ärgerlich von ihm abwendet). Außerdem macht er eine Konsequenzanalyse und stellt hierbei fest, dass er auf diese gehemmte und absichernde Weise tatsächlich erfolgreich verhindert, dass es in konflikthaften Auseinandersetzungen zu den von ihm befürchteten Demütigungen kommt. Allerdings verfehlt er auf diese Weise auch die therapeutisch erwünschte Wirkung, seinem Patienten durch wohlwollend-kritische Rückmeldungen auf der Beziehungsebene die Chance zur Korrektur von dessen dysfunktionalem Interaktionsverhalten zu geben. Diese habituelle Vermeidung verknüpft der Teilnehmer mit lebensgeschichtlichen Prägungen in seiner Herkunftsfamilie (z. B. enge Bindung an seinen Unterwerfung fordernden autoritären Vater). Durch diese motivationale Klärung wird das Missverhältnis zwischen kurzfristigen negativen Verstärkungen (erfolgreich verhinderte soziale Zurückweisungen) und langfristigen Folgen (Spiele des Patienten werden bestätigt, eigenes soziales Kompetenzdefizit stabilisiert, therapeutische Wirkungen verfehlt) herausgearbeitet. Auf diesem Wege wird eine konstruktive motivationale Inkongruenz beim Teilnehmer erzeugt (reales vs. erwünschtes Selbstkonzept) und relevante Selbstmodifikationsanliegen eingegrenzt.

Als Lernaufgaben markiert er alternativ zu den festgestellten Kompetenzeinschränkungen: »Ich will (gegenüber meinen Sozialpartnern und) vor allem gegenüber Patienten entschiedener und klarer auftreten und intervenieren. Emotionale ►

Prozesse will ich achtsamer wahrnehmen und transparenter kommunizieren.« Als sicherer Ort für diesen Lernprozess dient zunächst die Selbsterfahrung.

Als Entwicklungsaufgabe markiert er die Anpassung seines Bewältigungs- und Interaktionsstils an die Rollenanforderungen als Psychotherapeut. So strebt er an, sich kongruenter zu den dort geforderten Haltungen von Transparenz und Direktivität zu verhalten und Patienten mehr Eigenverantwortung und Autonomie abzuverlangen bzw. zuzutrauen.

Weitere Beispiele von Selbstmodifikationsanliegen:

Behandlungsintegrität: »Meine noch begrenzte Fähigkeit, in der therapeutischen Arbeit mit den Patienten tatsächlich das zu tun, was ich in meiner Planung intendiert habe, korrespondiert mit meinem häufig inkonsequenten und unterstrukturierten Problemlösestil in anderen Lebensbereichen.«

Beziehungsfähigkeit: »Meine Neigung, Patienten im Therapieprozess wenig autonome Entscheidungen einzuräumen, ist kongruent zu meiner generellen Neigung, andere in Beziehungen zu dominieren.«

Soziale Kompetenz in Gruppen: »Meine Schwierigkeiten im Team und in Therapiegruppen, mich mit Kritik zu melden und Grenzverletzer zurückzuweisen, passt zusammen mit dem Klima in meiner Herkunftsfamilie, wo meine Eltern von mir unbedingtes Mich-Fügen gefordert haben.«

Selbstregulationskompetenz: »Dass ich dazu neige, mit Patienten einseitig kognitiv zu arbeiten und erlebnisorientiertes Vorgehen vermeide, lässt sich in Zusammenhang bringen mit meinem sehr kopfbetonten Stil in privaten Beziehungen.«

Selbstfürsorgevermögen: »Dass ich sehr störbar dabei bin, mich außerhalb der Arbeit zu erholen und Spaß zu haben, korrespondiert mit meiner wachsenden Erschöpfung im beruflichen Alltag.«

**Zu c): Realisierung eines quasitherapeutischen Arbeitsprozesses ermöglichen.** Da ein Gutteil der Selbsterfahrung im Gruppensetting erfolgt, gilt es ebenfalls, frühzeitig für die o. g. günstigen instrumentellen Gruppenbedingungen zu sorgen. Bildet sich in der Gruppe bald eine gute Kohäsion, Offenheit usw., dann unterstützt ein solcher angstfreier Kontext die Bereitwilligkeit der einzelnen Teilnehmer, die Basisvariablen »Anliegen, Mitarbeit, Selbstöffnung, Experimentierbereitschaft« zu realisieren (Schulte, 1996). In Vorbereitung auf die Bearbeitungsphase werden außerdem quasitherapeutische Intervisionspartnerschaften zwischen jeweils zwei Teilnehmern gebildet. Diese Dyaden werden in der Bearbeitungsphase supervisorisch durch die Selbsterfahrungsgruppe und die Leiter betreut. Die Teilnehmer werden somit bereits in der der Anfangsphase in die Lage versetzt, sowohl im Gruppen- wie im Einzelsetting zu arbeiten und setzen zwischen den Treffen im Selbstmanagement vorbereitete Hausaufgaben um.

**Zusammenfassung.** Analog zur Orientierungsphase bzw. Probatorik einer verhaltenstherapeutischen Krankenbehandlung, die regelhaft mit einer Zielabsprache zwischen Therapeut und Patient abschließt, erarbeiten die Teilnehmer für den weiteren Selbsterfahrungsprozess ihre eigenen Anliegen, Ziele und die Aufträge an die Selbsterfahrungspartner. Zunächst werden in dieser Anfangsphase hilfreiche motivationale Bedingungen für den weiteren Arbeitsprozess geschaffen. Geeignete Übungen aktivieren gezielt Ressourcen der Teilnehmer und schaffen in der Gruppe positive interpersonelle Arbeitsbedingungen.

Auf dieser motivational unterstützenden Grundlage arbeiten die Teilnehmer dann gezielt an ihrer Volitionsbildung für die anschließende Bearbeitungsphase. Gemäß dem Oberplan der Selbsterfahrung, nämlich eine Professionalisierung des Persönlichkeitsstils zu realisieren, leiten sie für sich explizite Selbstmodifikationsziele ab. Durch erlebnisorientierte Übungen in der Gruppe sowie Expositionen im Lebens- und Arbeitsalltag werden bei ihnen relevante emotionale, kognitive und behaviorale Schemata prozessual aktiviert. Diese lebendigen Erfahrungen werden kognitiv nachbearbeitet, sodass die Teilnehmer ihren eigenen Persönlichkeitsstil charakterisieren können (Kenntnis der eigenen Person). Auf der Grundlage dieses deklarativen Wissens beurteilen sie im nächsten Schritt, inwieweit eine Passung zwischen ihrem Persönlichkeitsstil (respektive Bewältigungs- und Beziehungsstil, Oberpläne, Grundannahmen) und den Aufgaben des von ihnen gewählten Psychotherapeutenberufes besteht. Aus ihren in dieser Phase ebenfalls erzeugten persönlichen Inkongruenzerfahrungen leiten sie schließlich für die Bearbeitungsphase der Selbsterfahrung persönliche Anpassungsaufgaben ab. Entsprechend des Handlungsphasenmodells von Heckhausen et al. (1987) und passend zur dort verwendeten Rubikonmetapher wählt jeder Teilnehmer nach einer Abwägungsphase für sich bestimmte Selbstmodifikationsziele, die anschließend in einer begleiteten Realisierungsphase quasitherapeutisch bearbeitet werden. Die Anfangsphase wird dadurch abgeschlossen, dass jeder Teilnehmer sich auf bestimmte Selbstmodifikationsziele festlegt und der Gruppe den Auftrag zur quasitherapeutischen Unterstützung des zielführenden Lern- und Entwicklungsprozesses erteilt.

### 4.1.2 Die Bearbeitungsphase mit den Komponenten Briefen, Begleiten, Bestätigen

**Bearbeitungsphase in der Therapie.** Im klinischen Kontext besteht die Kernaufgabe der Therapeuten darin, ihren Patienten Interventionen zur Verfügung zu stellen, mit deren Hilfe diese einen geregelten Problemlöse- und Lernprozess realisieren können. Erste Therapeutenaufgabe in diesem Bearbeitungsabschnitt ist das »Briefen« der Patienten. Diese werden über informierende, instruierende und volitionsbildende Maßnahmen kognitiv und motivational für die im Behandlungsplan vorgesehenen und gemeinsam abgesprochenen Interventionen vorbereitet. Zweite Therapeutenaufgabe in diesem Abschnitt ist das »Begleiten« der Patienten. Damit die Patienten so selbstständig wie möglich und so unterstützt wie nötig ihre Lernschritte umsetzen, sorgen ihre Therapeuten zum einen für eine angemessene emotionale Aktivierung (Ressourcenaktivierung – Problemaktualisierung). Auf einer solchen emotionalen und motivationalen Grundlage ermöglichen sie ihnen ein selbstwirksames Problemlösen durch geleitetes Entdecken und direktives Instruieren (motivationale Klärung – aktive Hilfe zur Problemlösung). Damit die Patienten in einem so gestalteten therapeutischen Arbeitsbündnis bereitwillig mitarbeiten, validieren und bestätigen ihre Therapeuten sie auf ihrem Problemlöseweg (differentielle Verstärkung, Shaping). Ihre emotionalen und motivationalen sowie informierenden und instruierenden Hilfestellungen nehmen die Therapeuten im Verlaufe des Therapieprozesses immer weiter zurück, bis die Patienten ihre inzwischen gewachsenen Selbstmanagementkompetenzen eigenverantwortlich und selbstständig nutzen können (vgl. Kanfers »Prinzip der minimalen Intervention«). Im Rahmen einer Rückfallprophylaxe wird letztlich explizit vorbereitet, dass die Patienten zukünftig in der Lage sind, auftretende Belastungssituationen mithilfe ihrer erworbenen therapeutischen Ressourcen eigenständig zu bewältigen. Sie werden darin geschult, wieder auftretende Störungsattraktoren frühzeitig zu erkennen und sich kompetent und lösungsorientiert damit auseinanderzusetzen (vgl. Segal et al., 2008).

**Bearbeitungsphase in der Selbsterfahrung.** Die Bearbeitungs- bzw. Interventionsphase der Selbsterfahrung ist ebenfalls unterteilt in die drei Teilmodule »Briefen, Begleiten, Bestätigen«. Aufgabe der Selbsterfahrungsleiter ist hier, den Teilnehmern geeignete Methoden und Settings zur Verfügung zu stellen, damit diese zielorientiert ihr in der orientierenden Anfangsphase spezifiziertes AZA (Anliegen, Ziele, Auftrag) bearbeiten können. Dabei begleiten sie diesen Arbeitsprozess in der Weise, dass die interaktionellen Hilfestellungen der anderen Gruppenteilnehmer maximal genutzt werden. Dies geschieht sowohl durch die Etablierung von quasitherapeutischen Intervisionspartnerschaften als auch dadurch, dass im Gruppensetting geordnete Problemlöseprozesse durchlaufen werden. Gemäß dem Prinzip der minimalen Intervention (Kanfer et al., 1996) bieten die Selbsterfahrungsleiter den Teilnehmern dabei, so weit dies nötig ist, Anleitung und Rückmeldung und ermöglichen, soweit wie möglich, selbstorganisierte interaktionelle Lernprozesse in Gruppe und Dyade. Zum einen ist durch die Selbsterfahrungsleiter ein geordneter Arbeitsprozess sicherzustellen, wie er über das Problemlösemodell vorgegeben wird. Zum anderen benötigen die Teilnehmer während ihrer anstrengenden Selbstmodifikationsprozesse fortlaufend Bestätigungen für ihre eigenverantwortlichen zielführenden Arbeitsschritte. Dies geschieht wie im therapeutischen Prozess über validierende und verstärkende Rückmeldungen, die zunächst in höherer Rate von den Selbsterfahrungspartnern und durch die Selbsterfahrungsleiter erfolgen und zunehmend ins eigenverantwortliche Selbstmanagement überführt werden.

Die Bearbeitungsphase bildet den Schwerpunkt des Selbsterfahrungsprozesses. Dort wird keine festgelegte Übungsfolge abgearbeitet, sondern vor allem ein geordneter Problemlöseablauf in den quasitherapeutischen Intervisionsdyaden begleitet.

Die Selbsterfahrungsleiter übernehmen hier zunächst zu einem größeren Anteil das Briefen, Begleiten und Bestätigen. Sie zeigen sich während dieser Kernphase therapeutischer Zusammenarbeit ausdrücklich als Therapeutenmodelle. Über kognitive Vorbereitungen bringen sie den Teilnehmern geeignete Übungen nahe, begleiten diese bei der korrekten Durchführung der entsprechenden Interventionen (z. B. über Einzelarbeit vor der Gruppe) und versorgen sie dabei (gemeinsam mit den anderen Gruppenteilnehmern) mit validierenden und verstärkenden Rückmeldungen. Ebenfalls in quasitherapeutischer Weise werden mit den Teilnehmern Hausaufgaben verabredet, um die in der Gruppe begonnenen Lernprozesse in einen Alltagstransfer zu bringen. Außerdem werden Intervisionsdyaden etabliert, in denen sich jeweils zwei Teilnehmer zwischen den Gruppenterminen gegenseitig bei der Realisierung ihrer Selbstmodifikationsschritte betreuen. In diesem Rahmen erfahren sie sich im Wechsel in einer Therapeuten- und einer Patientenrolle. Inwieweit ihnen dabei die Realisierung der ABC-Komponenten gelingt, wird fortlaufend durch ein Evaluationsinstrument beurteilt (s. Arbeitsblatt 4.1).

Sobald die Teilnehmer in ihren etablierten Intervisionsdyaden einen geordneten Selbstmodifikationsprozess begonnen haben, reduzieren die Selbsterfahrungsleiter ihr Angebot an Übungen und konzentrieren sich darauf, einen geordneten gruppengestützten Supervisionsprozess zu organisieren. Vor den regelmäßigen Gruppensitzungen beurteilen die Teilnehmer ihren zwischenzeitlichen Selbstmodifikationsprozess, tragen an die Selbsterfahrungsgruppe ihr vorbereitetes AZA (Anliegen, Ziele, Auftrag) heran und erhalten dort eine vom Selbsterfahrungsleiter moderierte Supervision. Neben der im Mittelpunkt stehenden Supervision der laufenden Selbstmodifikationsprozesse wird die Zusammenarbeit in den quasitherapeutischen Intervisionspartnerschaften evaluiert und ggf. dort auftretende Abstimmungsprobleme bearbeitet. Die einzelnen Teilnehmer erhalten von den Selbsterfahrungsleitern, von der Gruppe und ihren Intervisionspartnern aktive Hilfe beim Lösen von Problemen, auf die sie im Verlauf ihres Selbstmodifikationsprozesses treffen. Dies betrifft zum einen die Komplikationen beim Umsetzen verabredeter Arbeitsschritte (z. B. anhaltende Vermeidung von vorbereiteten Verhaltensexperimenten, Schwierigkeiten bei der emotionalen Distanzierung von automatischen inneren Bewertungsprozessen, Defizite sozialer Skills), zum anderen Probleme im Rahmen der Intervisionsarbeit (z. B. unstrukturierter Ablauf der Intervisionssitzungen, unklare Rollenaufteilung, Absprachеunstimmigkeiten).

Flankierend zu diesem Basis-Arbeitsmodell (vgl. Lohmann, 2006) lassen sich für bestimmte typische Arbeitsaufträge der Teilnehmer geeignete Standardmethoden wie Verhaltensanalyse, Rollenspiel, kognitive Disputationstechniken, Verhaltenskontrakte usw. einsetzen beziehungsweise kann auf Methoden des in Teil II dargestellten Übungsrepertoires zurückgegriffen werden.

### 4.1.3 Die Check-out- bzw. Commitment-Phase mit den Komponenten Cognition, Choose your homework, Check-up

Verhaltenstherapeuten sorgen dafür, dass ihre Patienten über ein strukturiertes Wissen darüber verfügen, wie ihre persönliche Problematik beschaffen ist und wie sie diese selbstwirksam lösen können (»Cognition«). Sie vergewissern sich über ein regelmäßiges Evaluieren bzw. »Checking«, ob der therapeutische Prozess zielführend verläuft. Eine weitere Therapeutenaufgabe besteht darin, die Patienten anzuleiten und zu motivieren, aktiv das in der Therapie Gelernte in ihren Lebensalltag zu integrieren (»Choose your homework«). Auch hierzu prüfen sie fortlaufend, ob dies den Patienten im Selbstmanagement gelingt und ob weitere Hilfestellungen erforderlich sind. Wenn die Patienten zunehmend selbstorganisiert ihre zu lösenden Aufgaben erkennen, sich reflektierend mit ihnen auseinandersetzen und sie eigenständig lösen, fädeln sich die Therapeuten langsam über ein »Check-out« als Person aus deren Lernprozess aus.

Die Selbsterfahrungsleiter – und zunehmend auch die in quasitherapeutischen Arbeitsbündnissen tätigen Intervisionspartner – haben als Prozesssteuerer vergleichbare Aufgaben. Sie initiieren, assistieren und kommentieren die explorierenden, experimentierenden, einübenden, einfügenden Aktivitäten der Selbsterfahrungsteilnehmer. In dem Maße, wie die Teilnehmer über ein entsprechendes deklaratives und prozessuales Wissen zu den Möglichkeiten und Risiken des eigenen Therapeuten-Selbst verfügen, sich motivational auf ein stabiles Commitment zur aktiven Auseinandersetzung mit ihren umrissenen persönlichen Anpassungsaufgaben stützen und für deren Realisierung hinreichende Selbstmanagementkompetenzen zur Verfügung haben, machen sich die Selbsterfahrungsleiter entbehrlich und leiten zu einem Check-out über.

Die Commitment-Phase sorgt zunächst für eine kognitive Repräsentation der erarbeiteten Erfahrungen (Cognition) und stellt somit sicher, dass die Teilnehmer über ein deklaratives Wissen zum eigenen Selbst verfügen. Außerdem erweitern sie diesbezüglich ihr prozedurales Wissen, indem sie aus den kognitiven Klärungsergebnissen weitere Transferaufgaben ableiten und realisieren (Choose your homework). Und schließlich stellt die Abschlussphase fortlaufend die Evaluation der absolvierten Selbsterfahrungsmodule sicher (Check-up). Da es sich bei der Selbsterfahrung zwar um ein zeitlich begrenztes, aber keineswegs inhaltlich geschlossenes Curriculum handelt, bildet die Eingrenzung persönlicher Entwicklungsaufgaben für die weitere Anpassung der Therapeutenperson an die Anforderungen der beruflichen Aufgaben den Abschluss des gemeinsamen Arbeitsbündnisses.

## 4.2 Die Planung und Evaluation von Selbsterfahrungssitzungen

Was oben zur Arbeitsstruktur des gesamten Selbsterfahrungsprozesses beschrieben wurde, gilt ebenso für die Steuerung jeder einzelnen Sitzung. Ebenso wie ein Verhaltenstherapeut die Therapiesitzungen konsistent zum roten Faden seines vorbereiteten Behandlungsplans gestaltet, steuert auch ein Selbsterfahrungsleiter den Arbeitsprozess der Teilnehmer nach einem expliziten Konzept. Um zu überprüfen, inwieweit es dem Selbsterfahrungsleiter gelungen ist, die einzelnen ABC-Komponenten in einer Selbsterfahrungssitzung zu realisieren, bieten sich die folgenden Evaluationsfragen an. Diese Ratings können im Anschluss an eine Selbsterfahrungssitzung parallel vom SE-Leiter und den SE-Teilnehmern ausgefüllt werden, und die Ergebnisse ermöglichen einen Abgleich der Erfahrungen und Erwartungen aus beiden Perspektiven.

Die folgende Tabelle verdeutlicht, in welcher Weise eine solche Konsistenz zwischen dem Curriculum und den einzelnen Sitzungen hergestellt wird.

**Tabelle 4.2** ABC-Komponenten-Vergleich: Selbsterfahrungs-Curriculum und -sitzungen

| Anfangsphase | |
|---|---|
| **Selbsterfahrungs-Curriculum** | **Selbsterfahrungs-Sitzungen** |
| **Abholen**<br>Quasitherapeutisches Basisverhalten und instrumentelle Gruppenbedingungen etablieren | **Abholen**<br>Abholen der Teilnehmer in deren Ausgangsbefindlichkeit und Warming-up der Gruppenprozesse |
| **Anknüpfen**<br>Professionellen Ausgangsstatus explorieren und persönliche Professionalisierungsaufgaben identifizieren | **Anknüpfen**<br>Anknüpfen an den SE-relevanten zwischenzeitlichen Erfahrungen – speziell hinsichtlich der verabredeten Hausaufgaben |
| **Absprechen**<br>Arbeitsbündnisse zur unterstützten quasitherapeutischen Erarbeitung von definierten SE-Zielen verabreden | **Absprechen**<br>Absprechen einer Tagesordnung mit<br>a) Prozessthemen (von Teilnehmern eingebracht)<br>b) Programmthemen (vom SE-Leiter eingebracht) |
| **Bearbeitungsphase** | |
| **Briefen**<br>Den Einsatz von zielführenden Interventionsmethoden kognitiv, motivational und interaktionell vorbereiten | **Briefen**<br>Methodisches Briefen der Teilnehmer für die Realisierung der Tagesordnungspunkte/Vorbereiten optimaler motivationaler und interaktioneller Arbeitsbedingungen |
| **Begleiten**<br>Eigenverantwortlichen Lern- und Entwicklungsweg durch Intervision und Supervision assistieren | **Begleiten**<br>Autonomie förderndes Begleiten der Teilnehmer bei deren Realisierung der vorbereiteten Übungen |
| **Bestätigen**<br>Prozessbegleitende motivationale Hilfestellungen bieten | **Bestätigen**<br>Sicherstellen eines hinreichenden Validierens und differentiellen Verstärkens der Realisierungsschritte |
| **Commitmentphase** | |
| **Cognition**<br>Erworbenes deklaratives und prozedurales Wissen zum professionellen Selbst sprachlich artikulieren | **Cognition**<br>Eingrenzen von Mitnahmebotschaften zu den relevanten Erfahrungen der SE-Sitzung |

►

**Tabelle 4.2** (Fortsetzung)

| | |
|---|---|
| **Choose your homework**<br>Selbsterfahrungssitzungen als Stützpunkte zur Vor- und Nachbereitung eigenständiger Hausaufgaben-Transfers nutzen/Weitere Entwicklungsaufgaben ableiten | **Choose your homework**<br>Vorbereitung eines Lerntransfers mithilfe von Hausaufgaben-Absprachen und Verabreden von Treffen mit den Intervisionspartnern |
| **Check-up**<br>SE-Prozess und -Ergebnisse evaluieren | **Check-up**<br>Evaluationsbögen ausfüllen und persönliches Reflektieren der Sitzungserfahrungen |

In der Anfangsphase jeder Sitzung – und das gilt für das klinische Setting ebenso wie für den Selbsterfahrungskontext – stellen Therapeuten resp. Selbsterfahrungsleiter möglichst schon beim »Abholen« die Arbeitsfähigkeit der Patienten/SE-Teilnehmer sicher; beim »Anknüpfen« werden die zwischenzeitlichen Erfahrungen des Patienten/SE-Teilnehmers (z. B. bei der Hausaufgabenrealisierung) erfasst; die gemeinsame »Absprache« der Tagesordnung berücksichtigt dann sowohl die von den Patienten/SE-Teilnehmern eingebrachten Prozessthemen wie die vom Therapeuten/SE-Leiter eingebrachten Programmthemen. Und ebenso steuern Therapeuten wie Selbsterfahrungsleiter in der Bearbeitungsphase das weitere Vorgehen – sie instruieren, »briefen«, die Patienten/Teilnehmer zum Ablauf der anstehenden Intervention, begleiten diese angemessen beim Realisieren und unterstützen sie bestätigend bei deren zielführendem Vorgehen. Und sie stellen in der Commitmentphase sicher, dass die Teilnehmer am Ende der Sitzung für sich eine »Mitnahmebotschaft« (Cognition) artikulieren, sich konkrete Hausaufgaben vornehmen (Choose your homework) und die Sitzung abschließend evaluieren (Checking).

### 4.2.1 Die Anfangsphase der Sitzung

**Abholen/Ankommen (»Are you ready?«)**

Eine achtsame und feinfühlige Kontaktaufnahme zu Beginn der Sitzung verfolgt das Ziel, den Teilnehmern eine Begegnung zu ermöglichen, durch die sie sich positiv angenommen fühlen und ihnen ein gutes Ankommen ermöglicht wird. Dabei ist es nicht nur die Aufgabe des Selbsterfahrungsleiters, motivierend auf die Teilnehmer zuzugehen, sondern er hat auch dafür zu sorgen, dass die Teilnehmer einander positiv begegnen können. Es gilt also, eine positive Ausgangsstimmung zu ermöglichen und dafür zu sorgen, dass alle Anwesenden für die anstehende Sitzung hinreichend arbeitsbereit sind.

**Tabelle 4.3** Abholen/Ankommen

| Selbsterfahrungsleiter | Selbsterfahrungs-Teilnehmer |
|---|---|
| Die Teilnehmer begrüßen: Habe ich zu Beginn der Sitzung für eine angemessene Kontaktaufnahme zu den Teilnehmern und unter ihnen gesorgt? | Als Teilnehmer ankommen: Fühlte ich mich gleich zu Beginn des heutigen Termins vom Selbsterfahrungsleiter willkommen geheißen und den anderen Gruppenmitgliedern wohlwollend aufgenommen? |
| Deren Befindlichkeit wahrnehmen: Habe ich mir einen bewussten Eindruck zu deren Befindlichkeit geschaffen? | In meiner Befindlichkeit beachtet werden: Haben SE-Leiter und die anderen Teilnehmer bemerkt, in welcher Stimmung ich heute war und mich angemessen angesprochen? |
| Arbeitsfähigkeit sicherstellen: Habe ich sichergestellt, dass die Teilnehmer arbeitsfähig und -bereit sind? | Arbeitsfähigkeit bereitstellen: Haben SE-Leiter und Gruppe positiv zu meiner Arbeitsfähigkeit beigetragen (und mich ggf. dabei unterstützt, damit ich mich beruhigen bzw. sammeln konnte)? |

Das Ziel, der Gruppe bereits beim ersten Treffen eine positive Begegnung zu ermöglichen, wird besonders deutlich in der Anfangsübung des wohlwollenden Hypothetisierens realisiert. Bei dieser Abhol-Übung wird jeder Teilnehmer von den anderen Gruppenmitgliedern auf fantasievolle Weise mit positiven Hypothesen angesprochen, welche Ressourcen ihm zugetraut werden (z. B. »Was gute Freunde an dir schätzen … Als weiterer Beruf passt zu dir … Eine Liebhaberei von dir ist …«).

Zu Beginn weiterer Selbsterfahrungstreffen kann beispielsweise auch auf bildhafte Weise ein empathisches Abholen erfolgen, indem jeder Teilnehmer zunächst seine Ausgangsstimmung als Wetterbild darstellt (»im wunderbaren Mairegen stehen … ein aufziehendes Gewitter betrachten … zerstörendem Hagel ausgesetzt sein … in beißender Kälte draußen warten …«), und von den anderen Teilnehmern symbolisch dazu passende Geschenke erhält (»ein weites und buntes T-Shirt, in dem du während des Regens deine Arme ausbreiten kannst … ein sicheres Haus, in das du dich sicher zurückziehen kannst … ein kuscheliger Pullover, der dich wärmt …«).

#### Anknüpfen/Arbeitsfokus finden (»Actual state of affairs«)

Der zweite Teilabschnitt in der Anfangsphase von Selbsterfahrungssitzungen zielt darauf ab, dass die Teilnehmer an ihren zwischenzeitlichen Erfahrungen – speziell auch bezüglich ihrer Hausaufgabenrealisierung – anknüpfen können und diese auf ihren laufenden Selbstmodifikationsprozess beziehen. Dieser Zwischenschritt dient dem

Aufrufen relevanter Erfahrungen der Zwischenzeit und verzichtet noch ausdrücklich auf eine vertiefende Weiterbearbeitung der angesprochenen Erfahrungen.

**Tabelle 4.4** Anknüpfen/Arbeitsfokus finden

| Selbsterfahrungsleiter | Selbsterfahrungsteilnehmer |
|---|---|
| Relevante Erfahrungen erfragen: Habe ich den Teilnehmern ermöglicht, ihre relevanten Erfahrungen der Zwischenzeit (Hausaufgaben, spontane Erlebnisse) knapp zu skizzieren? (Beim ersten SE-Treffen: Wurde wirksam an den Ressourcen der Teilnehmer angeknüpft?) | Relevante Erfahrungen berichten: Wurde ich zu Beginn der heutigen Sitzung so angesprochen, dass ich relevante Aspekte meiner zwischenzeitlichen Erfahrungen zusammenfassen konnte? (Bzw. fühlte ich mich wohlwollend in meinen Ressourcen angesprochen?) |
| Prozessthemen eingrenzen: Konnten die Teilnehmer Anliegen benennen, die sich aus dem zwischenzeitlichen Prozess ergeben haben? (Regelhafte Durchführung, außer beim ersten SE-Termin) | Anliegen mitbringen: Falls ich eigene Anliegen, Fragen, Wünsche mitgebracht habe – haben SE-Leiter und Gruppe mir ermöglicht, diese vorzutragen? |
| Beziehungsziele bedienen: Gelang es dabei, den Teilnehmern (komplementär zu deren Beziehungszielen) das Gefühl zu vermitteln, dass sie gut verstanden und behandelt wurden? | Sich gut verstanden und behandelt fühlen: Haben SE-Leiter und Gruppe mich gut in meinem Anliegen verstanden? Habe ich mich selbst dazu hinreichend eingebracht? |

Wenn sich die Teilnehmer nach einiger Zeit erneut zu einer Selbsterfahrungssitzung treffen, kann über eine »Wiederbegegnungsübung« ein lebendiger Austausch stattfinden. Im Raum umhergehend sprechen sie sich gegenseitig mit spontanen Erinnerungen vom letzten Treffen an (»Hattest du nicht letztes Mal nicht von diesem klagsamen Patienten berichtet, der bei dir so ablehnende Gefühle auslöst?« … Wir hatten doch letztes Mal zusammen die Stabtanz-Übung gemacht? … Erinnerst du dich noch, wie ich dich beim letzten Mal mit meinem Bruder verglichen habe?«).

Eine formellere Anknüpfung kann folgendermaßen erfolgen: In einer Einleitungsrunde gibt jeder Teilnehmer ein Statement mit der Überschrift ab »Was inzwischen geschah«. Damit es den Vortragenden gelingt, knapp auf den Punkt zu kommen, können Sie sich in einer fünfminütigen Besinnungszeit auf die knappe Beantwortung von drei Fragen vorbereiten:

(1) Welche Stimmung hatte ich beim letzten Mal mitgenommen?
(2) Welche Mitnahmebotschaft hatte ich für mich formuliert?
(3) Was hatte ich mir für die Zwischenzeit vorgenommen, und was habe ich aus diesem Vorhaben gemacht?

Ähnlich wie Therapeuten zu Beginn einer Sitzung ihren Patienten ein Anknüpfen an den bisherigen Therapieprozess ermöglichen, sollte dies auch am Anfang einer SE-Sitzung bezogen auf den laufenden SE-Prozess erfolgen: »Bevor wir uns heute mit bestimmten Punkten genauer befassen – welche Erfahrungen der Zwischenzeit bringen Sie heute in die Selbsterfahrung mit?«.

An dieser Stelle der Sitzung sollte (ebenso wie beim Anknüpfen in Therapiesitzungen) auf gar keinen Fall unmittelbar in eine vertiefende Bearbeitung eingestiegen werden. Relevante Punkte werden lediglich markiert, damit sie ggf. in der Tagesordnung berücksichtigt werden können (»Bietet sich dein momentaner Ärger über den Oberarzt als Anliegen für die heutige Tagesordnung an?«).

### Absprechen (»Approved agenda«)

Als dritte Aufgabe der Anfangsphase einer Selbsterfahrungssitzung hat der SE-Leiter dafür zu sorgen, dass mit den Teilnehmern ein Konsens zu den Zielen und Inhalten der Tagesordnung zustande kommt. Die folgenden Evaluationsfragen beurteilen, inwieweit der Gruppe so etwas gelungen ist.

**Tabelle 4.5** Absprechen

| Selbsterfahrungsleiter | Selbsterfahrungsteilnehmer |
|---|---|
| Tagesordnung verabreden: Konnten wir explizite Arbeitsthemen für diese Sitzung verabreden? | Tagesordnung quittieren: Konnten wir bald miteinander absprechen, womit wir uns heute befassen wollten? |
| Prozessthemen berücksichtigen: Haben wir dabei hinreichend aktuelle Anliegen von Teilnehmern berücksichtigt? | Aktuelle Anliegen berücksichtigen: Habe ich selbst heute ein aktuelles Anliegen mitgebracht, und wurde dies beim Absprechen der Tagesordnung angemessen berücksichtigt? |
| Programmthemen berücksichtigen: Konnte ich mit den Teilnehmern Inhalte und Übungen absprechen, die ich selbst vorab als Programmpunkte geplant hatte? | Passende Absprache: Enthielt die Tagesordnung die für mich richtigen Punkte, und hatten wir uns klar abgesprochen, was wir uns heute vornehmen? |

Die verabredete Tagesordnung setzt sich jeweils aus Prozesspunkten (von SE-Teilnehmern eingebrachte aktuelle Anliegen – siehe Anknüpfen) und Programmpunkten (vom SE-Leiter die Sitzung vorgesehene Übungen) zusammen und wird explizit in der Anfangsphase der Sitzung abgesprochen.

Während in den Sitzungen während der Anfangsphase der Selbsterfahrung (ähnlich wie in der Probatorik einer Verhaltenstherapie) Programmthemen betont werden (z. B. Anleitung zum Eingrenzen von persönlichen Selbstmodifikationsanliegen), stehen in der Bearbeitungs- und Check-out-Phase des Curriculums zunehmend Prozessthemen der Teilnehmer im Vordergrund (z. B. Barrieren beim Umsetzen einzelner Selbstmodifikationsschritte).

Die Absprache zur Tagesordnung einer SE-Sitzung kann vorbereitet werden, indem jeder Teilnehmer nach einer Anknüpf-Runde auf einem gelben Klebezettel das eigene Anliegen notiert, das ihn in der SE zurzeit am stärksten bewegt (z. B. »Ärger über Oberarzt … Probleme beim Umsetzen meiner Verhaltensexperimente … meine Angst vor …«). Die Zettel mit solchen Prozessthemen werden auf einer Pinnwand befestigt, die Gruppe vergleicht die verschiedenen Inhalte, stellt aus ähnlichen Anliegen Themengruppen zusammen und einigt sich darauf, welche Themen während der Selbsterfahrungssitzung wie viel Bearbeitungszeit bekommen sollen.

### 4.2.2 Die Bearbeitungsphase der Selbsterfahrungssitzung

Den Kern der Selbsterfahrungssitzung bildet die Bearbeitungsphase, wo die in der Anfangsphase abgesprochenen Tagesordnungspunkte umgesetzt werden. Dabei werden weiterhin typische Merkmale und Prinzipien der verhaltenstherapeutischen Beziehungs- und Methodengestaltung eingesetzt (aktive Empathie, Direktivität, Zielorientierung usw.). Zwischen den Gruppensitzungen bearbeiten die Teilnehmer ihre quasitherapeutischen Hausaufgaben im Selbstmanagement und treffen sich regelmäßig mit ihren Intervisionspartnern. Die Gruppensitzungen erhalten im fortgeschrittenen Stadium der Selbsterfahrung vorwiegend einen Supervisionscharakter, indem die Teilnehmer umrissene Anliegen, Ziele und Aufträge einbringen, die sich beispielsweise während der Realisierung ihrer Hausaufgaben für sie ergeben haben (z. B. »Ich lasse mich bei der Umsetzung meines Vorhabens viel zu leicht stören durch die Probleme, die andere an mich herantragen/Helft mir dabei, dass ich lerne, solche ablenkenden Momente frühzeitiger zu erkennen und zu unterbrechen/Lasst uns solche typischen Situationen hier vor der Gruppe simulieren und bewältigen«), die dann mithilfe der Gruppe und des SE-Leiters bearbeitet werden. Ebenso werden auftretende Kooperationsprobleme in den Intervisionsdyaden bearbeitet. Grundlage für den Ablauf der Sitzungen der curricularen Bearbeitungsphase bildet das problemlöseorientierte Supervisionskonzept von Bettina Lohmann (2006). Befindet sich die Gruppe in dieser zentralen Arbeitsphase des Selbsterfahrungsprozesses, dann reduzieren die Selbsterfahrungsleiter ihre Übungsangebote auf wenige Maßnahmen, mit denen sie anstehende Supervisionsanliegen der Teilnehmer oder einzelner Intervisionsteams unterstützen können. Zum Beispiel wird die »Da-ist-Übung«(Übung 11.1, Kap. 7) eingesetzt, um einem Teilnehmer, der bei aggressiven Reaktionen seiner Patienten regelmäßig hilflos reagiert, eine emotionale Distanzierungsmöglichkeit zu geben.

#### Briefen/Bereit sein

Aufgaben des Briefens sind die kognitive sowie die motivationale Vorbereitung des Patienten bzw. Selbsterfahrungsteilnehmers für ein bestimmtes methodisches Vorgehen. Angezielt wird, dass die betreffenden Personen die anstehenden und gebotenen Interventionen als plausible Maßnahmen verstehen und bereit sind, sich den damit verbundenen Mühen und Risiken zu stellen.

**Tabelle 4.6** Briefen/Bereit sein

| Selbsterfahrungsleiter | Selbsterfahrungsteilnehmer |
|---|---|
| Kognitive Vorbereitung realisieren: Gelang es mir, die Teilnehmer für das verabredete Vorgehen kognitiv vorzubereiten? | Die geplante Intervention verstehen: Konnte der Übungsleiter mich/uns verständlich und plausibel zum Vorgehen informieren? |
| Fragen beantworten: Konnte ich Fragen der Selbsterfahrungsteilnehmer, die sich auf die anstehende/n Übung/en bezogen, für diese plausibel beantworten? | Fragen beantwortet bekommen: Hat der SE-Leiter hinreichend Rücksicht genommen auf Fragen und Schwierigkeiten, die ich/wir vor der Übung hatte/n? |
| Zustimmung einholen: Konnte ich die Teilnehmer von diesem Vorgehen überzeugen, sodass sie zur Mitarbeit bereit waren? | Zur Mitarbeit bereit sein: War ich wirklich bereit, mich auf die verabredete Vorgehensweise einzulassen? |

Die Teilnehmer bereiten sich auf die Sitzungen der Bearbeitungsphase vor, indem sie ein Selbsterfahrungsprotokoll (s. Übung 15.1, Kap. 7) verfassen. Diesem Protokoll vorangestellt ist die Kurzform des persönlichen Selbsterfahrungsanliegens des jeweiligen Teilnehmers, das er in der Anfangsphase eingegrenzt hatte (Überschrift: »Mein Oberplan für die Selbstmodifikation«). Dann werden die Verabredungen aus der letzten Gruppensitzung (»Was ich beim letzten Mal vorgenommen hatte«) und deren Ergebnisse notiert (»Was daraus geworden ist«). Es folgt die Skizze eines aktuellen Anliegens (»Welche Problematik ich heute mit euch bearbeiten möchte«) und schließlich sein persönlicher Auftrag an die Gruppe, wie diese ihn auf seinem zielführenden Weg ansprechen und anfordern, unterstützen und anleiten soll (»Auf welche Weise ihr mir helfen könnt«). Weiterhin werden die Teilnehmer obligatorisch instruiert, Situationsanalysen zu »Schlüsselsituationen meines persönlichen Anliegens« vorzubereiten. An das »Auftragsbriefing« des jeweiligen Teilnehmers schließt sich das »Methodenbriefing« des Selbsterfahrungsleiters an. Dieser stellt sicher, dass die Gruppe und der jeweilige Teilnehmer eine plausible, präzise und praktisch erreichbare Realisierungskonzeption vorbereiten (»Gut, ich schreibe jetzt dein AZA ans Flipchart. – Ist das so korrekt? – Gibt es noch Fragen? – Gut, dann lasst uns beginnen!«)

#### Begleiten (»Backing«)/Bearbeiten

In der Bearbeitungsphase einer Verhaltenstherapie folgt im Anschluss an das Briefen – also nach der kognitiven und motivationalen Vorbereitung des Patienten auf die jeweilige Intervention – das Begleiten bei der Durchführung der verabredeten Intervention. Hierbei gilt es, dass die Patienten so eigenständig wie möglich, aber auch so unterstützt wie nötig die verabredeten Interventionen umsetzen. Der Einsatz eines geleiteten Entdeckens erfolgt somit nach dem Prinzip der minimalen Intervention.

Nachdem der Selbsterfahrungsleiter die Teilnehmer nunmehr hinreichend kognitiv, motivational und interaktionell für das methodische Vorgehen vorbereitet hat – also ein hinreichendes Briefen gewährleistet wurde – besteht seine weitere Aufgabe darin, den jeweiligen Teilnehmern eine möglichst eigenständige Durchführung der vorbereiteten Intervention zu ermöglichen.

**Tabelle 4.7** Begleiten

| Selbsterfahrungsleiter | Selbsterfahrungsteilnehmer |
|---|---|
| Bearbeitungsraum bieten: Habe ich den Teilnehmern angemessen Raum geboten, damit diese eigenständig arbeiten können? | Bearbeitungsraum geboten bekommen: Hat der SE-Leiter mir angemessen Raum geboten, damit ich die für mich relevanten Punkte eigenständig bearbeiten konnte? |
| Unterstützung geben: Habe ich die Teilnehmer an den richtigen Stellen und in richtigem Maße ermutigt, unterstützt, aber auch konfrontiert und korrigiert? | Realisierungsprobleme bewältigt: Hat der SE-Leiter (haben meine Intervisionspartner) mich hinreichend ermutigt, unterstützt, korrigiert? |
| Emotionale Aktivierung bewirken: Kam es bei den Teilnehmern während der Bearbeitung zu einer lebendigen (aber nicht destabilisierenden) prozessualen Aktivierung? | Emotionale Aktivierung erlebt: Wurde die Übung so durchgeführt, dass ich spürbar mit meinen Gefühlen verbunden war, und ist der SE-Leiter (resp. mein IV-Partner) angemessen darauf eingegangen? |

Im hinteren Abschnitt der Anfangsphase des Curriculums, dem Absprechen, begleitet der Selbsterfahrungsleiter die Teilnehmer dabei, funktierende Intervisionsdyaden zu etablieren und ihren persönlichen Stil von Führen und Folgen zu erkunden. Während und zwischen den Gruppensitzungen betreuen sich die Teilnehmerpaare gegenseitig quasitherapeutisch in ihren Selbstmodifikationsprozessen. Aufgabe dieser Dyaden ist es, einander beim Explorieren, Explorieren und Einüben neuer Erfahrungen und Kompetenzen anzuleiten, zu ermutigen und über Rückmeldungen zu konfrontieren und zu korrigieren.

Die Gruppensitzungen verfolgen bald vorwiegend Supervisionsaufgaben, indem sie die zunehmend selbstorganisierten Selbstmodifikationsprozesse und quasitherapeutischen Intervisionsdyaden begleiten.

**Bestätigen (»Boosting«)/Bewirken**
Im therapeutischen Kontext werden Patienten durch informierende und verstärkende Rückmeldungen bei der Realisierung der Intervention begleitet. Analog hierzu und als Therapeutenmodell unterstützen die Selbsterfahrungsleiter die Teilnehmer dabei, ihre Selbstmodifikationsprojekte zu realisieren. Vor allem versetzen sie auch die Gruppe und speziell die Intervisionspartner in die Lage, einander empathisch zu validieren und differentiell zu verstärken.

**Tabelle 4.8** Bestätigen/Bewirken

| Selbsterfahrungsleiter | Selbsterfahrungsteilnehmer |
|---|---|
| Mitarbeit validieren: Habe ich die Teilnehmer persönlich bestätigt für deren Mitarbeit und Bereitwilligkeit zur Auseinandersetzung – unabhängig vom Ergebnis? | Sich in der Mitarbeit respektiert fühlen: Habe ich mich mithilfe des SE-Leiters (IV-Partners) in der heutigen Sitzung für meinen persönlichen Einsatz gewürdigt erlebt? |
| Zielführende Arbeitsschritte verstärken: Habe ich die Teilnehmer differentiell verstärkt für deren zielführende Aktivitäten? | Verhaltenssicherheit gewinnen: Hat der SE-Leiter mir deutlich signalisiert, welche meiner Schritte richtig waren? |
| Selbstwirksamkeitserleben ermöglichen: Konnten die Teilnehmer sich heute in ihrem Denken und Handeln selbstwirksam erleben? | Selbstwirksamkeit erleben: Habe ich mich heute mit dem, was ich gedacht und getan habe, wirksam erlebt? |

### 4.2.3 Die Commitment- bzw. Checking-Phase

Die Interventionen dieser Sitzungsphase haben drei Aufgaben – sie sorgen erstens dafür, dass die in der Sitzung erarbeiteten Erfahrungen sprachlich zu einer Mitnahmebotschaft kodiert werden, sodass sie vom Patienten/Selbsterfahrungsteilnehmer nach der Sitzung im Rahmen der Transferarbeit bewusst zur Verfügung stehen; zweitens geht es um die plausible Ableitung von Hausaufgaben-Verabredungen; und drittens sollte jeder Sitzung eine Evaluation folgen, aus der ggf. Planungskonsequenzen für die weitere Zusammenarbeit bestimmt werden.

**Cognition/Chancen**
Die Integrationsphase mit den Checking-Elementen sorgt dafür, dass die Teilnehmer am Ende der Sitzung eine umgrenzte Mitnahmebotschaft definieren, die die für sie relevanten Erfahrungen kognitiv repräsentiert. Auf diese Weise erhöht sich deren »Chance« für einen künftigen Gedächtniszugang zu den relevanten Inhalten, und sie

haben die Möglichkeit, die mitgenommenen Ideen und Fragen reflektierend weiter zu bearbeiten.

Für die sprachliche Benennung der erarbeiteten Erfahrungen und Regeln sollte im hinteren Abschnitt der Sitzung hinreichend Raum geboten werden, und der Patient/SE-Teilnehmer sollte maximal an der Formulierung der Mitnahmebotschaft beteiligt werden.

**Tabelle 4.9** Cognition/Chancen

| Selbsterfahrungsleiter | Selbsterfahrungsteilnehmer |
|---|---|
| Sitzungsergebnisse zusammenfassen: Konnten die Teilnehmer relevante Erfahrungen aus der Sitzung sprachlich zusammenfassen? | Mitnahmebotschaft formulieren: Kann ich benennen, welche Erfahrungen ich aus der heutigen Sitzung mitnehme? |
| Schriftform erarbeiten: Wurden die Sitzungsergebnisse von den Teilnehmern in eine Schriftform gebracht? | Sitzungsergebnisse dokumentieren: Habe ich wichtige Aspekte der heutigen Sitzung in eine schriftliche Form gebracht? |
| Weiterbearbeitung vorbereiten: Konnten die Teilnehmer Ideen bzw. Fragen mitnehmen, die sie in der Zwischenzeit bearbeiten können? | Weiterbearbeitung vorbereiten: Nehme ich Ideen oder Fragen mit, die ich bis zum nächsten Mal weiter verfolgen kann? |

Im Verlaufe des Selbsterfahrungsprozesses bietet sich für die Teilnehmer (analog zum Therapietagebuch von Patienten) an, als begleitendes Selbstbesinnungsinstrument ein Selbsterfahrungstagebuch zu führen.

#### Choose your homework/Come on

Die Vorbereitung eines Lerntransfers mithilfe von Hausaufgaben bildet ein typisches Element verhaltenstherapeutischen Arbeitens. An der Wahl, welche plausiblen und praktisch erreichbaren Aktivitäten für die Zeit bis zur nächsten Sitzung verabredet werden, wird der Patient/SE-Teilnehmer maximal beteiligt. Hausaufgaben sollten vom Therapeuten/SE-Leiter niemals autoritär aufgegeben werden. Eine optimale Bereitwilligkeit zur eigenverantwortlichen Weiterarbeit entwickeln Patienten ebenso wie SE-Teilnehmer nur dadurch, dass diese komplementär zu einer belastbaren Selbstverpflichtung geführt werden (»Was nehmen Sie sich verbindlich bis zum nächsten Mal vor?«)

**Tabelle 4.10** Choose your homework/Come on

| Selbsterfahrungsleiter | Selbsterfahrungsteilnehmer |
|---|---|
| Hausaufgaben ableiten: Konnten die Teilnehmer für sich plausible und praktisch erreichbare Hausaufgaben ableiten? | An Hausaufgabenableitung mitwirken: Habe ich sinnvolle Hausaufgaben abgeleitet, mit deren Hilfe ich in der nächsten Zeit meinen Selbstmodifikationsprozess eigenständig fortsetzen kann? |
| Zur Selbstverpflichtung motivieren: Gelang es mir, die Teilnehmer zu einer Selbstverpflichtung bzgl. der Hausaufgabenrealisierung zu motivieren? | Sich selbst verpflichten: Sind die abgeleiteten Hausaufgaben für mich plausibel und will ich sie wirklich schaffen? |
| Realisierungsproblemen vorbeugen: Haben wir mögliche Schwierigkeiten bedacht, die beim Realisieren der Hausaufgaben entstehen können und realistische Bewältigungsmöglichkeiten vorbereitet? | Realisierungsprobleme lösen können: Weiß ich auch, wie ich mögliche Schwierigkeiten, die beim Umsetzen der Hausaufgaben auftreten könnten, bewältigen kann? |

### Check-out

Die Nachbearbeitung der SE-Sitzungen prüft zunächst, ob bzw. inwieweit die abgesprochenen Ziele erreicht wurden, schätzt die Qualität der Beziehungen zum SE-Leiter sowie den anderen Gruppenmitgliedern bzw. dem Intervisionspartner ein und bezieht die in der Sitzung erarbeiteten Ergebnisse auf den Oberplan der Selbsterfahrung.

**Tabelle 4.11** Check-out

| Selbsterfahrungsleiter | Selbsterfahrungsteilnehmer |
|---|---|
| Realisierung der Tagesordnung: Inwieweit habe ich den Teilnehmern ermöglicht, deren abgesprochenen Sitzungsziele zu erreichen? | Realisierung meiner Tagesziele: Wie weit ist es mir/uns gelungen, die verabredeten Tagesordnungspunkte zu bearbeiten? |
| Beziehungen beurteilen: Welche Beziehungserfahrungen konnten die Teilnehmer mitnehmen? | Beziehungsqualität beurteilen: Wie gut fühlte ich mich vom SE-Leiter/der Gruppe/meinem IV-Partner verstanden, unterstützt, angeleitet? |
| Planungskonsequenzen ableiten: Ergaben sich neue Anhaltspunkte für die Planung der kommenden SE-Sitzungen? | Planungskonsequenzen ableiten: Sollten für meinen weiteren SE-Prozess bestimmte Veränderungen im Vorgehen bzw. in der Beziehungsgestaltung erfolgen? |

**Arbeitsblatt 4.1** **Evaluation der Selbsterfahrungssitzungen – Kurzrating durch SE-Teilnehmer** (S. 1/2)

Im Anschluss an die Sitzung wird der Realisierungsgrad der einzelnen ABC-Komponenten auf einer vierstufigen Skala bewertet.
0 = überhaupt nicht/1 = ein wenig/2 = deutlich/3 = sehr deutlich

| | □ | □ | □ | □ |
|---|---|---|---|---|
| **Ankommen** | | | | |
| Gelang es dem SE-Leiter, mich/uns auf die SE-Sitzung einzustimmen? | 0 | 1 | 2 | 3 |
| **Anknüpfen** | | | | |
| Hat der SE-Leiter mir/uns ermöglicht, von den wichtigsten Erfahrungen der Zwischenzeit zu berichten – speziell auch mit den Hausaufgaben? | 0 | 1 | 2 | 3 |
| Haben die anderen Gruppenmitglieder sich daran konstruktiv und interessiert beteiligt? | 0 | 1 | 2 | 3 |
| **Absprechen** | | | | |
| Konnten wir bald miteinander absprechen, womit wir uns heute in dieser Sitzung befassen wollten? Enthielt die verabredete Tagesordnung für mich bedeutsame Punkte? | 0 | 1 | 2 | 3 |
| **Bereit sein** | | | | |
| Konnte der SE-Leiter mit uns verabreden, in welcher Weise wir in dieser Sitzung weiterarbeiten wollen, und hat er uns für das konkrete Vorgehen angemessen motiviert? | 0 | 1 | 2 | 3 |
| **Bearbeiten** | | | | |
| Hat der SE-Leiter uns beim Bearbeiten so viel wie nötig angeleitet/unterstützt, uns aber auch so weit wie möglich das Vorgehen selbst finden lassen? | 0 | 1 | 2 | 3 |
| Verlief die SE so, dass ich dabei spürbar mit meinen Gefühlen verbunden war und fühlte ich mich dabei von SE-Leiter hinreichend geschützt? | 0 | 1 | 2 | 3 |
| Gelang es ihm, dass wir uns auch gegenseitig motivieren, unterstützen und schützen konnten? | 0 | 1 | 2 | 3 |



**Arbeitsblatt 4.1** **Evaluation der Selbsterfahrungssitzungen – Kurzrating durch SE-Teilnehmer** (S. 2/2)

| | □ | □ | □ | □ |
|---|---|---|---|---|
| **Bewirken** | | | | |
| Konnte ich mich mithilfe des SE-Leiters und der anderen Teilnehmer in der heutigen Sitzung aktiv und wirksam erleben? | 0 | 1 | 2 | 3 |
| Wurde mir deutlich, bei welchen meiner SE-Themen ich dieses Mal Fortschritte gemacht habe? | 0 | 1 | 2 | 3 |
| Ist mir klar geworden, welche Probleme, Barrieren noch vor mir liegen? | 0 | 1 | 2 | 3 |
| **Chancen** | | | | |
| Konnte ich aus der Sitzung hilfreiche Ideen und Anregungen mitnehmen?<br>Könnte ich diese Mitnahmebotschaft für eine vertraute Person in wenigen Sätzen zusammenfassen? (Auf der Rückseite notieren) | 0 | 1 | 2 | 3 |
| **Come on** | | | | |
| Konnte ich sinnvolle und schaffbare Hausaufgaben ableiten, die ich mir bis zum nächsten Mal vornehme? | 0 | 1 | 2 | 3 |
| Weiß ich auch, welche möglichen Schwierigkeiten ich dabei wie bewältigen kann? | 0 | 1 | 2 | 3 |
| **Check-up** | | | | |
| Wie weit ist es uns dieses Mal gelungen, die verabredete Tagesordnung zu bearbeiten? | 0 | 1 | 2 | 3 |
| Wie gut fühlte ich mich von den anderen Teilnehmern der Gruppe verstanden und unterstützt? | 0 | 1 | 2 | 3 |
| Wie gut fühlte ich mich heute vom SE-Leiter verstanden und unterstützt, und wie gut ist ihm gelungen, die Gruppenprozesse anzuleiten und zu moderieren? | 0 | 1 | 2 | 3 |
| Was mir in dieser Sitzung klarer geworden ist<br>(Auf der Rückseite notieren):<br>Was ich mir bis zur nächsten Sitzung vornehme<br>(Auf der Rückseite notieren): | | | | |



**Arbeitsblatt 4.2** **Evaluation der Selbsterfahrungssitzungen – Kurzrating durch SE-Leiter** (S. 1/2)

Im Anschluss an die Sitzung wird der Realisierungsgrad der einzelnen ABC-Komponenten auf einer vierstufigen Skala bewertet.
O = überhaupt nicht/1 = ein wenig/2 = deutlich/3 = sehr deutlich

| | □ | □ | □ | □ |
|---|---|---|---|---|
| **Abholen** *Are you ready?* | | | | |
| Habe ich sichergestellt, dass die SE-Gruppe zu Sitzungsbeginn arbeitsfähig war (z. B. mithilfe einer Achtsamkeitsübung zum Ankommen)? | 0 | 1 | 2 | 3 |
| **Anknüpfen** *Actual state of affairs* | | | | |
| Konnten die Teilnehmer ihre zwischenzeitlichen Erfahrungen rekonstruieren und auf relevante individuelle SE-Themen beziehen? | 0 | 1 | 2 | 3 |
| **Absprechen** *Approved agenda* | | | | |
| Konnten wir explizite Arbeitsthemen für die Sitzung verabreden? (Tagesordnung) | 0 | 1 | 2 | 3 |
| **Briefen** *Briefing* | | | | |
| Gelang es mir, den SE-Teilnehmern ein methodisches und prozessuales Vorgehen für die Sitzung vorzuschlagen bzw. mit ihrer Beteiligung festzulegen und zu verabreden (Kognitive und motivationale Vorbereitung)? | 0 | 1 | 2 | 3 |
| **Begleiten** *Backing* | | | | |
| Konnte ich den Teilnehmern bei ihrer Bearbeitung der Tagesordnungspunkte so viel Raum wie möglich und so viel Anleitung wie nötig geben? | 0 | 1 | 2 | 3 |
| Gelang es mir, während der Bearbeitungsphase Einzelarbeit und Gruppenprozesse abzustimmen? | 0 | 1 | 2 | 3 |
| Konnten Gruppenteilnehmer quasitherapeutische Aufgaben ausüben? | 0 | 1 | 2 | 3 |
| **Bestätigen** *Boosting* | | | | |
| Habe ich die SE-Teilnehmer während der Bearbeitungsphase angemessen validiert und verstärkt? | 0 | 1 | 2 | 3 |



**Arbeitsblatt 4.2** **Evaluation der Selbsterfahrungssitzungen – Kurzrating durch SE-Leiter** (S. 2/2)

| | □ | □ | □ | □ |
|---|---|---|---|---|
| Konnte die Gruppe ihre Teilnehmer bei deren Einzelarbeit unterstützen und verstärken, aber auch konfrontieren und anfordern? | 0 | 1 | 2 | 3 |
| **Cognition** | | | | |
| Habe ich dafür gesorgt, dass die SE-Teilnehmer am Ende der Sitzung über eine angemessene kognitive Repräsentation ihrer SE-Ergebnisse verfügten? | 0 | 1 | 2 | 3 |
| **Choose your homework** | | | | |
| Konnte ich die Teilnehmer dazu motivieren, sich plausible, präzise und praktisch erreichbare Hausaufgaben vorzunehmen? | 0 | 1 | 2 | 3 |
| **Check out** | | | | |
| Konnten wir die Sitzung so beenden, dass die Teilnehmer ihre Mit- und Zusammenarbeit würdigen konnten und eine positive Stimmung mitnahmen? | 0 | 1 | 2 | 3 |

Um im Anschluss an eine Selbsterfahrungssitzung auf geregelte Weise den gesamten Prozess zu beurteilen, lassen sich die hier dargestellten Evaluationsbögen verwenden. Die Auswertung ermöglicht zum einen den Vergleich der Teilnehmer- mit den SE-Leiter-Ratings, macht zu bearbeitende Prozessprobleme erkennbar und lässt sich für die Planung der weiteren Sitzungen nutzen.

## 4.3 ABC-Kurzprogramm

Als Anwendungsbeispiel des ABC-Modells wird in diesem Abschnitt das Kurzprogramm eines zweitägigen Selbsterfahrungsseminars beschrieben. Ein entsprechendes Seminar wurde vom Autor mehrfach mit ausgebildeten Verhaltenstherapeuten im Rahmen ihrer beruflichen Fortbildung durchgeführt. Eine genauere Darstellung der hier nicht genauer beschriebenen Übungen erfolgt in Teil II dieses Buches.

Um die ABC-Arbeitsstruktur an einem Beispiel zu illustrieren, wird hier der Ablauf eines zweitägigen Selbsterfahrungsseminars für berufserfahrene Verhaltenstherapeuten skizziert.

### 4.3.1 Erster Tag

**Abholen/Anknüpfen/Absprechen**

Der Selbsterfahrungsleiter stellt sich vor und präsentiert die allgemeine IDEE der Selbsterfahrung:

- »Mein Name/meine Tätigkeit ...
- Arbeitsblatt »Die IDEE der Selbsterfahrung« austeilen und erläutern
- Selbsterfahrungs-Reime »Ein Meister zeigt sich als Person« vorstellen

Die Selbsterfahrungsteilnehmer machen einander bekannt und stellen ihre Anliegen vor:

- Übung »Wohlwollendes Hypothetisieren«
- Übung »Indianer-Marktplatz«
- Übung »AZA-Runde«

Dieser erste Abschnitt dauert bei einer Gruppe mit acht Teilnehmern etwa zwei Zeiteinheiten à 45 Minuten.

Nachdem der Selbsterfahrungsleiter auf lebendige Weise sich selbst und seine Idee von Selbsterfahrung vorgestellt hat, sorgt er interaktiv dafür, dass die Teilnehmer auf positive Weise miteinander in Kontakt kommen. Die Übung des wohlwollenden Hypothetisierens (Übung 1.1, Kap. 6) verlangt allen Gruppenmitgliedern ein Grundmerkmal verhaltenstherapeutischer Beziehungsgestaltung ab, nämlich die »aktive Empathie« (aktiv und wohlwollend Hypothesen zu den Ressourcen des Gegenübers bilden). Alternativ zu Loriot-artigen Vorstellungsrunden (»Mein Name ist ..., ich komme aus ... und arbeite als ...«) nimmt jeder Teilnehmer vor der Gruppe auf einem »heißen Stuhl« Platz, setzt sich zunächst eine Zeitlang den musternden Blicken der anderen aus (»Sorgfältig auf die Person schauen, die da sitzt. Nun beobachten, welche spontanen inneren Reaktionen da entstehen.«). Danach bekommt er von seinen Beobachtern spontane Rückmeldungen dazu, welche ausschließlich wohlwollenden Assoziationen er bei ihnen in Gang setzt. Gegebenenfalls gibt der Selbsterfahrungsleiter einige Hypothesenmöglichkeiten vor (»In deiner Herkunftsfamilie bist du … Dein Hobby ist … Dein zweiter Beruf wäre … Auf deinem Nachttisch liegen … Wenn man deine Wohnung betritt, sieht man … Deine Stärken sind …«). Während der etwa fünfminütigen Hypothesenzufuhr nimmt der Protagonist die Hypothesen der anderen Teilnehmer auf. Vor allem aber richtet er seine Wahrnehmung achtsam auf die eigenen inneren Reaktionen, ohne dabei zu antworten (Instruktion: »Blicken Sie so neutral wie Ihnen das möglich ist.«). Im Anschluss an diese Exposition gibt die Person eine Rückmeldung, wie sie sich während der Hypothesenzufuhr gefühlt hat und skizziert dann kurz und knapp, welche der geäußerten Hypothesen auf sie zutrafen und welche wichtigen Aspekte dem Bild der anderen korrigierend bzw. ergänzend hinzuzufügen sind. Im dritten Abschnitt der Übung bekommt die Person von der Gruppe einen Indianernamen zugeschrieben, der bildhaft eine zentrale Ressource abbildet (z. B. »Uli – der über den Acker geht« für einen handlungsorientierten Westfalen, »Gabi – mit dem Schwert zu Pferd« für eine offensiv-wehrhafte Pferdeliebhaberin). Die Teilnehmer heften sich ein Blatt mit ihrem jeweiligen Indianernamen auf die Brust. Nach der Namensvergabe erhalten sie fünf Minuten Zeit, um noch einmal ruhig auf jede der anwesenden Personen zu schauen und in ihrem Gedächtnis Verbindungen zwischen dem Indianernamen und der jeweiligen Person einzuprägen.

Dann (oder direkt nach der nächsten Pause) wird die Gruppe gebeten, sich zu erheben, ihre Namenschilder zu entfernen und den Raum als Marktplatz (Übung 1.2, Kap. 6) zu benutzen, auf dem sie umhergehen und die anderen mit deren Indianernamen ansprechen. Gibt es dabei Schwierigkeiten beim Namenserinnern, wird sie von der Person, deren Namen sie suchen, im Sinne eines geleiteten Entdeckens dezent zur korrekten Namenserinnerung geführt.

Nach dieser interaktiven und fantasievollen Kontaktaufnahme wird die Anfangsphase mit einer sachlichen »AZA-Runde« abgeschlossen. Jeder Teilnehmer fasst knapp zusammen, ob er ein **A**nliegen für diese Selbsterfahrung mitbringt (z. B. »Mein aufreibender Arbeitsstil geht auf Dauer nicht gut«/»Ich bin mit der Zeit immer zynischer geworden«/»Die Zweifel, ob ich den Rest meines Arbeitslebens in der Klinik arbeiten sollte«), ein **Z**iel nennen kann, das er am Ende der beiden SE-Tage erreicht haben möchte (»Auch mal die Aufmerksamkeit auf kraftschöpfende Möglichkeiten richten können«/»Die Gründe für meinen Zynismus erfassen«/»Alternativen für meine berufliche Zukunft sehen«), und ob er der SE-Gruppe bzw. dem SE-Leiter einen **A**uftrag geben möchte (»Zeigt mir mal, wie ihr eure Selbstfürsorge hinkriegt«, »Stellt mir mal die richtigen Fragen zum Nachdenken«, »Helft mir beim Ideensammeln«).

Während die Teilnehmer ihre AZAs (Anliegen, Ziele, Auftrag) schildern, notiert der SE-Leiter diese in Stichworten auf dem Flipchart und quittiert diese. Unrealistische oder unkonkrete Aufträge werden so angepasst, dass sie hinreichend realistisch und konkret formuliert sind.

**Briefen/Begleiten/Bestätigen**

In der Bearbeitungsphase des ersten Tages explorieren die Teilnehmer den Status ihrer personalen Kompetenz:

- Der SE-Leiter gibt die Instruktion zur Explorationsübung »Talking by Walking« (Übung 4.1).
- Die Teilnehmer explorieren den Stand ihrer therapeutischen Basiskompetenzen.
- Vor der SE-Gruppe werden die Explorationsergebnisse präsentiert.

Dieser zweite Abschnitt dauert bei acht Teilnehmern insgesamt vier bis fünf Zeiteinheiten à 45 Minuten. Der Selbsterfahrungsleiter instruiert die Teilnehmer zur Übung »Talking by Walking«: »Bitte beschreiten Sie jeweils zu zweit einen Weg, bei dem Sie sich gegenseitig zu drei Pfeilern Ihrer psychotherapeutischen Kompetenz befragen.« (Bei gutem Wetter und geeigneter Umgebung können die Teilnehmer die gegenseitige Befragung bei einem Spaziergang im Freien durchführen.) Die Gruppe wird kurz in die drei K-Merkmale eingeführt (Kenntnis der eigenen Person, Kommunikationsvermögen, Kompetenzvertrauen), erhält ein Arbeitsblatt zur Übung und macht sich dann für insgesamt 60 Minuten auf den Weg. Zunächst befragt Person A für eine halbe Stunde Person B, dann exploriert Person B vice versa Person A. Beide realisieren bei diesem gegenseitigen Explorieren die therapeutischen Basistätigkeiten *Fragen stellen, aktives Zuhören, empathisches Zusammenfassen.* Nach 25 Minuten beendet die befragende Person das explorierende Befragen und hat die anspruchsvolle Aufgabe, die vorherigen Schilderungen ihres Partners auf wesentliche Merkmale zu reduzieren. Sie markiert hierzu jedes der drei K-Qualitäten mit jeweils nur einem Satz (»Du kennst dich als sorgfältigen, manchmal aber übersorgfältigen Menschen«/»Empathisches Unterstützen fällt dir leichter als direktives Anleiten«/»Deine 15 Jahre Berufserfahrung bilden für dich ein solides Fundament, das aber nicht erstarren soll«).

Nach der Rückkehr vom Explorationsspaziergang bekommt jeder Teilnehmer 20 Minuten Zeit, um in Einzelarbeit auf einem Flipchartblatt mit bunten Stiften ein Bild zu malen (s. Übung 22), auf dem der eigene Weg durch die bisherige Berufszeit abgebildet ist. Das Bild dieses Weges symbolisiert (auf dem Blatt links unten) den Berufsbeginn, läuft hinaus auf die auf dem Blatt rechts oben symbolisierte Vision der Person, wie sie sich ihre Selbstverwirklichung im Psychotherapeutenberuf vorstellt (»Inseln hinter dem Horizont«/»Mountains of Value«, oben rechts) und zeigt die momentane Position auf dem persönlichen Berufsweg (z. B. »Hier sehe ich mich mitten im zweiten Drittel des Wegs – schon weit fortgeschritten, aber noch mitten in schwierigem Gelände«).

Für die Durchführung der Fremd- und Selbstexplorationsübung (»Talking by Walking«) sind drei Zeiteinheiten à 45 Minuten vorgesehen. Für die in Einzelarbeit durchgeführte Anschlussübung (»My way«) weitere 30 Minuten. Dann folgt die Mittagspause.

Nach der Mittagspause und vor den Präsentationen der einzelnen Teilnehmer sollte der Nachmittagsabschnitt mit einer lebhaften und erfrischenden Übung begonnen werden, z. B. der »Reise nach Jerusalem«. (»Nach Ihrem besinnlichen Spaziergang treibe ich Sie nun in einen vergnüglichen Selbstbehauptungsspaziergang.«)

Anschließend kommt die Gruppe zur »K3-Präsentation« zusammen. Jeder Teilnehmer hat 3 bis maximal 5 Minuten Zeit, um seinen Partner mithilfe seines vorbereiteten Kurzstatements zu charakterisieren. Er stellt ihn mit drei Kurzcharakterisierungssätzen vor und kommentiert knapp, wie er die gemeinsame Exploration erlebt hat. Unmittelbar danach stellt die vorher charakterisierte Person ihr gezeichnetes Bild zum eigenen Berufsweg daneben und erläutert kurz diese symbolische Darstellung zum eigenen Berufsweg. Außerdem bestätigt, korrigiert oder ergänzt sie die vorher erfolgten Charakterisierungen ihrer drei K-Eigenschaften und gibt ihrem Interviewer eine Rückmeldung dazu, wie sie dessen Gesprächsstil erlebt hat.

#### Cognition/Choose your homework/Checking

In der Checking-Phase des ersten Tages dokumentieren die Teilnehmer ihre Explorationsergebnisse, geben ihren Intervisionspartnern Rückmeldungen auf der Beziehungsebene und blicken aus einer achtsamen Perspektive auf ihre Befindlichkeit:

- Einzelarbeit: Jeder Teilnehmer füllt am Ende des ersten Selbsterfahrungstages eine Memo-Karte aus. Auf der Vorderseite werden eigene Ressourcen eingetragen, auf der Rückseite eigene Risiko-Anteile.
- Rückmeldung geben: Die Teilnehmer werden paarweise (pro Intervisionsdyade) gebeten, Rückmeldeblätter auszufüllen, in denen sie ihrem Partner mitteilen, welchen Interaktionsstil sie bei ihm während des K3-Interviews und der Präsentation vor der Gruppe wahrgenommen haben.
- Achtsamer Abschluss: Der erste Selbsterfahrungstag wird mit einer Achtsamkeitsübung (Detached mindfulness sensu Wells, 2010) beendet.

Dieser letzte Abschnitt des ersten Tages dauert ca. zwei Einheiten à 45 Minuten.

Als Kurzdokumentation der erfolgten Ressourcen- und Risikoanalyse notiert jeder Teilnehmer auf einer vom Selbsterfahrungsleiter ausgeteilten Karte auf die Vorderseite eine bis drei Ressourcen und auf der Rückseite einen als weiteres Selbsterfahrungsanliegen eingegrenzten Risikoanteil.

Auf einem vorbereiteten Arbeitsblatt trägt jeder Teilnehmer Rückmeldungen an seinen Intervisionspartner ein, mit dem er am Tage den Besinnungsspaziergang (»Talking by Walking«) unternommen hatte. Dazu orientiert er sich am sogenannten Kiesler-Kreismodell (Abb. 3.1), das den Interaktionsstil einer Person zwischen den Polen dominant-unterwürfig sowie feindselig-freundlich einteilt. Er bereitet für den Beginn des Folgetages ein sogenanntes diszipliniertes persönliches Einbringen (Disciplined Personal Involvement sensu McCullough, 2007) vor.

Um am Ende des ersten Tages jeden einzelnen Teilnehmer darin zu unterstützen, sich noch einmal ruhig zu sammeln und als Resonanz auf die erlebten Übungen des ersten Selbsterfahrungstages zu überblicken, wird abschließend die Übung der fallenden Blätter (s. Übung 11.2, Kap. 7) durchgeführt. Bei dieser Übung nimmt jeder Teilnehmer zunächst eine Beobachter-Selbst-Position ein und erfasst aus einem neutralen Abstand die eigenen inneren Reaktionen, ohne diese dabei zu bewerten oder zu beeinflussen (»Als wenn Sie an einem Flussufer stehen und die vorbeifließenden Gedanken und Gefühle beobachten, ohne sie zu bewerten oder zu beeinflussen/Als wenn Sie auf einem Bahnhof stehen und die ankommenden und abfahrenden Züge – eben Ihre Gedanken und Gefühle – registrieren, aber in keinen dieser Züge einsteigen«).

### 4.3.2 Zweiter Tag

**Abholen/Anknüpfen/Absprechen**

Die sich am ersten Selbsterfahrungstag gebildete Gruppenkohäsion wird erfahrbar gemacht, die Teilnehmer geben ihren Intervisionspartnern auf selbstwertschonende Weise die vorbereitete Rückmeldung zum wahrgenommenen Interaktionsstil und illustrieren ihre Stimmung zu Beginn des zweiten Tages über die Auswahl einer passenden Bildkarte.

- Übung »Marktplatz-Begrüßung« oder »Froh zu sein, bedarf es wenig«
- »Diszipliniertes Persönliches Einbringen« der vorbereiteten Interaktionsrückmeldung und Auswahl von »Gefühlskarten«
- Die eigene emotionale Resonanz des vergangenen Selbsterfahrungstages mitteilen sowie das vorbereitete ausdifferenzierte AZA vorstellen

Dieser erste Abschnitt umfasst eine Zeiteinheit von 45 Minuten.

Bei der gegenseitigen Begrüßung auf dem »Marktplatz« (Übung 1.2, Kap. 6) schlendern die Teilnehmer durch den Raum und sprechen einander an, wenn sie sich an persönliche Äußerungen des anderen erinnern, die dieser am Vortag geäußert hat (»Ein Ressourcen-K von dir war doch das Kompetenzvertrauen aus deinem früheren erfolgreichen Nebenjob als Heringsverkäufer auf dem Hamburger Fischmarkt«).

Für musisch Begeisterte und singfähige Selbsterfahrungsleiter bietet sich an, mit der Gruppe den Kanon »Froh zu sein bedarf es wenig …« anzustimmen. Die Kanon-Melodie wird zunächst vom Selbsterfahrungsleiter vorgesungen, dann a cappella einstimmig von der Gruppe nachgesungen und schließlich dreistimmig als verbindendes Gruppenerlebnis gesungen (»Froh zu sein be …/Froh zu sein be …/Froh zu sein bedarf es wenig, und wer froh ist, ist ein König.«).

Im Beisein der Gruppe geben sich jeweils zwei Intervisionspartner eine Rückmeldung dazu, wie sie den Interaktionsstil ihres Gegenübers wahrgenommen haben. »Mit Fingerspitzengefühl und voller persönlicher Präsenz« (Schramm, 2012) praktizieren sie das Vorgehen des »disziplinierten persönlichen Einbringens« (McCullough, 2007).

Auf dem Fußboden werden nun ca. 50 Bildkarten ausgebreitet, und jeder Teilnehmer wählt sich daraus ein Bild, das zu dem Gefühl passt, das spontan als Reaktion auf die vorher erhaltene persönliche Rückmeldung zum eigenen Rückmeldestil zustande gekommen ist.

In einer Einleitungsrunde stellen die Teilnehmer kurz ihre gewählten Bilder vor und erläutern die persönlichen Bedeutungen, die sie mit den Bildern verbinden.

**Briefen/Begleiten/Bestätigen**

In der Bearbeitungsphase des zweiten Tages fertigt zunächst jeder Teilnehmer zu einer beispielhaften eigenen Problemsituation (Bereiche: Therapeutische Rolleneinnahme/Selbstfürsorge/Umgang mit therapeutischen Gruppen oder beruflichen Teams) eine eigene Situationsanalyse an und erhält anschließend von der Gruppe kollegiale Anregungen, wie hier eine Problemlösung aussehen könnte. Soweit nötig, leitet der Selbsterfahrungsleiter die methodischen Schritte an und ermöglicht die Realisierung der B-Komponenten Briefen, Begleiten, Bestätigen.

Die Bearbeitungsphase mit den oben genannten Übungen umfasst insgesamt ca. sechs Zeiteinheiten.

Der Selbsterfahrungsleiter führt zunächst modellhaft mit einem Teilnehmer eine Situationsanalyse durch (s. Situationsanalyse nach McCullough). Anschließend erarbeiten die Teilnehmer nach dem gleichen Schema jeweils zu zweit eigene Situationsanalysen (bezogen auf ihr am ersten Tag eingegrenztes Selbsterfahrungsanliegen) und dokumentieren diese in Stichworten auf einem Flipchart-Blatt:

Schritte der Situationsanalyse:

(1) »Slice of time« mit Eingrenzung der Anfangs-, Verlaufs- und Endpunkte der Episode
(2) »Drei Gedanken, die mir dabei durch den Kopf gingen«
(3) »Was ich in der Situation getan habe«
(4) »Mit welchen tatsächlichen Konsequenzen die Situation für mich ausging«
(5) »Welchen Ausgang der Situation ich mir eigentlich gewünscht habe«

Schritte der Beratungseinheit:

(1) Der Teilnehmer beantwortet den anderen Teilnehmern knappe Verständnisfragen zur Situationsanalyse und fasst sein AZA (Anliegen, Ziel, Auftrag) zusammen: »Mein in der Situation erkennbares Problemanliegen – Mein Ziel, das ich heute mit eurer Beratungshilfe erreichen will – Mein Auftrag an euch, in welcher Weise ihr mir gleich dabei helfen könnt.« (Auftragsbeispiele: »Berichtet mir davon, ob ihr dieses Problem auch kennt und ob ihr Lösungen parat habt«/»Macht mir mit eine sokratische Befragung zu meinen Zweifeln, die ich zum Therapeutenberuf habe«/»Macht mit mir ein Rollenspiel, wie man einen passiv-aggressiven Patienten auf der Beziehungsebene anspricht.«)
(2) In einer Brainstorming-Phase produzieren die Gruppenmitglieder Problemlöseideen, durch welche Gedanken oder Handlungen erwünschte Konsequenzen bewirkt werden könnten. Der Teilnehmer hört nur zu und macht sich ggf. kurze Notizen (»Hör dir alles, was von den anderen kommt, einfach nur an. Lass das vorbeiziehen, was nicht passt, und notiere dir kurz, was dir relevant erscheint.«)
(3) In einer Rückmeldephase fasst der Teilnehmer zusammen, welche der geäußerten Ideen ihm interessant oder relevant erschienen sind, was davon er als Idee mitnehmen und ausprobieren will.
(4) Diese Mitnahmebotschaft und Anwendungsidee wird vom Selbsterfahrungsleiter paraphrasierend zusammengefasst, an die Flipchart geschrieben und vom Teilnehmer quittiert.

(5) Abschließend wird mit dem Teilnehmer eine Hausaufgabe abgeleitet (»Wann wirst du deinem Intervisionspartner eine Ansichtskarte oder eine Mail schicken, auf der stehen wird, was aus dieser Idee und deinem Vorsatz geworden ist?«).

Die Schritte der Beratungseinheit leiten von der Bearbeitungsphase bereits in die Commitmentphase über, indem eine Mitnahmebotschaft und Hausaufgabenableitung abgeleitet werden.

Jeder Teilnehmer arbeitet ca. 35 Minuten mit der Gruppe.

**Cognition/Choose your homework/Check-out**

- »Da-ist-Übung«
- Selbstverpflichtung mitteilen
- Abschied nehmen

Da-ist-Übung (Übung 11.1, Kap. 7, vgl. Lohmann & Annies, 2012): Jeder Teilnehmer schaut auf das Flipchartblatt mit der eigenen Mitnahmebotschaft und spricht die dabei spontan ausgelösten inneren Reaktionen als »Da-ist-Sätze« aus (z. B. »Da ist Aufbruchstimmung … Da kommt Zweifel … Da ist der Gedanke, dass ich bereits morgen damit beginnen werde«).

In einer Abschlussrunde beschreibt jeder Teilnehmer seine Befindlichkeit zum Ende der Selbsterfahrung mit. Sollte er als Transfervorhaben einen konkreten Selbstmodifikationsplan mitnehmen, erklärt er, mit welchem konkreten Realisierungsschritt er zu welchem Zeitpunkt beginnen wird (5 Minuten pro Teilnehmer).

Zum Abschluss der beiden Selbsterfahrungstage gibt es viele Möglichkeiten des Abschiednehmens. So kann noch einmal gemeinsam gesungen werden oder (sollten genug männliche Teilnehmer dabei sein) auch nach einer geeigneten CD Walzer getanzt werden. Passend kann auch die Übung »Einander den Rücken stärken« (Übung 16.1, Kap. 7) sein, bei der die Teilnehmer sich eine weiße Pappe auf dem Rücken befestigen und sich gegenseitig positive Botschaften mit auf den Weg geben (»Worauf du dich bei dir wirklich verlassen kannst: … »Was ich besonders an dir schätzen gelernt habe: …« Würde ich dir etwas schenken, dann wäre das: …«).

Zweckmäßig ist, dass jeder Teilnehmer abschließend den ABC-Evaluationsbogen (Arbeitsblatt 4.1) ausfüllt.

# Teil II
# Praxis der Selbsterfahrung

# 5 Selbsterfahrungsübungen: Überblick

## 5.1 Auswahlkriterien für Selbsterfahrungsübungen

Der Selbsterfahrungsprozess sollte keinesfalls ein buntes Erlebnisfeuerwerk ständig neuer Übungen sein. Diese sind vielmehr sparsam und zielorientiert nach sinnvollen Kriterien auszuwählen und den einzelnen Stationen des Lern- und Entwicklungswegs der Teilnehmer zuzuordnen. Der Einsatz jeder Übung ist zu begründen, durch klare Anwendungsregeln zu operationalisieren und hinsichtlich der erreichten Ergebnisse zu evaluieren. Die Selbsterfahrungsleiter treten als Therapeutenmodelle auf und steuern den Prozess in der Weise, dass validierende und verstärkende Vorgehensweisen abgestimmt werden mit konfrontierenden und instruierenden Interventionen. Im Verlaufe des Curriculums und abgestimmt auf die Fortschritte der Teilnehmer reduzieren sie ihre Übungsangebote und stellen die Supervision der zunehmend selbst organisierten Lernprozesse in den Mittelpunkt der Sitzungen.

Jede Übung wird durch folgende Punkte dargestellt:

(1) Angaben zur Durchführung
(2) angestrebte Ziele, verwendete VT-kompatible Techniken, angesprochene Haltungen
(3) Setting und Zeitbudget

#### Durchführungsangaben

Die Durchführung der einzelnen Übungen orientiert sich am WERK-Schema. Zunächst zeigen die Selbsterfahrungsleiter den Teilnehmern mit ihren Instruktionen den *Weg durch die Übung*. Bei deren Durchführung werden in bestimmter Weise eine *Emotionsaktivierung* ermöglicht, *Reflexionen* zur persönlichen Bedeutung der induzierten Erfahrungen erarbeitet und *Konsequenzen* für den weiteren Lern- und Entwicklungsprozess abgeleitet (vgl. Abschn. 1.3).

#### Zielorientierung

Wer eine formelle Selbsterfahrung durchführt, zielt allgemein darauf ab, das explizite Wissen zum eigenen Selbst auszudifferenzieren bzw. zu vertiefen. Darüber hinaus strebt die Person auch als Weiterentwicklung an, sich mithilfe ihres Denkens und Handelns freier und verantwortlicher selbst regulieren zu können.

Selbsterfahrung für Psychotherapeuten, wie diese sie in Aus- und Fortbildung durchführen, verfolgt außerdem das Ziel, die theoretischen und praktischen Kernaspekte des jeweiligen Psychotherapieverfahrens erlebnisbasiert zu vermitteln (vgl. Kap. 1).

Bezieht sich das Curriculum speziell auf Verhaltenstherapie, dann werden verfahrensimmanent operationalisierte Kompetenzziele angestrebt. Übergeordnetes Ziel einer solchen Bearbeitung des Selbst ist hier die Anpassung der personalen Kompetenz der Teilnehmer an die Anforderungen des von ihnen gewählten Psychotherapeutenberufes. Wie in Kapitel 3 ausgeführt, zielen die Übungen in der Anfangsphase (parallel zur Schaffung günstiger instrumenteller Gruppenbedingungen) darauf ab, dass die Teilnehmer sich zu den eigenen Bewältigungs- und Interaktionsstilen, Oberplänen und Grundannahmen orientieren. So beobachten sie, wie sie mit typischen beruflichen Belastungssituationen umgehen und erstellen ein kognitives Übersichtsmodell dazu, welche adaptiven und maladaptiven Selbstanteile sie in diesen Beruf einbringen. Die so erarbeitete Übersicht persönlicher Prädispositionen (Stärken und Schwächen bzw. persönliche Ressourcen und Risikoanteile) dient den Teilnehmern dann als Vorlage dafür, persönliche Selbstmodifikationsziele abzuleiten, diese in der Bearbeitungsphase des Selbsterfahrungscurriculums zu realisieren und sie schließlich in einer Commitmentphase explizit in ihr professionelles Selbstkonzept zu integrieren.

Eine Grundregel verhaltenstherapeutischen Arbeitens verlangt, dass jederzeit transparent zu verabreden ist, welche expliziten Ziele verfolgt werden. Entsprechend werden den Darstellungen der Selbsterfahrungsübungen immer auch deren Zielstellungen zur Seite gestellt.

#### Verwendete Methoden und Techniken

Damit die Teilnehmer sich mit dem Rational der Verhaltenstherapie identifizieren können, sollten sie im Umgang mit verfahrensimmanenten Methoden und Techniken positive Erfahrungen machen. Sie durchdringen die methodischen Anwendungsregeln dieses Verfahrens, indem sie bei der Realisierung ihres persönlichen Selbstmodifikationsplans konsistent verhaltenstherapeutische Werkzeuge einsetzen. Dadurch, dass sie sich erlebnisbasiert mit dem verfahrensimmanenten Vorgehen auseinandersetzen, erwerben die Teilnehmer ein prozessuales Wissen zur Verfahrensanwendung. Und durch die regelgerechte Verwendung von Verhaltensanalysen, operanten Methoden, kognitiven und achtsamkeitsbasierten Techniken erhöhen sie ihre methodische Effizienz im Verfahren Verhaltenstherapie (vgl. Abschn. 1.5.2).

#### Angesprochene therapeutische Haltungen

Sowohl bei der therapeutischen Beziehungsgestaltung wie auch beim Anwenden gebotener Interventionsmethoden setzen Verhaltenstherapeuten gegenüber ihren Patienten in dialektischer Weise versorgende und anfordernde Haltungen ein (vgl. Abschn. 1.7 und 2.3.4). Mithilfe der Selbsterfahrung erhalten die Teilnehmer die Möglichkeit, explizit ihren bewussten und ausbalancierten Umgang mit solchen professionellen Haltungen auszubilden. Anzugeben ist deshalb zu jeder Übung, welche professionellen Haltungen den Teilnehmern jeweils abverlangt bzw. im Selbsterfahrungsprozess vermittelt werden.

#### Setting/Zeitbudget

Der Arbeitsprozess der Selbsterfahrung erfolgt im Rahmen von quasitherapeutischen Arbeitsbündnissen im Einzel- und Gruppensetting. Dort erproben die Teilnehmer sich im persönlichen Umgang mit dem verhaltenstherapeutischen Rational. Angegeben wird, in welchem Setting die jeweilige Übung durchgeführt werden kann. Außerdem wird benannt, welches Zeitbudget für die Durchführung der einzelnen Übungen einzuplanen ist.

#### Prozessstationen

Der Lern- und Entwicklungsprozess der Selbsterfahrung durchläuft die Stationen der Selbstbesinnung (Explorieren), Selbsterprobung (Experimentieren), Selbstwahl (Entscheiden), Selbstmodifikation (Einüben) und Selbstmanagementautonomie (Einfügen). Jeder Übung sollte zu entnehmen sein, zu welchen Stationen dieses Prozesses sie passt (vgl. Kap. 1).

#### Zuordnung zu den ABC-Modulen

Der Aufbau des quasitherapeutischen Selbsterfahrungscurriculums orientiert sich an der ABC-Struktur einer klinischen Verhaltenstherapie, wie Ubben (2010) sie konzipiert hat. Jede Übung erhält dort ihren Platz und wird einem passenden Modul zugeordnet (vgl. Kap. 4).

#### Evaluation

Spezifische Evaluationsfragen ermöglichen eine gezielte Nachbearbeitung der quasitherapeutischen Übungserfahrungen. Entlang des ABC-Rationals wird aus den Perspektiven der anleitenden sowie der angeleiteten Person zu verschiedenen Zeitpunkten des Curriculums beurteilt, wie die quasitherapeutische Realisierung des Arbeitsprozesses gelungen ist. Evaluationsfragen zur Beurteilung einer Selbsterfahrungssitzung wurden bereits im Kapitel 4 dargestellt.

Bezogen auf eine einzelne Übung kann jeder Teilnehmer durch die Beantwortung der folgenden Evaluationsfragen beurteilen, inwieweit aus seiner Sicht die einzelnen WERK-Elemente realisiert werden konnten. Er gibt Rückmeldungen zur Qualität der Übung, der Präsentation durch den Selbsterfahrungsleiter und zur eigenen Realisierung der Übungsaufgaben. Die Fragen lassen sich qualitativ beantworten (z. B. in einer gemeinsamen Nachbesprechung), oder es wird eine Zensurenskala verwendet.

(1) Zielsetzung und Aufbau dieser Übung waren mir klar und erscheinen mir sinnvoll.
(2) Die Übung wurde vom Selbsterfahrungsleiter transparent angeleitet und angemessen begleitet bzw. unterstützt.
(3) Mir gelang es während der Übung, mich emotional auf den Prozess einzulassen.
(4) Meine inneren Prozesse konnte ich dabei achtsam beobachten.
(5) Durch eine reflektierende Nachbereitung wurden mir die Bedeutungen meiner Erfahrungen in dieser Übung deutlich.
(6) Mit meinen Übungspartnern konnte ich während der Übung gut kooperieren.
(7) Mir ist klar, welche persönlichen Erfahrungen ich aus dieser Übung mitnehme und welche Konsequenzen ich daraus ableite.

## 5.2 Das Curriculum

Um die IDEE einer quasitherapeutischen Selbsterfahrung (Identifikation mit VT, Durchdringen des Rationals, Erlebnisaktivierung, Effizienzerwerb) zu realisieren, werden den einzelnen ABC-Modulen des verhaltenstherapeutischen Arbeitsalgorithmus geeignete Übungen zugeordnet. Das Curriculum gewährleistet mit der vorgeschlagenen Übungsfolge einen ausgewogenen Wechsel zwischen erlebnisorientierten und kognitiv bearbeitenden Vorgehensweisen. Die Teilnehmer arbeiten in einem quasitherapeutischen Setting und nehmen dort in einem geregelten Rollenwechsel sowohl die Therapeuten- als auch die Patientenperspektive ein. Dabei bewegen sie sich in dem verfahrenstypischen Interaktionsspektrum zwischen einem validierend-verstärkenden und einem konfrontierend-instruierenden Verhalten. Durch ihre Erfahrungen in diesem Spannungsfeld erwerben sie ein differenziertes Wissen dazu, welche persönlichen Stärken sie bei der Ausübung ihres Berufes unterstützen und welche Schwächen sie dabei einschränken. Hieraus leiten sie persönliche Selbstmodifikationsziele ab, erarbeiten eine verhaltenstherapeutische Konzeption zur Erreichung dieser Ziele und realisieren einen quasitherapeutischen Lernprozess. Im Laufe des Selbsterfahrungscurriculums entwickeln sie auf diese Weise ihr deklaratives und prozessuales Wissen zum eigenen Selbst weiter und professionalisieren ihre Selbstregulationskompetenzen.

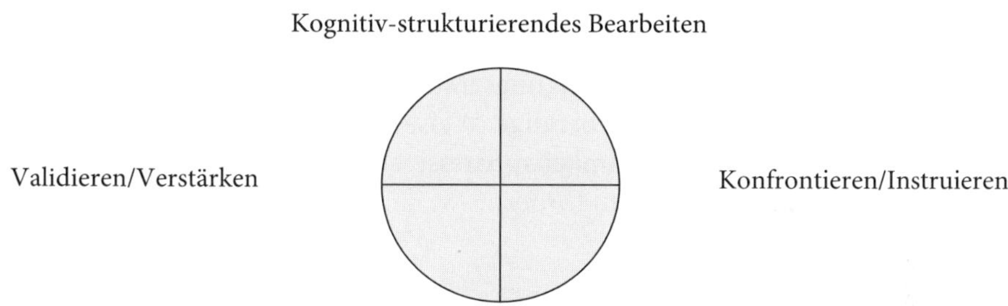


**Abbildung 5.1** Das Spektrum therapeutischen Interaktionsverhaltens

Das Curriculum ordnet den einzelnen Modulen des ABC-Algorithmus geeignete Übungen zu. Auf diese Weise folgt der Selbsterfahrungsprozess dem verhaltenstherapeutischen Arbeitsmodell mit einer Anfangs-, Bearbeitungs- und Commitmentphase (Ubben, 2010). Die im Folgenden aufgeführten Übungen stellen Beispiele für die Bearbeitung der einzelnen Module dieses Arbeitsmodells im Rahmen der Selbsterfahrung dar. Sie lassen sich also auch durch andere Übungen ersetzen, sofern diese dem jeweiligen curricularen Modul zugeordnet werden können und dessen Anwendungsregeln entsprechen. Unter angemessener Berücksichtigung dieser Zuordnungsbedingungen können auch Übungen aus anderen Veröffentlichungen den ABC-Modulen angepasst werden. So bieten beispielsweise das Übungsrepertoire von Görlitz (2010, »Körper und Gefühl«), die ACT-Arbeitsmaterialien von Wengenroth (2012,

»Therapie-Tools ACT«) und die Achtsamkeitsübungen von Lohmann und Annies (2012, »Achtsamkeit in der Verhaltenstherapie«) sehr geeignete Vorlagen zur Konstruktion von Übungen, die sich in das hier dargestellte Curriculum einfügen lassen. Beispiele für solche Adaptionen sind in dem hier vorgestellten Buch die Übung »Rückenstärkung« sensu Görlitz (Modul »Bestätigen/Validieren«), die »Autobusfahrt« sensu Wengenroth/Hayes (Modul »Briefen/Zielbehauptung«), die »Da-ist-Übung« sensu Lohmann und Annies (Modul »Bestätigen/Ablösen«) und die Verwendung der »Echo-SMS« sensu Kroymann (2013).

## 5.3 Die Übungen

Die im Folgenden dargestellten Übungen werden zunächst in ihrem Ablauf beschrieben, dann werden deren Ziele, verwendeten verhaltenstherapeutischen Methoden und angesprochenen professionellen Haltungen benannt. Bei komplexeren Übungen folgt eine Darstellung nach dem WERK-Muster: Hierbei werden im Anschluss an die genaueren Durchführungsangaben und Instruktionen (»Weg durch die Übung«) die mit der Übung angestrebten Emotionsaktivierungen und Reflexionsmöglichkeiten genannt, bevor auf mögliche Konsequenzen für den weiteren Selbsterfahrungsprozess verwiesen wird: **W**eg durch die Übung/**E**motionsaktivierungen/**R**eflexionen/**K**onsequenzen.

Ergänzend lassen sich Übungen flexibel in die Sitzungen einfügen, um einzelne Aspekte des Lernprozesses oder der Sitzungsgestaltung zu unterstützen. Diese Ergänzungsübungen helfen dabei, auf lebendige Weise Selbsterfahrungssitzungen zu eröffnen oder abzuschließen, Achtsamkeitsprozesse einzufügen oder mit spielerischen Elementen die Gruppenkohäsion zu fördern.

### Die Übungen der Anfangsphase

**Abholen.** Die in diesem Modul verwendeten Übungsfolgen »Kennenlernen, Vergleichen, Zusammenarbeiten« führen die Teilnehmer als Gruppe zusammen und holen sie in ihren Erwartungen an die Psychotherapeutenrolle ab.

Das Kennenlernen der Teilnehmer beginnt mit den beiden Einleitungsübungen »Wohlwollendes Hypothetisieren« und »Marktplatz«. Bei ihren ersten Begegnungen in der Gruppe kommen sie hierbei mit den verhaltenstherapeutischen Grundhaltungen der aktiven Empathie und Offenheit in Berührung, außerdem wird die instrumentelle Gruppenbedingung der Kohäsion gezielt gestärkt.

Die zweite Übungsfolge »Vergleichen« richtet den Blick der Teilnehmer auf die Rollenanforderungen des Psychotherapeutenberufes und gibt ihnen bereits eine erste Gelegenheit, diesbezüglich eigene Ressourcen zu identifizieren sowie auch offene Entwicklungsaufgaben zu skizzieren (»Der ideale Verhaltenstherapeut«, »Was bereits zusammenpasst«).

Die dritte Übungsfolge »Zusammenarbeiten« verlangt für die Lösung einer Gruppenaufgabe (gemeinsamer Bau einer Brücke oder eines Turmes) allen Beteiligten ab, eine kooperative Arbeitshaltung einzunehmen (»Wollt ihr fleißige Handerker seh'n«, »Interaktionsanalyse«).

**Anknüpfen.** Die Übungsfolgen dieses Moduls knüpfen an der professionellen Ausgangssituation der Teilnehmer an und klären deren berufsrelevanten persönlichen Oberpläne. Schließlich grenzt jeder Teilnehmer typische Schwierigkeiten ein, die er selbst im Umgang mit beruflichen Situationsabläufen hat.

Dieses Modul ermöglicht jedem Teilnehmer zunächst, seine persönliche Ressourcensituation zu Beginn des Selbsterfahrungscurriculums einzuschätzen. In der Explorationsübung »Talking by Walking« realisieren sie in dyadischem Setting das für Verhaltenstherapeuten typische Vorgehen des geleiteten bzw. begleiteten Entdeckens (siehe Haltung der dosierten Direktivität). In wechselnder Rollenaufteilung (Explorierer/Explorierter) befragen sie einander zum Ausgangsstatus ihrer personalen Kompetenzen (Kenntnis der eigenen Person, Kommunikationsvermögen, Kompetenzvertrauen). Nach diesem dyadischen Explorationsgespräch stellt jeder Teilnehmer seinen Intervisionspartner der Gruppe vor. Über ein knappes Bulletin schildert er dabei dessen vorher von ihm explorierte professionelle Ausgangssituation.

Durch die Übung der »Körperbefragung« erkundet jeder Teilnehmer auf analogem Wege, wie er aktuell die eigene berufliche Anforderungssituation erlebt.

Aus einer biografischen »Top-down-Perspektive (Übung »Lebenslinie«) rekonstruieren die Teilnehmer den Zusammenhang zwischen eigenen lebensgeschichtlichen Prägungen und (vor allem im beruflichen Kontext) aktualisierbaren Oberplänen. Ihre auf diese Weise eingegrenzten persönlichen Prädispositionen werden in Selbstaussagen übersetzt und in der anschließenden expressiven Übung der »Konstruktiven Hysterie« als akzentuierte Körperposen inszeniert.

Aus einer situationsbezogenen »Bottom-up-Perspektive« werden die Teilnehmer in den Gebrauch des verhaltensanalytischen Basiswerkzeugs, der Situationsanalyse, eingeführt (»Zwangloses Strukturieren«). Sie werden dabei in Rollenspielen zunächst mit problemaktivierenden Beziehungssituationen (»Interaktionshavarien«) konfrontiert, zu denen dann von der Gruppe unterstützt Situations- und Interaktionsanalysen erstellt werden. Anschließend sammelt jeder Teilnehmer über systematische Selbstbeobachtungen weitere Problemsituationen in seinem beruflichen und privaten Alltag (»Beobachtungen im Feld«) und erarbeitet eigenständig weitere Situations- und Interaktionsanalysen.

Unter Verwendung ihres nun vorliegenden Pools von S-R-K–Situationsanalysen sowie geklärten Oberplänen stellen die Teilnehmer nun ihre persönlichen SORK-Übersichtsmodelle zusammen. Die »Problem-SORK-Übersicht« wird ergänzt durch eine »Dynamische Modellgrafik« sowie durch »Testdiagnostische Ergänzungen«.

**Absprechen.** Die Übungszusammenstellung dieses Moduls bezweckt, dass die Teilnehmer persönliche Selbstmodifikationsziele eingrenzen. Sie bereiten verbindliche Entscheidungen für eigene Selbstmodifikationsprojekte vor und erarbeiten als Realisierungsleitfaden eine quasitherapeutische Konzeption.

Das »Absprechen« von Selbstmodifikationszielen wird vorbereitet mit der Übung »Neuverfilmungen«. Hierbei werden vorher identifizierte typische Problemsituationen (»Interaktionshavarien«/»Beobachtungen im Feld«), in die die Teilnehmer sich regelmäßig mit ihren Patienten (und ggf. auch mit anderen Interaktionspartnern) verstricken, in einem Rollenspiel neu bearbeitet (»verfilmt«). Dazu wird zunächst in einem diagnostischen Rollenspiel noch einmal der dysfunktionale Situationsverlauf (»Interaktionshavarie«) simuliert und auf Video aufgezeichnet. In der nachfolgenden Übung wird dann alternativ ein erwünschter szenischer Verlauf (»Neuverfilmung«) konstruiert, im Rollenspiel inszeniert und ebenfalls auf Video aufgezeichnet. Die Ergebnisse der anschließenden Situations- und Interaktionsanalysen werden in SORK-Übersichtsblätter (»Problem- und Ziel-SORK«) eingetragen.

(Auch während der anstehenden Bearbeitungsphase bietet es sich an, die dort bearbeiteten Situationsepisoden systematisch verhaltensanalytisch zu protokollieren. Idealerweise gelingt es den Teilnehmern, während ihrer Selbstmodifikation fortlaufend entsprechende SORK-Blätter auszufüllen. Dann wächst auf diesem Weg eine SORK-Dokumentation heran, die in der Abschlussphase eine differenzierte Evaluation ermöglicht.)

In zwei anschließenden Konferenzübungen bereiten die Teilnehmer eine selbstverpflichtende Entscheidung für ihr persönliches Selbstmodifikationsprojekt vor. So erfolgt eine »Konferenz der Oberpläne«, die angelehnt an Vorgehensweisen der Gestalttherapie und des Psychodramas als Rollenspiel durchgeführt wird. Jeder Teilnehmer lässt hierzu in einer Stühlearbeit seine personifizierten Annäherungs- und Vermeidungsziele von anderen Teilnehmern spielen. Diese erörtern in dieser Konferenz, welche Selbstmodifikationsziele für den entsprechenden Protagonisten zweckmäßig erscheinen. Eine zweite Konferenz findet als Auseinandersetzung zwischen den verschiedenen Selbstrepräsentationen des Ideal-, Problem und Real-Selbst der Person statt. Ihre Aufgabe besteht darin, das Selbstmodifikationsprojekt näher einzugrenzen und ihm einen Arbeitstitel zu geben.

Um die Konferenzübungen nachzubereiten und ein persönliches Selbstmodifikatonsprojekt einzugrenzen, erfolgt die volitionsbildende Übung »Der Schritt über den Rubikon«; dort verabredet jeder Teilnehmer mit der Gruppe sein persönliches Selbstmodifikations-AZA (Anliegen-Ziele-Auftrag).

Das Modul »Absprechen« und damit die Anfangsphase der Selbsterfahrung endet mit dem »Bericht an den Gutachter« und der »Gutachterlichen Stellungnahme«. Die Teilnehmer tun sich hierzu in Arbeitsdyaden zusammen und verfassen – angelehnt an das Berichtsmuster der Richtlinien-Psychotherapie – einen Text zur Konzeptualisierung der anstehenden Selbstmodifikation. Abschließend beurteilen die Teilnehmer einer anderen Dyade (aus einer Gutachterperspektive) die verfassten Berichte, und in einem gemeinsamen Treffen geben die vier Teilnehmer sich gegenseitig Optimierungsvorschläge für die Konzeptualisierung der anstehenden Selbstmodifikation.

Somit werden in der Anfangsphase des Selbsterfahrungscurriculums zahlreiche Vorgehensweisen verwendet, die zum Standard einer lebendigen und individualisierten verhaltenstherapeutischen Klärungsarbeit und Diagnostik gehören. Wie auch in den anschließenden beiden Phasen der Bearbeitung und des Commitment wechseln sich hier erlebnisorientierte und kognitiv strukturierende Vorgehensweisen ab.

### Die Übungen der Bearbeitungsphase

**Briefen.** Am Anfang dieses ersten Moduls der Bearbeitungsphase steht die Übungsfolge »Ablösen«. Dieses »Detachment« erfolgt analog zum Vorgehen der modernen achtsamkeitsbasierten Verhaltenstherapie, wonach nach einer Problemanalyse und vor einem gezielten Veränderungsprozess zunächst ein achtsam distanzierendes »Ablösen« von dysfunktionalen Denk- und Handlungsautomatiken ermöglicht wird (vgl. »Detached mindfulness« sensu Wells, 2011).

Bei der zweiten Übungsfolge dieses Moduls, dem »Führen und Folgen«, erkunden die Teilnehmer ihren Umgang mit den beiden therapeutischen Grundhaltungen »dosierte Direktive« und »aktive Empathie«.

Und mithilfe der dritten Übungsfolge »Guidance, Coaching und Prompting«werden ihnen erlebnishaft diese drei unterschiedlichen Direktivitätsstufen therapeutischen Anleitens nahe gebracht.

Der Abschnitt des Ablösens beginnt mit der »Da ist«-Übung von Lohmann und Annies (2012). Eine ähnliche Zielsetzung verfolgt die Übung »Fallende Blätter«. Hierbei gestalten die Teilnehmer ein Abschiedsritual, indem sie Blätter mit eigenen maladaptiven Grundannahmen, Oberplänen und Verhaltensgewohnheiten beschriften und diese bspw. von einer Brücke in einen Fluss fallen lassen, als Papierschwalben von einem Aussichtsturm herabschicken oder sie einem selbst angezündeten Feuer übergeben. Die Übung »Können Sie sich vorstellen, wie …« orientiert sich an der Kurzentspannung nach Weitzmann (in: Görlitz, 2010) und stellt den Teilnehmern eine Reihe von Fragen, deren Beantwortung sie über eine achtsame Haltung den eigenen spontanen körperlichen, emotionalen oder assoziativen kognitiven Prozessen überlassen.

Bei der anschließenden Folge »Stabtanz«, »Blindenführung«, »Sokrates« spielt die dritte Übung mit der Durchführung einer sokratischen Gesprächsführung eine besondere Rolle. Bei dieser zentralen kognitiven Explorationsmethode wird den Teilnehmern abverlangt, ihrem Gegenüber ohne jede Belehrung oder Diskussion eine aktive und freiwillige Überprüfung eigener Grundannahmen zu ermöglichen.

Durch die Übungsfolge »Autobusfahrt«, »Memokarte« und »Echo-SMS« können die Teilnehmer herausfinden, welche Form der Anleitung sich für ihren anstehenden persönlichen Selbstmodifikationsprozess anbietet.

Bei der »Autobusfahrt« (Wengenroth, 2012), einer Übung aus dem ACT-Repertoire, meistert jeweils ein Teilnehmer die Aufgabe, einen virtuellen Bus mit angenehmen und mit störenden Fahrgästen (durch andere Gruppenmitglieder verkörperte Ressourcen- und maladaptive Selbstanteile) über verschiedene Haltepunkte zu einem von ihm selbst festgelegten Zielort (dem Selbstmodifikationsziel) zu steuern. Bei dieser Guidance-Aufgabe hat der Teilnehmer für ein angemessenes Problemlösemanagement zu sorgen. Um auf einem möglichst direkten Weg zu seinen Zielpunkten zu finden, hat er für ein konstruktives Miteinander von helfenden und störenden Selbstanteilen zu sorgen.

Als Coaching-Leitfaden für die Verbesserung ihrer Selbstregulationskompetenz fertigen die Teilnehmer ein »Schema-Memo« (Young et al., 2008) an.

Das von Reiner Kroymann (2013) veröffentlichte »Echo-SMS« bietet schließlich konkrete Hilfestellungen für die Realisierung der verabredeten Selbstmodifikationsschritte. Mithilfe dieses Werkzeuges senden die Intervisionspartner sich gemeinsam vorbereitete SMS-Affirmationen, um sich gegenseitig im Alltag an die verabredeten Realisierungsvorhaben zu erinnern.

**Begleiten.** Das »Begleiten« als Kernmodul der Bearbeitungsphase konzentriert sich darauf, die Arbeit der mittlerweile etablierten quasitherapeutischen Intervisionspartnerschaften zu fördern. Zur Sicherung des Alltagstransfers der in Intervision und Supervision verabredeten Hausaufgaben verfasst jeder Teilnehmer ein persönlich gestaltetes »Selbsterfahrungstagebuch«. Der Arbeitsprozess in der Dyade und im Selbstmanagement wird von regelmäßigen Supervisionssitzungen in der Gruppe begleitet.

Die Selbsterfahrungsgruppe erfüllt in diesem Abschnitt vorwiegend Supervisionsaufgaben. Die Teilnehmer bereiten die Supervisionssitzungen vor, indem sie der Gruppe kurz vor dem Termin ein »SV-Protokoll« mit ihrem aktuellen AZA (Anliegen, Ziele, Auftrag) zur Verfügung stellen. Die in der Gruppensupervision bearbeiteten individuellen AZAs beziehen sich zum einen auf solche Realisierungsprobleme der Teilnehmer während ihrer Selbstmodifikation, die im Rahmen der Intervisionspartnerschaft nicht hinreichend gelöst werden konnten. Außerdem werden im »Gruppenkreis« auch Probleme bearbeitet, die in der Zusammenarbeit der Intervisionspartnerschaften auftreten.

**Bestätigen.** Dieses Modul bietet Übungen, die die Teilnehmer für ihren Umgang mit validierenden und verstärkenden Maßnahmen sensibilisiert. Entsprechende Übungen sind im Curriculum in alle Abschnitte des Gesamtprozesses einzufügen. Dennoch wird diese motivationale Kernaufgabe von Verhaltenstherapeuten in deren Selbsterfahrung gesondert als Modul gefasst.

Während die Teilnehmer sich inmitten ihres quasitherapeutischen Arbeitsprozesses befinden – sei es als Betreuer ihrer Intervisionspartner oder eben als betreute Person – spielt das Validieren und Verstärken eine zentrale Rolle.

Die Übung der »Rückenstärkung« sensu Görlitz (2010) sensibilisiert die Teilnehmer dafür, ihre Intervisionspartner (Quasi-Patienten) während deren schwierigem Veränderungsprozess ermutigend und bestätigend anzusprechen.

Die Übung »Sparschwein/wandernde Bohnen« setzt Kontingenzkontrakte ein und benutzt damit klassische operante Lernmechanismen.

Die »Wertezielscheibe« (nach Wengenroth) sorgt dafür, dass die Teilnehmer hinsichtlich wichtiger Lebensbereiche die Wichtigkeit bestimmter Werte im Auge behalten und deren Umsetzung im Handeln würdigen.

Einen geselligen Abschluss dieses Bearbeitungsabschnittes bildet mit Blick auf den erarbeiteten Stand der Zielerreichungsskalen das gemeinsam mit der Selbsterfahrungsgruppe durchgeführte »Richtfest«. Dort übernimmt jeder Teilnehmer für seinen Intervisionspartner die Rolle des Zimmermanns, der nach der inzwischen geleisteten Errichtung eines (Selbstmodifikations-)Dachstuhls die geleisteten Baufortschritte in einer kurzen Ansprache würdigt. Die Bearbeitungsphase wird nach dieser feierlichen Rede zünftig dadurch abgeschlossen, dass der Zimmermann (resp. betreuender IV-Partner) gemeinsam mit dem Bauherrn (betreuter IV-Partner) und allen Gästen (den übrigen Gruppenmitgliedern) zusammen mit den angemessen gefüllten Gläsern anstößt.

### Übungen der Commitmentphase

**Cognition.** Die Übungen dieses Moduls zielen darauf ab, dass die Teilnehmer ihre in der Selbsterfahrung erreichten Wendepunkte kognitiv repräsentieren. Weiterhin stellen sie auf bildhafte Weise dar, wie sie den eigenen Veränderungsprozess erlebt haben. Und schließlich reflektieren sie gemeinsam in einem wohlwollend-humoristischen Rückblick, welche Rolle jeder einzelne Teilnehmer während der gemeinsamen Selbsterfahrungszeit in der Gruppe gespielt hat. Auf diese Weise verankern sie ihr erworbenes prozessuales und deklaratives Wissen so, dass ihnen bei ihrer weiteren professionellen Entwicklung ein guter Gedächtniszugang gelingt und sie bei späteren Problemlöseanforderungen auf die erworbenen Skills und Erfahrungsanker gezielt zurückgreifen können. Das Modul »Cognition« wird hier äquivalent zur Abschlussphase einer Verhaltenstherapie realisiert, die dafür zuständig ist, dass die Patienten eine klare und kräftige Mitnahmebotschaft zum therapeutisch erworbenen Wissen für sich artikulieren. In vergleichbarer Weise formulieren die Selbsterfahrungsteilnehmer zum Abschluss des quasitherapeutischen Selbsterfahrungsprozesses möglichst konkrete Mitnahmebotschaften für ihre weitere persönliche Entwicklung im Beruf.

Seine in der bisherigen Selbsterfahrung erreichten Wendepunkte (»Vom Autopiloten zum Chefpiloten«) illustriert jeder Teilnehmer an erlebten Schlüsselepisoden. Beispielhaft stellt er dar, wie ihm der Übergang vom problematischen Autopilotenmodus zum selbstregulierten Chefpilotenmodus gelungen ist.

Bei der Übung »My Way« symbolisieren die Teilnehmer einzeln auf einem Flipchartblatt ihre Ausgangssituation zu Beginn der Selbsterfahrung sowie die prospektiv angestrebte ideale Zielsituation (z. B. als Weg durch eine Landschaft), tragen als Zeichnung den eigenen Lern- und Entwicklungsweg während der bisherigen Selbsterfahrung ein und machen erkennbar, welchen Entwicklungsweg sie noch vor sich sehen (»Das Gebirge meiner Selbstangriffe dort habe ich weitgehend hinter mir, über den hier abgebildeten See meiner geduldigen Selbstunterstützung muss ich aber noch rudern oder segeln – auch bei unsicherem meinen Selbstwert angreifendem Wetter.«). Dieses Poster wird abschließend der Gruppe präsentiert und mit dem jeweiligen Teilnehmer erörtert.

Die Übung »Wenn jemand eine Reise macht« inszeniert mit der Gruppe im Rollenspiel eine virtuelle Belohnungsreise. Jeder Teilnehmer stimmt mit der Gruppe ab, welche Rolle er hierbei einnehmen soll. Es gibt einen Reiseführer, ggf. einen Busfahrer oder Piloten, Schiffsführer oder Schlittenhundführer und mitreisende Pauschaltouristen, Bildungsurlauber usw. Alle fangen auf der Reise in ihrer typischen Art und Weise etwas miteinander an. Reiseziel, -route und -aktivitäten werden gemeinsam, geplant, fantasievoll gespielt und die genussreichen Erfahrungen wie auch die abenteuerlichen und vielleicht auch gemeinsam gelösten Probleme gemeinsam nachbesprochen.

**Choose your homework.** Die Übungen dieses Moduls zielen auf eine Ressourcenverankerung und Zukunftsplanung ab und halten die Möglichkeit von Auffrischungssitzungen bereit.

Das Teilmodul »Choose your homework« sorgt dafür, dass die Teilnehmer für die Zeit nach dem Selbsterfahrungscurriculum ihre weiterhin anstehenden persönlichen Entwicklungsaufgaben benennen.

Die »Flaschenpost« wird hierzu mit konkreten und/oder symbolischen Botschaften der anderen Gruppenteilnehmer gefüllt und darf erst zu einem festgelegten späteren Zeitpunkt (z. B. direkt nach der Staatsprüfung oder zum nächsten Geburtstag) geöffnet werden.

Bei der bekannten Übung »Kofferpacken« verstauen die Teilnehmer ihre während des Selbsterfahrungsprozesses gesammelten Ressourcen als Kärtchen in einem Kästchen (als Koffersymbol).

Die »Begegnung mit mir in der Zukunft« dient als Zeitprojektion, in der jeder Teilnehmer sich ausmalt, wie, wo, mit wem usw. er sich selbst gerne in einigen Jahren begegnen möchte.

»Boostertreffen« stellen eine Möglichkeit dar, sich mit anderen Selbsterfahrungsteilnehmern nach der Beendigung des Curriculums wieder zu treffen, um die Selbstregulationsressourcen aktiv aufzufrischen oder Rückschläge im weiteren Lern- und Entwicklungsprozess aufzufangen.

**Check-up.** Check-up-Übungen erarbeiten Evaluationsdaten und sorgen für eine Rückfallprophylaxe.

Dieses Abschlussmodul beginnt kognitiv mit der Bearbeitung eines »Evaluationsfragebogens« und leitet über zu einer kreativen Schlusspräsentation jedes einzelnen Teilnehmers vor der Gruppe. Diese verknüpfte Übung bildet exemplarisch ab, wie im verhaltenstherapeutischen Arbeitsprozess ein Sowohl-als-auch von kognitiv strukturiertem Arbeiten und erlebnisorientiertem prozessualem Lernen erfolgt. Im Sinne einer Rückfallprophylaxe wird schließlich eine »Selbstfürsorge-Ampel« installiert, deren Benutzung den Teilnehmern zukünftig ein achtsames Selbst-Monitoring zum Stand ihrer Selbstfürsorgequalität ermöglicht.

Um die in der Regel mehrjährige Selbsterfahrung fantasie- und lustvoll abzuschließen, kann am Ende ein farbig-turbulenter »Maskenball« gefeiert werden, zu dem die Teilnehmer entsprechend ihres persönlichen Idealbildes verkleidet erscheinen.

### Ergänzungsübungen

Für die Eröffnung einer Sitzung oder die zwischenzeitliche Vitalisierung bieten sich verschiedene Übungen an, die die Teilnehmer in ihrer Ausgangsbefindlichkeit abholen und sie auf die Selbsterfahrungsarbeit in der Gruppe einstimmen. An dieser Stelle seien nur einige beispielhafte Übungen skizziert; in den o. g. Veröffentlichungen von Lohmann und Annies (2012) sowie Görlitz (2010) finden sich diverse weitere Übungsideen.

- »Gefühle in Bildern« (Brune, 2011): Die Teilnehmer werden gebeten, aus einer größeren Menge von Bildkarten eine persönliche Auswahl zu treffen: »Wählen Sie ein Bild aus, das am besten Ihre jetzige Stimmung zu Beginn unserer Selbsterfahrungssitzung abbildet.« In einer Blitzlichtrunde stellt jeder Teilnehmer die von ihm ausgewählte Karte vor, benennt kurz seine momentane Stimmung als Nachhall bestimmter Erlebnisse oder als Erwartung zur anstehenden Selbsterfahrung (»Die einsame Wanderin dort auf dem Deich entspricht gut meiner häufigen Nachdenklichkeit der letzten Wochen/Der seilspringende Knabe auf dem Picasso-Bild symbolisiert ausgezeichnet unsere Zusammenarbeit, auf die ich mich freue: fröhlich, aber auch diszipliniert.«).
- »Froh zu sein bedarf es wenig«: Diese Übung schafft eine fröhliche Kohäsionserfahrung, indem durch den Selbsterfahrungsleiter angestimmt ein Kanon gesungen wird. Wird diese Übung wegen ihrer besonders stimmungsvollen Wirkung wiederholt, können auch einzelne Teilnehmer Liedvorschläge machen.
- »Reise nach Jerusalem«: Dieses altbekannte Spiel bietet sich besonders als Auffrischungsübung nach der Mittagspause an.
- »Achte mal drauf«: Die Gruppe stellt sich so auf, dass jeweils zwei Teilnehmer einander gegenüberstehen. Es erfolgt die Anweisung, die gegenüberstehende Person genau zu betrachten und sich jede äußere Einzelheit einzuprägen. Dann werden die Teilnehmer gebeten sich umzudrehen, einander den Rücken zuzuwenden und drei Kleinigkeiten an ihrem Äußeren zu verändern (z. B. Hemdknopf öffnen, Armbanduhr von links nach rechts nehmen, Halstuch umbinden). Wenn beide sich auf das Signal des Selbsterfahrungsleiters dann wieder einander zuwenden, haben sie die vorgenommenen Veränderungen beim Gegenüber zu raten.
- »Stühlekippen«: Es wird ein innerer Stuhlkreis mit nach außen gerichteten Lehnen gebildet. Jeder Teilnehmer kippt den vor ihm stehenden Stuhl, sodass der nur noch auf zwei Beinen steht. Auf ein Zeichen des Selbsterfahrungsleiters (»Jetzt zum rechten Stuhl wechseln«) lässt er den Stuhl so los, dass dieser von einem nachrückender Teilnehmer aufgefangen werden kann und er selbst bei seinem Schritt nach rechts den nächsten Stuhl in den Griff bekommt, bevor dieser den Boden berührt hat.
- »Ballspielen«: Die Teilnehmer stehen sich wiederum zu zweit gegenüber und praktizieren virtuelle Ballspiele. Instruiert durch den Selbsterfahrungsleiter wird in kurzer Folge beispielsweise Volleyball, Tischtennis, Medizinballwerfen usw. gespielt.
- »Blickewerfen«: Diese Übung (Voraussetzung ist eine gerade Teilnehmerzahl) lässt sich verwenden, wenn für anstehende Selbsterfahrungsübungen Dyaden gebildet werden sollen. Die Teilnehmer werden zunächst aufgefordert, 20 Sekunden auf den Boden zu blicken und sich dabei ein anderes Gruppenmitglied vorzustellen. Auf ein Zeichen des Selbsterfahrungsleiters heben alle den Blick und richten ihn auf die entsprechende Person. Immer dann, wenn sich zwei Augenpaare begegnen, hat sich eine Dyade gefunden. Das Vorgehen wird so lange wiederholt, bis alle Teilnehmer einen Partner gefunden haben.

- »Obstsalat«: Die Gruppe bildet einen Stuhlkreis, eine Person steht in der Mitte. Jeder Teilnehmer gibt sich nun den Namen eines Obstes. Die Person in der Kreismitte ruft einen oder mehrere Obstnamen aus. Die angesprochenen Personen springen auf, um ihre Stühle zu tauschen. Ruft die Person in der Mitte »Obstsalat«, müssen alle Anwesenden ihre Plätze tauschen. Auf diese bewegte Weise kann die Gruppe sich nach längerer sitzender Tätigkeit körperlich erfrischen.

**Tabelle 5.1** Das Selbsterfahrungscurriculum

| **Anfangsphase** | |
|---|---|
| **Inhalt der Selbsterfahrungsmodule** | **Zugeordnete Übungen** |
| **Abholen** | |
| Die SE-Leiter gestalten den Beginn der gemeinsamen Selbsterfahrungsarbeit so, dass zunächst positive instrumentelle Gruppenbedingungen (Kohäsion, Vertrauen, kooperative Arbeitshaltung) gefördert werden und motivieren die Teilnehmer zu quasitherapeutischem Basisverhalten (Anliegen, Mitarbeit, Selbstöffnung, Experimentierbereitschaft). | (1) Kennenlernen<br>*1.1 Wohlwollendes Hypothetisieren*<br>*1.2 Marktplatz*<br>(2) Vergleichen<br>*2.1 Der ideale Verhaltenstherapeut*<br>*2.2 Was bereits zusammenpasst*<br>(3) Zusammenarbeiten<br>*3.1 Wollt ihr fleißige Handwerker seh'n*<br>*3.2 Einführung in die Interaktionsanalyse* |
| **Anknüpfen** | |
| Die Teilnehmer explorieren ihren professionellen Ausgangsstatus, also die bisherige Passung des eigenen Persönlichkeitsstils mit den spezifischen beruflichen Anforderungen. Dazu beobachten sie sich bei Einnahme der therapeutischen Rolle, der Pflege ihrer Selbstfürsorge und beim persönlichen Umgang mit Gruppen. Sie identifizieren diesbezüglich einerseits eigene Ressourcen und andererseits umrissene Lern- und Entwicklungsaufgaben für die Professionalisierung ihres Persönlichkeitsstils. | (4) Ausgangssituation<br>*4.1 Talking by Walking*<br>*4.2 Körperbefragung*<br>(5) Plananalyse<br>*5.1 Lebenslinie*<br>*5.2 Konstruktive Hysterie*<br>(6) Situationsanalysen<br>*6.1 Zwangloses Strukturieren*<br>*6.2 Gruppenknoten*<br>*6.3 Interaktionshavarien*<br>(7) Übersichtsmodelle<br>*7.1 Problem-SORK-Übersicht*<br>*7.2 Dynamische Modellgrafik* |

►

**Tabelle 5.1** (Fortsetzung)

| | |
|---|---|
| **Absprechen** | |
| Sie werden zu eigenverantwortlichen Entscheidungen geführt, welche Selbstmodifikationsziele sie sich für die anstehende Bearbeitungsphase vornehmen wollen. Mit der Selbsterfahrungsgruppe, dem SE-Leiter und einem Intervisionspartner werden konkrete Arbeitsaufträge verabredet und die anstehende Selbstmodifikation verhaltenstherapeutisch konzipiert. | (8) Zielentwürfe<br>*Neuverfilmung*<br><br>(9) Entscheidungsbildung<br>*9.1 Konferenz der Oberpläne*<br>*9.2 Dreimal Selbst*<br><br>(10) Projektfestlegung<br>*10.1 Der Schritt über den Rubikon*<br>*10.2 Selbstmodifikationsplanung: Bericht an den Gutachter* |
| **Bearbeitungsphase** | |
| **Briefen** | |
| Die Teilnehmer nehmen, während die Selbstmodifikation realisiert wird, sowohl die Therapeuten- als auch die Patientenposition ein. Sie moderieren einerseits den Arbeitsprozess ihrer Intervisionspartner und werden von diesen vice versa bei der Durchführung ihrer Selbstmodifikation quasitherapeutisch versorgt. | (11) Ablösen<br>*11.1 Da-ist …-Distanzierung*<br>*11.2 Fallende Blätter*<br>*11.3 Können Sie sich vorstellen, wie …?*<br><br>(12) Führen und Folgen<br>*12.1 Stabtanz*<br>*12.2 Promenade*<br>*12.3 Sokrates*<br><br>(13) Guidance/Coaching/Prompting<br>*13.1 Autobusfahrt der Selbstanteile*<br>*13.2 Schema-Memo*<br>*13.3 Echo-SMS* |
| **Begleiten** | |
| Dieser quasitherapeutische Lern- und Entwicklungsweg wird durch Intervisionspartnerschaften befördert und von problemlöseorientierter Supervision in der Selbsterfahrungsgruppe begleitet. | (14) Kooperation und Selbstmanagement<br>*14.1 Etablieren fester Intervisionspartnerschaften*<br>*14.2 Selbsterfahrungstagebuch*<br><br>(15) Supervision<br>*15.1 SV-Protokoll*<br>*15.2 SV-Gruppenkreis* |

►

**Tabelle 5.1** (Fortsetzung)

| | |
|---|---|
| | **Bestätigen** |
| Auf ihrem Selbstmodifikationsweg erhalten die Teilnehmer hinreichend motivationale Hilfestellungen. Dazu werden sie von ihren Intervisionspartnern, der supervidierenden Gruppe und den Selbsterfahrungsleitern validiert und verstärkt. | (16) Validieren und Verstärken<br>*16.1 Rückenstärkung*<br>*16.2 Das Sparschwein/die Bohnentasche* |
| | (17) Werte verwirklichen<br>*Die Wertezielscheibe* |
| | (18) Evaluation<br>*Das Richtfest* |
| **Commitmentphase** | |
| | **Cognition** |
| Die SE-Teilnehmer artikulieren ihr erworbenes deklaratives Wissen zum professionellen Selbst. Sie werden sich darüber im Klaren, über welche Selbstregulationsmöglichkeiten sie in ihrem beruflichen Kontext verfügen. | (19) Wendepunkte<br>*Vom Auto- zum Chefpiloten* |
| | (20) Prozessrückblick<br>*20.1 My way*<br>*20.2 Wenn einer eine Reise macht* |
| | **Choose your homework** |
| Die Selbsterfahrungssitzungen bilden Stützpunkte zur Vor- und Nachbereitung eigenständiger Hausaufgaben-Transfers.<br>Für die Zeit nach Abschluss der formellen Selbsterfahrung leiten die Teilnehmer für ihre berufliche Zukunft weitere Selbstbetreuungs- und Entwicklungsaufgaben ab, die sie dann unabhängig vom Selbsterfahrungscurriculum weiter verfolgen. | (21) Ressourcennutzung<br>*21.1 Flaschenpost*<br>*21.2 Kofferpacken* |
| | (22) Zukunftsplanung<br>*Zukunftsbegegnung* |
| | (23) Auffrischung<br>*Boostertreffen* |
| | **Check-up** |
| Sie vergleichen ihre im Verlauf der Selbsterfahrung erarbeiteten Klärungs- und Bewältigungsergebnisse mit den in der Anfangsphase abgesprochenen Zielen und berücksichtigen diese im Sinne einer rekursiven Planung des Selbsterfahrungsprozesses. | (24) Evaluation und Schlusspräsentation<br>*24.1 Der Blick zurück*<br>*24.2 Die Selbstfürsorge-Ampel* |
| | (25) Abschlussritual<br>*Der Maskenball* |

# 6 Übungen der Anfangsphase

Die Anfangsphase des Selbsterfahrungsprozesses entspricht der probatorischen Phase einer Verhaltenstherapie. Die Selbsterfahrungsleiter sorgen zunächst für positive instrumentelle Gruppenbedingungen. Sie lassen die Teilnehmer geleitet entdecken, welche persönlichen Voraussetzungen diese für die Ausübung dieses Berufes mitbringen. Schließlich grenzt jeder Teilnehmer für sich selbst relevante Anpassungsaufgaben für die Professionalisierung des eigenen Persönlichkeitsstils ein.

## 6.1 MODUL I: Abholen

Zu Beginn des Selbsterfahrungsprozesses, beim Abholen, sorgt der SE-Leiter dafür, dass die Gruppe Kohäsion, Offenheit, Vertrauen, Kooperation entwickelt, er orientiert die Teilnehmer zu den Zielen des Curriculums und motiviert sie zur Selbstexploration ihrer persönlichen Voraussetzungen für den Psychotherapeutenberuf.

- Kennenlernen: Wohlwollendes Hypothetisieren/Marktplatz
- Vergleichen: Der ideale Verhaltenstherapeut/Was schon zusammenpasst
- Zusammenarbeiten: Wollt' ihr fleißige Handwerker seh'n/Interaktionsanalyse

### Übung 1.1: Wohlwollendes Hypothetisieren

**Beschreibung.** Die Übung lädt die Teilnehmer dazu ein, sich zu jedem einzelnen Gruppenmitglied ein positives Bild zu machen. Im Rahmen einer wohlwollenden Kontaktaufnahme äußern die Teilnehmer fantasievolle Hypothesen dazu, welche Fähigkeiten, Interessen, Eigenarten sie bei den anderen Gruppenmitgliedern vermuten.

Jeder Teilnehmer nimmt auf einem Stuhl Platz und wird von der Gruppe mit positiven Hypothesen zu seiner Person angesprochen. Dazu hört er sich zunächst stumm an, welche positiven Fähigkeiten, Interessen, Eigenarten ihm von den anderen Teilnehmern zugesprochen werden. Er beobachtet dabei seine spontanen inneren Reaktionen. Anschließend schildert er in wenigen Worten, wie er die Situation erlebt hat, welche Charakterisierungen der anderen auf ihn zutrafen und gibt ergänzend eine knappe Selbstcharakterisierung ab. Abschließend erhält er von der Gruppe als symbolische Ressourcencharakterisierung einen Indianernamen.

**Ziele, Techniken, Haltungen.** Diese Übung soll die Teilnehmer am Anfang des Selbsterfahrungsprozesses auf angstfreie und kreative Weise abholen und ihnen ein selbstwert-, vertrauens- und kohäsionsförderndes Ankommen ermöglichen. Sie werden zu einem fantasievollen Umgang mit analogen Mitteln wie Symbolen und Metaphern ermutigt.

- **Ressourcenaktivierung:** Jedem Teilnehmer werden von der Gruppe explizit Stärken, Fähigkeiten, Interessen – also Ressourcen – zugeschrieben. Da er hier gezielt eine Zufuhr wohlwollender Rückmeldungen erfährt, kommt es in der Regel zu einer positiven Beziehungserfahrung, und die Bereitschaft zur Selbstöffnung wird gefördert. Indem die Gruppenmitglieder einander durch diese Übung auf fantasievolle und zwanglose Weise kennen lernen, werden die instrumentellen Gruppenbedingungen Vertrauen, Offenheit und Kohäsion gefördert.

- **Expositionserfahrung:** Jeder Teilnehmer steht in dieser Übung für einige Zeit im Mittelpunkt der allgemeinen Aufmerksamkeit. Auf diese Weise erlebt er sich (wie häufig im Beruf) bewusst in einer sozialen Mittelpunktsituation und kann feststellen, wie er spontan darauf reagiert bzw. diese Anforderung bewältigt.
- **Interesse am anderen:** Aus der anderen Perspektive, nämlich als Hypothesen bildendes Gruppenmitglied, schreibt nunmehr er selbst jedem den anderen jeweils im Fokus stehenden Teilnehmern Ressourcen zu und kann feststellen, mit welcher Neugier und spontanen Zuwendung er auf die anderen zugeht.
- **Aktive Empathie:** Die Teilnehmer experimentieren mit der grundsätzlichen Therapeutenhaltung der aktiven Empathie. Sie erfahren sich dabei, wie sie mit den Anforderungen eines interaktionellen Engagements (Kontaktaufnahme über wohlwollende Hypothesen) und einer Selbstöffnung (Rückmeldung zur spontanen inneren Verarbeitung geben) umgehen. Sie erhalten die Gelegenheit, an eigenen Ressourcen anzuknüpfen (»Die Übung hat es mir leicht gemacht, meine Neugier auf andere Menschen mit meiner kreativen Ader zu verbinden. … Wenn ich auf so eine angenehme Weise von anderen angesprochen werden, dann fällt es mir leichter, mich mit ihnen auf eine Zusammenarbeit einzulassen«). Durchaus kann es aber auch zu ersten Berührungen mit kritischen Selbstanteilen kommen (»Wegen meiner typischen Scheu davor, mich vor Gruppen persönlich zu äußern, habe ich mich allzu sehr mit eigenen Hypothesen zurückgehalten und erlebte die persönliche Ansprache der anderen als eher peinlich«).
- **Offenheit:** Durch die gegenseitige wohlwollende Ansprache und die positiven Beziehungserfahrungen wird die Bereitschaft zur Selbstöffnung für die weitere Zusammenarbeit gefördert.
- **Kooperative Arbeitshaltung:** Das erfolgreiche Zusammenwirken der Gruppenteilnehmer stärkt eine kooperative Arbeitshaltung.

**WERK-Durchführung der Übung »Wohlwollendes Hypothetisieren«**

**W**eg durch die Übung (Instruktion):

*An die Gruppe gerichtet:* »Bitte nehmen Sie nun auf wohlwollende Art zu jedem Teilnehmer dieser Gruppe Kontakt auf. Die Regel der folgenden Übung ist ganz einfach: Nutzen Sie gleich jedes Mal, wenn jemand aus der Gruppe auf diesem Stuhl hier Platz nimmt, zunächst eine Minute Zeit, um sie oder ihn mit einem wirklich wohlwollenden Blick wahrzunehmen. Jeder bekommt gleich die Gelegenheit bzw. die Aufgabe, hier auf diesem einzelnen Stuhl vor der Gruppe Platz zu nehmen und sich in Ruhe von den anderen anschauen zu lassen. Die entwickeln währenddessen aus einer wohlwollenden Haltung heraus Hypothesen dazu, welche Fähigkeiten, Interessen, Stärken, Eigenarten sie bei dieser Person vermuten. Dabei spielt es ▸

überhaupt keine Rolle, ob Sie einander bereits kennen oder sich zum ersten Mal begegnen – erlauben Sie Ihrer aktiven Empathie etwas Fantasie. Nach einiger Zeit des Hinschauens folgen Sie dann einfach Ihren Ideen und teilen diese der Person, die da auf dem Stuhl im Mittelpunkt sitzt, mit. (SE-Leiter steht auf und zeigt auf ein Flipchart mit Beispielen wie: Stärken von dir sind ... Dein zweiter Beruf ist ... Du bist ein Vater-/Mutterkind ... In der Geschwisterreihe bist du ... Wenn ich mir dich als Tier vorstelle, dann wärst du ... Wenn man in deine Wohnung kommt, dann sieht man ... Der Roman, der auf deinem Nachttisch liegt, ist ... Im Urlaub fährst du am liebsten nach ... Als Musikinstrument spielst du ...) Wenn Sie selbst gleich da auf dem einzelnen Stuhl im Mittelpunkt sitzen, dann hören Sie den anderen genau zu und verfolgen dabei achtsam Ihre eigenen spontanen inneren Reaktionen, sagen aber erst einmal gar nichts. Erst nach einiger Zeit der Hypothesenproduktion werde ich die anderen stoppen und Sie als Hypothesenobjekt bitten, uns Ihr subjektives Erleben während der Übung mitzuteilen. Außerdem können Sie uns dann mitteilen, ob es von den anderen für Sie zutreffende oder überraschende Zuschreibungen gegeben hat – und sagen ein paar Worte zu sich selbst. Und zum Abschluss der Übung kriegen Sie noch einen Indianernamen, der typische Ressourcen von Ihnen wiedergibt. Da gab es in anderen Gruppen schon Namen wie ›Heinz, der über den Acker geht‹, ›Karin, die den Topf unter dem Regenbogen sucht‹ oder ›Ulla, mit dem Schwert zu Pferd‹. Aber da verlassen Sie sich einfach mal auf die Ideen der Gruppe.«

*An einen einzelnen Teilnehmer gerichtet:* »Bitte nehmen Sie nun Platz auf dem ›Stuhl des Wohlwollens‹ und hören von dort aus den anderen Teilnehmern Ihrer Gruppe gleich dabei zu, wie die Ihnen sagen, welche Stärken, Fähigkeiten, Vorliegen, Besonderheiten sie sich bei Ihnen vorstellen können. Einige Minuten lang werden Sie so erleben, wie die anderen sich ganz auf Sie konzentrieren und Sie mit Ressourcenhypothesen konfrontieren.

Hören Sie während dieser Zeit den anderen bitte einfach nur zu, ohne ihnen zu antworten. Richten Sie Ihre Aufmerksamkeit nicht allein auf das, was die anderen über Sie sagen, sondern achten Sie vor allem auf Ihre inneren Ereignisse während dieser Zufuhr. Beobachten Sie die dabei durchziehenden automatischen Gedanken und Gefühle, ohne diese weiter zu bewerten oder zu beeinflussen. Nehmen Sie in dieser Zeit der losgelösten Achtsamkeit in keiner Weise Stellung dazu – weder verbal noch über mimische oder gestische Kommentare.«

*Nach 15–20 Hypothesenäußerungen durch die Gruppenteilnehmer wendet der SE-Leiter sich wieder an den einzelnen Teilnehmer:* »Schildern Sie uns bitte kurz, wie Sie das eben erlebt haben. Was ging Ihnen dabei durch den Kopf, wie haben Sie emotional und vielleicht auch körperlich darauf reagiert? (Teilnehmer antwortet) – Und jetzt ein Blick auf die Wahrheit: Was davon traf tatsächlich auf Sie zu und hat Sie passend charakterisiert? – Und mit welchen Begriffen würden Sie sich selbst charakterisieren?« (Teilnehmer gibt eine kurze Rückmeldung)

►

*An Gruppe und Teilnehmer:* »Haben Sie jetzt, wo er/sie antworten darf, an ihn/sie noch Fragen?« (Teilnehmer beantwortet Interessensfragen, z. B. »Spielst du tatsächlich Kontrabass? … Bist du Einzelkind? … Was ist eigentlich dein heimlicher zweiter Beruf?«)

*An die Gruppe:* »Und nun, nachdem Sie ein Bild zu seinen Ressourcen bekommen haben, geben Sie ihm einen Indianernamen, der bildhaft ein bestimmtes Merkmal wiedergibt.« (Die Gruppe ermutigen und unterstützen, einen bildhaften Indianernamen für den Teilnehmer zu finden – den Namen ans Flipchart schreiben.)

**E**rlebnisaspekte der Übung (Emotionsaktivierung):

- Die Person auf dem einzelnen Stuhl erlebt sich als sozialer Mittelpunkt und reagiert spontan auf die Hypothesen der anderen.
- Als beobachtende und Hypothesen liefernde Person erlebt jeder Teilnehmer spontane Gegenübertragungs- und Empathieprozesse und nimmt in charakteristischer Weise Kontakt zu den anderen Gruppenteilnehmern auf.

**R**eflexionen zur Bedeutung der Erfahrungen (Bearbeitung):
Diese explorierende und experimentierende Übung richtet den Blick der Teilnehmer darauf, über welchen persönlichen Stil von Selbst- und sozialer Wahrnehmung sie verfügen. Sie können anhand dieser Verhaltensstichprobe den eigenen Empathiestil charakterisieren und ihren typischen Umgang mit sozialen Mittelpunktsituationen konstatieren. Außerdem können sie beurteilen, welche Affinität sie zur hier empfohlenen Haltung der Achtsamkeit mitbringen. Im Vordergrund steht hier die Erlebnisaktivierung und lebendige Gestaltung des persönlichen Kennenlernens.

**K**onsequenzenableitung (Volitionsbildung):
Als Ergebnis dieser Übung lernen die Teilnehmer sich zu Beginn des Selbsterfahrungsprozesses spielerisch kennen und kommen sich näher. Für den SE-Leiter ergeben sich differenzierte Eindrücke dazu, wie sich die Gruppeninteraktion einspielt.

Am Ende des ersten Selbsterfahrungstages unterstützt der SE-Leiter die Namenseinprägung in folgender Weise: Er zeigt nacheinander auf jeden Teilnehmer, bittet die Teilnehmer um eine 10-Sekunden-Erinnerung an den Indianernamen und instruiert die Gruppe anschließend per Handzeichen, gleichzeitig im Chor den Indianernamen dieses Teilnehmers zu rufen.

Die am nächsten Selbsterfahrungstag nachfolgende Marktplatzübung schließt zwanglos an diese Kennenlernübung an und vertieft das herzliche gegenseitige Abholen.

**Setting/Zeit.** Die Übung erfolgt vollständig im Rahmen der Gesamtgruppe, wobei jeweils ein Teilnehmer mit der Gesamtgruppe zusammenarbeitet. Pro Gruppenmitglied lassen sich etwa 10 Minuten veranschlagen.

### Übung 1.2: Marktplatz (Ergänzende Anschlussübung)

**Beschreibung und Ziele.** Diese Anschlussübung an das wohlwollende Hypothetisieren bietet sich für den Beginn des zweiten Selbsterfahrungstages an. Hierbei begegnen sich die Teilnehmer auf einem virtuellen Marktplatz, begrüßen einander mit den verliehenen Indianernamen oder helfen einander über geleitetes Entdecken, die am Vortag gefundenen Namen zu erinnern. Auf diese zwanglose Art entwickelt sich das persönliche Kennenlernen der Teilnehmer weiter, und sie pflegen die Haltungen der gegenseitigen Neugier und aktiven Empathie.

### Übung 2.1: Der ideale Verhaltenstherapeut

**Beschreibung.** Der SE-Leiter gibt eine kurze Einführung dazu, wozu Selbsterfahrung dient. Anschließend richtet er mithilfe einer Imaginationsübung die Vorstellung der Teilnehmer auf das Bild eines geübten Verhaltenstherapeuten bei der Arbeit. Im nächsten Schritt stellt die Gruppe eine Liste von Merkmalen zusammen, die ihrer Vorstellung nach einen guten Verhaltenstherapeuten auszeichnen. Jeder Teilnehmer sucht daraus jeweils ein Merkmal aus, das er bei sich selbst bereits als Ressource sieht und wählt ein weiteres Merkmal aus, das er bei sich am dringlichsten zu verbessern wünscht – im Sinne einer professionellen Entwicklungsaufgabe. Die beiden beschrifteten Zettel werden an einer Ressourcen- und einer Ziel-Pinnwand angebracht. Die Teilnehmer vergleichen die angehefteten Zettel (»Schauen Sie sich die angehefteten Ressourcen- und Zielmerkmale der anderen an und vergleichen diese mit Ihren Notizen«) und erhalten als vertiefende Hausaufgabe eine Satzergänzungsliste zur Selbstcharakterisierung ihres Ressourcenstatus.
**Ziele, Techniken, Module.** Es geht bei dieser frühen Übung darum, dass die Teilnehmer eine Vorstellung zum Selbsterfahrungsrational bekommen und eine positive Idee zur Ausübung der Therapeutenrolle entwickeln. Sie werden an die Vorstellung eines aus ihrer Sicht besonders guten (»idealen«) Therapeuten herangeführt und beobachten ihre dabei ablaufenden Gefühlsreaktionen und automatischen Gedanken. Hierbei kommen sie mit zwei Standardtechniken der modernen Verhaltenstherapie in Berührung: Imaginationstechniken und die Methode der »losgelösten Achtsamkeit« (»Detached mindfulness«, Wells, 2011).

**WERK-Durchführung der Übung »Der ideale Verhaltenstherapeut«**
**W**eg durch die Übung:
*Kognitive Vorbereitung:* »Was ist Selbsterfahrung und wozu dient sie Verhaltenstherapeuten? Selbstverständlich sollen Sie das in erster Linie erfahren und nicht aufwendig von mir vorgetragen bekommen. Deshalb nur ein ganz kurzer Vorspann, und dann kommen auch schon Sie ins Spiel. (SE-Leiter schreibt die beiden Begriffe PERSON und PROFESSION an die Flipchart.) Zwischen diesen beiden Elementen wird eine Beziehung hergestellt. Nämlich dadurch, dass eine bestimmte Person die Profession Psychotherapeut/in wählt oder diese bereits ausübt (ergänzt den Text, ▶

sodass es nun heißt: ›PERSON wählt PROFESSION‹). Eine Person mit bestimmten Wünschen, Erwartungen und Fähigkeiten wählt also eine Profession mit bestimmten Anforderungen und Möglichkeiten (schreibt unter PERSON ›Ich wünsche und biete‹ und unter PROFESSION ›Ich verlange und biete‹). Und diese beiden Systeme gehen miteinander eine Ehe ein – möglichst eine gute. Psychologisch gesehen treffen hier die beiden Piaget'schen Konstrukte der Assimilation und Akkomodation zu. Die Person durchläuft nämlich einen aktiven Anpassungsprozess. Per Assimilation macht sie sich den Beruf passend, indem sie ihre eigenen Fähigkeiten in ihn einbringt: ›Meine Feinfühligkeit, Strukturiertheit und Zielstrebigkeit, meine soziale Kompetenz, Fachkenntnis und gute Selbstfürsorge führen dazu, dass ich in diesem Beruf wirksam bin und dieser mich persönlich mit Sinn erfüllt.‹ Per Akkomodation passt sie ihre Fähigkeiten, Wünsche und Erwartungen den beruflichen Anforderungen und Möglichkeiten an: ›Meine manchmal egozentrische Rechthaberei, mein zeitweiliges emotionales Chaos und die entscheidungsgehemmte Halbherzigkeit sowie meine beschränkte Stressregulierung verlangen ausdrücklich, dass ich mich bezogen auf diesen Beruf verändere und weiterentwickle.‹ Gut, das sind jetzt mal zwei allgemeine Pole, die sich da gegenüberstehen, aber ich denke, jeder von Ihnen wird in der Selbsterfahrung sein typisches veränderungsmotivierendes Spannungsfeld finden.«

Als anregende Ergänzung lässt sich das Gedicht »Ein Meister ist zunächst zu loben« vorstellen.

**Ein Meister ist zunächst zu loben**

| | |
|---|---|
| Ein Meister ist zunächst zu loben<br>für seine Kenntnis der Methoden<br>und zeigt sich dabei als **Person**<br>ganz kongruent zur **Profession**. | *Abstimmung von*<br>*Person und Profession*<br>=<br>*Personale Kompetenz* |
| Das heißt, man sieht ihn im Beruf<br>so **echt**, wie ihn das Leben schuf,<br>und was er tut, ist **transparent**,<br>so dass man leicht den Sinn erkennt. | |
| Wir bilden uns im Lebensspiel<br>**Persönlichkeit** mit eig'nem **Stil**;<br>aus jedem Menschen sprechen<br>nebst **Stärken** auch noch **Schwächen**. | |
| Sie klar zu sehen, ist das eine,<br>was ich hier mit **Bewusstheit** meine.<br>Erst wer sich gut in beidem kennt,<br>erlernt dazu **Selbst-Management**. | *Kognitive Repräsentation*<br>*der eigenen Schemata*<br>*als Voraussetzung für eine*<br>*bewusste Selbstregulation* |

Es heißt somit der **Oberplan**,
mit dem wir wohl am besten fahr'n
bei Erwachsnen wie bei Kindern:
Stärken nutzen, Schwächen mindern.

*Selbsterfahrung als berufsbezogene Assimilation/Akkomodation der Person-Schemata*

Uns als Psychotherapeuten
geht es da wie allen Leuten:
Auf dem Weg zur Meisterreife
drehen wir so manche Schleife:

Wenn wir gut **Ressourcen nutzen**
und noch manche **Schwäche stutzen**,
ganz bewusst auf jeder Stufe
wachsen wir dann am Berufe.

*Selbstanwendung der Psychotherapie-Wirkkomponenten*

**Durchführung einer Imaginationsübung:** »Damit Sie einen persönlichen Kontakt zu diesem Thema herstellen können, möchte ich Sie durch eine Imaginationsübung begleiten und Sie auf diesem Weg mit der Haltung der losgelösten Achtsamkeit vertraut machen: Bitte nehmen Sie zunächst eine ruhige und konzentrierte Besinnungshaltung ein. Setzen Sie sich dabei aufrecht hin. Ihren Rücken halten Sie gerade, mit einem kleinen Abstand von der Rückenlehne Ihres Stuhls, Ihr Kopf ist in fast stolzer Haltung erhoben – wie von einem Faden gehalten, wie Sie sich das bei Marionettenfiguren vorstellen können, Ihre Hände sind einzeln abgelegt auf den Oberschenkeln – die Atmung geht ruhig ein und aus – ein – aus. Ihre Augen können einen Punkt finden und dort zur Ruhe kommen – oder Sie schließen sie einfach, um meinen Worten weiter aufmerksam zu folgen. Bitte begeben Sie sich nun in ihrer Vorstellung in eine Beobachterposition, von der aus Sie Ihre inneren Ereignisse aufmerksam verfolgen können: automatische Gedanken, die vorbeiziehen, Gefühle, die für einen Moment da sind, um sich dann mit anderen Empfindungen abzuwechseln, ankommende und vorbeiziehende Körperempfindungen. Alle Gedanken, Gefühle oder sonstigen Impulse, die sich auf meine Fragen hin bei Ihnen melden, sind wie Blätter, die sich in einem Strom befinden und dort mal ruhig oder mal auch turbulent dahin fließen. Sie selbst befinden sich dabei keinesfalls mitten in diesem Strom, sondern stehen am Ufer und schauen aus dieser achtsamen Distanz aufmerksam auf all das, was da vorbeizieht. Ihre inneren Ereignisse werden Blätter, die Sie im Zug dieses Stroms vorbeiziehen lassen. Sie verzichten während dieser Beobachtung auf jede Bewertung und versuchen in keiner Weise, darauf Einfluss zu nehmen. Und sollte dennoch ein bewertender Gedanke oder ein anderer Impuls kommen, dann betrachten Sie auch die als Blätter, die Sie in den Fluss geben und sie weiter ziehen lassen.

Nun erlauben Sie Ihrer Vorstellung, in einen Therapieraum zu blicken, wie er angemessener nicht sein kann … das Licht, die Einrichtung, die gute Luft, das Klima … und sehen dort einen wirklich guten Therapeuten/eine Therapeutin da ►

sitzen … einem Patienten/einer Patientin gegenüber … in wirklich professioneller Weise gelassen, präsent … interessiert zugewandt … mit einer bestimmten annehmenden Kopf- und Körperhaltung zuhörend … sicheren und klaren Bewegungen der Hand … die Art des ruhigen und bestimmten Sprechens … die Vorbereitung und Durchführung einer Intervention mit wohltuender Transparenz … Sie beobachten, wie mit dem Patienten dort eine Intervention vorbereitet wird … vielleicht steht gleich eine Exposition an … oder beide führen gemeinsam ein Rollenspiel durch … oder es erfolgt die Nachbesprechung einer Übung, vielleicht einer erfolgreich ausgeführten Hausaufgabe … und Sie sehen, hören, spüren, wie diese Therapeutenperson dort das in gutem Maße direktiv und gleichzeitig persönlich unterstützend durchführt … sodass Sie diese Szene wirklich gerne verfolgen, weil Sie etwas für sich daraus mitnehmen können …

Und nun stellen Sie sich vor, wie Sie selbst dort in diesem Raum, in diesem Therapiesessel sitzen … und die gleiche Gelassenheit ausstrahlen … so dasitzen und zuhören … so sprechen mit ruhiger und sicherer Mimik und Gestik … interessiert fragend … flexibel auf den Patienten eingehend … Rückmeldungen und Zusammenfassungen gebend … und noch einige Zeit zuschauen und die Stimmung aufnehmen … und langsam von 10 zurückzählen und hierher zurückkehren …«

*Kommentar SE-Leiter*: »Mit dieser Übung haben Sie zwei wichtige Instrumente der modernen Verhaltenstherapie benutzt: Imagination und Achtsamkeit. Um sich mit persönlichen Themen auseinandersetzen zu können und einen freien Blick für die eigenen inneren Reaktionen zu haben, sollte man erst einmal achtsam mit ihnen umgehen, sie also gezielt beobachten, ohne sie dabei zu bewerten oder zu beeinflussen. Erst wenn Sie einen inneren Raum für diese spontanen Abläufe zur Verfügung gestellt haben, die Gefühle, Gedanken, Handlungsimpulse, Körperempfindungen dort geschehen lassen – sie also akzeptieren – und so während dieser Übung ganz auf ein Gegenankämpfen verzichten, erst dann haben Sie eine Loslösung ermöglicht und sind hinterher frei dafür, Pläne zu entwerfen und umzusetzen.«

**E**motionale Aktivierung:
Nachdem der SE-Leiter hiermit das Selbsterfahrungsmotto »Abstimmung von Person und Profession« eingeführt hat, führt er die Teilnehmer über die Imaginationsübung zum Erleben losgelöster Achtsamkeit. Dazu richtet er ihre Wahrnehmung gezielt auf das Vorstellungsbild eines idealen Therapeuten und auf ihre dadurch spontan ausgelösten inneren Prozesse.

**R**eflektieren:
Aufgabe dieser Übung war in erster Linie das Induzieren von assoziativen Vorstellungsprozessen, um innerhalb der Gruppe das persönliche Bild eines idealen Verhaltenstherapeuten zu kreieren. Reflektierende Überlegungen stehen dann in der anschließenden Zuschreibungsübung im Mittelpunkt.

Konsequenzenableitung:
Das imaginierte Bild des idealen Verhaltenstherapeuten bildet die Voraussetzung für die nachbearbeitende Anschlussübung.

**Setting/Zeit.** Zunächst erfolgt eine kurze Edukation durch den Selbsterfahrungsleiter, in der er der Gruppe das Rational der Selbsterfahrung knapp erläutert (10 Minuten), anschließend folgt die Imaginationsübung (10 Minuten). Gesamtzeit: etwa 20 Minuten.

### Übung 2.2: Was bereits zusammenpasst

**Beschreibung.** Die Teilnehmer verfügen nun über vielfältige Ideen dazu, welche Merkmale einen idealen Verhaltenstherapeuten auszeichnen. Diese Merkmale werden zusammengetragen und anschließend evtl. mit einer vorbereiteten Liste verglichen. Anschließend wählt jeder Teilnehmer aus der gemeinsam erstellten und/oder zitierten Liste ein Merkmal aus, das er sich bereits (am ehesten) als Ressource zuschreibt und eines, dessen Erwerb er für sich als wichtige Entwicklungsaufgabe ansieht. Beide Merkmale werden auf Klebezettel geschrieben und an einer Ressourcen- und eine Entwicklungsaufgaben-Pinnwand befestigt. Anschließend vergleichen die Teilnehmer die Merkmalszuschreibungen auf der Pinnwand.
**Ziele, Techniken, Haltungen.** Diese Anschlussübung an den idealen Verhaltenstherapeuten soll den Teilnehmern ermöglichen, ihre positiven Erwartungen an die Therapeutenrolle zu explorieren und einen ersten Vergleich mit ihrem Selbstbild anzustellen.

- **Abholen/Anknüpfen:** Die Selbsterfahrungsarbeit zielt darauf ab, Ressourcen und Entwicklungsaufgaben der Teilnehmer in den Blick zu nehmen, die diese zu Beginn des Prozesses bereits einbringen bzw. noch erwerben wollen.
- **Orientierung:** Aufbauend auf den bisherigen Einleitungsübungen (Wohlwollendes Hypothetisieren/Marktplatz/Der ideale Verhaltenstherapeut) wird den Teilnehmern der zentrale Zweck der Selbsterfahrung vermittelt, nämlich die Abstimmung von Person und Profession. Um sich zum Stand ihrer eigenen Professionalität zu orientieren, vergleichen sie sich selbst mit dem Modell eines geübten Verhaltenstherapeuten.

**WERK-Durchführung der Übung »Was bereits zusammenpasst«**
Weg durch die Übung:
»Nun sind Sie mit einigen Merkmalen eines erfolgreichen Verhaltenstherapeuten in Berührung gekommen. Wir hatten gemeinsam dazu eine Liste erstellt, und Sie hatten außerdem einen Blick auf eine ähnliche Übersicht aus der Literatur geworfen. Bitte geben Sie zu jedem der folgenden Merkmale in Prozenten an, in welchem Maße Sie sich diese Haltungen und dieses Verhalten bereits im therapeutischen Kontext zutrauen, oder inwieweit Sie hier für sich noch Entwicklungsaufgaben sehen.

(Ergänzend oder alternativ zur gemeinsam erstellten Liste bietet sich die folgende Zusammenstellung von Hautzinger, 2012, an:)

(1) problem- und zielorientiert vorgehen
(2) strukturiert, flexibel, aktiv, direktiv arbeiten
(3) interessiert, neugierig, sokratisch fragen
(4) beziehungsfokussiert, sich dosiert selbst einbringen
(5) Gegenwartsnähe, Alltagsnähe, Konkretheit bieten
(6) plausibel erklären, Rational vermitteln, Informieren
(7) Akzeptanz, Professionalität, Sicherheit vermitteln
(8) kooperatives Arbeitsbündnis vermitteln
(9) an Fertigkeiten und Ressourcen orientiert
(10) Kompetenzen durch aktives Lernen erweitern
(11) Verhalten verändern
(12) Rückmeldungen, Zusammenfassungen geben

Nun beschriften Sie bitte zwei Klebezettel und kleben diese an die Pinnwand: Auf den ersten schreiben Sie eine persönliche Stärke, die Sie als Ressource mit in diesen Beruf einbringen. Kleben Sie den an die linke Pinnwand, wo als Überschrift ›Ressourcensammelstelle‹ steht. Auf den zweiten Klebezettel schreiben Sie ein für Sie wichtiges Therapeutenmerkmal, von dessen Realisierung Sie Ihrer Einschätzung nach noch am weitesten entfernt sind. Den befestigen Sie dann bitte auf der rechten Pinnwand mit der Überschrift ›Offene Entwicklungsaufgaben‹.«

Nachdem alle Teilnehmer ihre Zettel beschrieben und befestigt haben, wird ihnen noch Zeit zum vergleichenden Betrachten der beiden bestückten Pinnwände gegeben, und sie werden angeregt, dabei auf ihre spontanen Empfindungen zu achten (»Nehmen Sie noch einmal die Haltung der losgelösten Achtsamkeit ein und achten auf die spontanen Gefühle und Gedanken, die Ihnen da bei der Betrachtung all der Stärken und Entwicklungsaufgaben durch den Kopf gehen.«). Gegebenenfalls ließe sich noch eine gemeinsame Reflexion im offenen Gruppengespräch anschließen (»Entdecken Sie Ähnlichkeiten untereinander?«).

**Hausaufgabe.** »Vervollständigen Sie für die weitere Bearbeitung bitte die folgenden Sätze:

*Ich…*

- *weiß von Stärken, die ich in diesen Beruf einbringe, nämlich …*
- *erinnere mich an eine Situation, in der ich solch eine Stärke mit Leib und Seele erlebt habe …*
- *genieße in solchen positiven Situationen ein Gefühl von …*
- *kenne auch persönliche Eigenschaften, die mich im Beruf eher einschränken, nämlich …*
- *erinnere mich an eine Situation, in der ich eine solche Eigenschaft konkret erlebt habe …*
- *empfinde in solchen problematischen Situationen das Gefühl von …*

►

- *weiß, welche Konsequenzen ich in meinem Denken und Handeln daraus ziehen sollte … und welche persönlichen Entwicklungsaufgaben sich daraus für mich ergeben …*

Die Sätze, die Sie als Hausaufgabe bitte vervollständigen, beziehen sich auf das sogenannte WERK der Selbsterfahrung. Damit sind wesentliche Elemente angesprochen, die im Laufe der Selbsterfahrung von Ihnen bearbeitet werden. Die Bearbeitung dieser Hausaufgabe soll also einen ersten Blick auf Ihren persönlichen Spannungsbogen richten, der sich zwischen Ressourcen und Entwicklungsaufgaben aufspannt und mit dem Sie sich dann in der weiteren Selbsterfahrungsarbeit auseinandersetzen« (Edukation).

Der SE-Leiter präsentiert das WERK der Selbsterfahrung:

| | |
|---|---|
| **W**issen zu den eigenen Ressourcen und Risikoanteilen der eigenen Person | *Ich kenne meine Stärken und Schwächen,* |
| **E**motionale Aktivierung entsprechender Muster | *erlebe diese unmittelbar in Situationen meines beruflichen Alltags,* |
| **R**eflexion zur persönlichen Bedeutung der erlebten und benannten Erfahrungen | *treffe verantwortliche Entscheidungen für Akzeptanz- und Veränderungsziele* |
| **K**onsequenzen bei der aktiven Umsetzung der getroffenen Entscheidungen | *und unternehme konkrete Schritte, um diese Entscheidungen zu realisieren.* |

**E**motionale Aktivierung/**R**eflexion/**K**onsequenzen:
Die gemeinsam zusammengestellten Merkmale des idealen Therapeuten vergleichen die Teilnehmer mit ihrem eigenen Therapeuten-Selbstbild. Sie wählen das Merkmal, bei dem sie am ehesten das Gefühl haben, es sich selbst als Ressource zuschreiben zu können. Dann lassen sie sich weiter von den aufgelisteten Merkmalen anmuten und wählen eines aus, das ihnen zugleich besonders wünschenswert als auch besonders entfernt erscheint. Die persönliche Zuordnung von Real- und Wunschmerkmalen erfolgt hier weitgehend intuitiv und verzichtet auf rationale Suchprozesse. Beim anschließenden Vergleich ihrer Angaben mit denen der anderen Teilnehmer werden in der Regel lebhafte soziale Vergleichsprozesse in Gang gesetzt.

**Setting/Zeit.** Die Auswahl einer persönlichen Ressource und einer eigenen Entwicklungsaufgabe sowie das Beschriften und Anbringen der beiden Klebezettel an der Pinnwand dauert etwa 20 Minuten. Die Weiterbearbeitung des aktuellen Selbstbildes als Therapeut erfolgt dann in Intervisionstreffen (s. a. Übung 4.1 »Talking by Walking«).

### Übung 3.1: Wollt ihr fleißige Handwerker seh'n

**Beschreibung.** Die Gruppe sucht gemeinsam in der Natur einen kleinen Bach auf und bekommt vom Selbsterfahrungsleiter die Aufgabe, in guter Zusammenarbeit eine begehbare Brücke darüber zu bauen. Nach deren Fertigstellung überschreitet jeder Teilnehmer in achtsamer Weise die gemeinsam erbaute Brücke.

Sollten entsprechende Naturplätze nicht erreichbar sein oder jahreszeitliche Bedingungen ein solches Projekt verhindern, ließe sich alternativ auch unter Verwendung von Papier, Klebstoff und Kügelchen eine Rollbahn basteln, auf der die Teilnehmer nach Fertigstellung von der höchsten Stelle der Bahn bis zum Zielpunkt ihre Kügelchen eine möglichst lange Zeit herabrollen lassen (lässt sich als Aufgabe für die gesamte Gruppe oder als Wettkampf zwischen zwei bis drei Teilgruppen durchführen).

**Ziele, Techniken, Module.** Diese Gruppenaufgabe soll bei den Teilnehmern Interesse und Neugier für die Bewältigung einer gemeinsamen Aufgabe anregen. Sie sollen sich ein Bild dazu machen, in welcher Weise sie mit der Gruppe kooperieren und welche Rolle sie während des Arbeitsprozesses einnehmen.

**Setting/Zeit.** In der Regel reicht als Zeitraum für die reine Bau- bzw. Bastelarbeit eine Stunde aus.

### Übung 3.2: Einführung in die Interaktionsanalyse

**Beschreibung.** Als Nachbearbeitung der Handwerker-Übung vergleicht jeder Teilnehmer seinen Interaktionsstil in der Übung mit den Kategorien des Kiesler-Kreislaufmodells (s. Abb. 3.1) und trifft auch für seine Interaktionspartner entsprechende Einschätzungen, wie dominant bzw. unterordnend und wie freundlich bzw. feindselig diese mitgearbeitet haben. Gemäß der Anzahl der Gruppenmitglieder erhält jeder Teilnehmer Arbeitsblätter mit der Abbildung des Kreismodells. Er beginnt mit der Selbsteinschätzung des eigenen Interaktionsverhaltens in der voraus gegangenen Übung. Dann füllt er für jedes der anderen Gruppenmitglieder ein Blatt aus und teilt es an die Betreffenden aus. So erhält jeder Teilnehmer von allen Gruppenmitgliedern Rückmeldungen dazu, welchen Interaktionsstil sie bei ihm beobachtet haben und kann diese Ratings mit seiner Selbsteinschätzung vergleichen. Die abschließende Gruppenrunde dient der Rückmeldung zur Rückmeldung. Jeder Teilnehmer berichtet in der Gruppenrunde, in welchem Quadranten des Kreismodells er von den anderen platziert wurde bzw. wo er sich selbst gesehen hat und wie er die ggf. dabei entstandenen Inkongruenzen zwischen Selbst- und Fremdbild verarbeitet.

**Ziele, Techniken, Module.** Diese Übung zielt auf eine weitere Form der sozialen Rückmeldung ab, nämlich die Beurteilung des Interaktionsstils. Während die Einleitungsübung des wohlwollenden Hypothetisierens zunächst vor allem auf die Ressourcen stärkende Haltung der aktiven Empathie abzielte, ergeben sich aus der Interaktionsanalyse durchaus auch konfrontierende Rückmeldungen, die bei einzelnen Teilnehmern erhebliche Inkongruenzen zwischen Selbstbild und den Beurteilungen durch ihre Sozialpartner ergeben können.

**Setting/Zeit.** Das Ausfüllen der Beurteilungsbögen sollte zügig erfolgen und nicht länger als max. 10 Minuten dauern. Die anschließende Gruppenrunde sollte eher einem Blitzlicht entsprechen. Da im Laufe des weiteren Selbsterfahrungsverlaufes immer wieder mit sozialen Rückmeldungen gearbeitet wird, sollte jeder Teilnehmer sich erst einmal einen persönlichen Feedback-Fundus zusammenstellen.

## 6.2 MODUL II: Anknüpfen

Bei diesem zweiten Modul der Anfangsphase vertiefen die Teilnehmer ihre begonnenen Explorationen zur Passung von Person und Profession.

Um zu erkunden, an welchen Stand ihrer professionellen Entwicklung sie bereits anknüpfen können, befragen sie einander zu zweit auf einem Spaziergang (»Talking by Walking«) und charakterisieren sich anschließend gegenseitig vor der Gruppe. Ergänzend explorieren sie auf analogem Wege ihre derzeitige Befindlichkeit im Beruf mithilfe einer erlebnisorientierten Körperübung (»Körperbefragung«).

Aus einer »Top-down-Perspektive« knüpfen sie dann an ihren lebensgeschichtlichen Prägungserfahrungen an (»Lebenslinie«) und leiten Hypothesen zu Prädispositionen ab, die ihr heutiges Denken, Fühlen und Handeln prägen. Wiederum erlebnisorientiert folgt die Übung der »Konstruktiven Hysterie«, bei der die Teilnehmer vor den anderen expressiv Posen zu einer Ressourcen- sowie einer Risikoseite ihrer Person inszenieren.

Aus einer »Bottom-up-Perspektive« erarbeiten sie dann Stichproben ihres typischen Umgangs mit privaten und beruflichen Alltagssituationen.

Im »Gruppenknoten« werden sie mit einer interaktiven Aufgabensituation konfrontiert und üben bei der Auswertung dieser Erfahrung die (im weiteren Selbsterfahrungsprozess häufig verwendeten) Werkzeuge der Situations- und Interaktionsanalyse ein.

In Rollenspielen simulieren die Teilnehmer dann »Interaktionshavarien« mit Problempatienten (oder im Falle noch geringer klinischer Erfahrung mit beziehungsschwierigen privaten Problempersonen). Unterstützt durch die Rückmeldungen der Gruppe erfassen sie Beziehungsfallen und sammeln in ihrem Alltag weitere Problemaktualisierungssituationen.

- Ausgangsstatus: Talking by Walking/Körperbefragung
- Top-down-Perspektive: Lebenslinie/Konstruktive Hysterie
- Bottom-up-Perspektive: Gruppenknoten/Interaktionshavarien

Die in den Sitzungen und im Alltag erarbeiteten Verhaltensanalysen werden zu einer SORK-Gesamtübersicht zusammengefasst und in eine dynamische Problemgrafik übertragen.

### Übung 4.1: Talking by Walking

**Beschreibung der Übung.** Jeweils zwei Teilnehmer machen sich für eine Stunde auf den Weg und befragen sich dabei gegenseitig zu zentralen Merkmalen ihrer personalen Kompetenz (Kenntnis der eigenen Person, Kommunikationsvermögen, Kompetenzvertrauen). Vorbereitend bearbeiten sie in Einzelarbeit einen »Fragebogen zur Einschätzung professioneller Merkmale«, werten diesen aus und nehmen eine Ergebnisgrafik ihres persönlichen Ressourcenprofils mit in das Explorationsgespräch. Zurückgekehrt vom explorierenden Spaziergang charakterisiert jeder Teilnehmer den Gesprächspartner vor der Gruppe mit drei Sätzen, inwieweit dieser sich die drei Professionalisierungsmerkmale zuschreibt.

**Ziele, Techniken, Module.** Mithilfe dieser explorierenden Übung erkunden die Teilnehmer zum einen, wie sie selbst mit der zentralen Therapeutenaufgabe der Gesprächsführung (geleitetes Entdecken, empathisches Rückmelden) umgehen. In der betreuten Quasi-Patienten-Rolle erarbeiten sie eine Einschätzung dazu, inwieweit sie selbst bereits wichtige Voraussetzungen für eine professionelle Berufsausübung erfüllen. Ein Ziel der Übung besteht darin, dass die Teilnehmer einen Eindruck dazu erhalten, wie sie die klassische Therapeutenaufgabe des geleiteten Entdeckens meistern. In der Rolle des Befragten verfolgen sie das Ziel, ihren professionellen Entwicklungsstand einzuschätzen. Die dritte Aufgabe dieser Übung besteht darin, der Gruppe die Explorationsergebnisse des Gesprächs transparent und knapp auf den Punkt gebracht zu präsentieren.

**WERK-Durchführung der Übung »Talking by Walking«**

**W**eg durch die Übung:

*Instruktion:* »Tun Sie sich bitte mit einem anderen Teilnehmer zusammen und unternehmen Sie gemeinsam einen Besinnungsspaziergang. Wenn Sie in einer Stunde wieder zurück sind, dann kann jeder von Ihnen mit wenigen Sätzen wichtige Voraussetzungen seines Partners für den Psychotherapeutenberuf skizzieren. Dazu beurteilen Sie gegenseitig die Ausprägung von drei relevanten professionellen Merkmalen: Kenntnis der eigenen Person, Kommunikationsvermögen und Kompetenzvertrauen. Teilen Sie Ihre Zeit während Ihres Spazierganges so ein, dass jeder von Ihnen beiden den anderen jeweils 20 Minuten zu dessen drei K befragt und ihm aktiv zuhört. Dann fasst er das Gehörte kurz zusammen und überprüft, ob er den anderen richtig verstanden hat.

Die folgenden Reime (s. Arbeitsblatt 6.1) sollen Ihnen Anhaltspunkte geben, zu welchen Merkmalen Sie sich gegenseitig explorieren sowie zu den Fragen, an denen Sie sich dabei orientieren können.«

»Bevor Sie gleich losziehen, nehmen Sie sich bitte noch 10 Minuten Zeit, um sich über die Beantwortung einiger Fragen auf das Interview vorzubereiten. Füllen Sie dazu bitte den ›Fragebogen zur Selbsteinschätzung der eigenen Professionalität‹ (Arbeitsblatt 6.2) aus. Dort werden Sie bereits zu einigen Aspekten von professionellem Therapeutenverhaltens befragt, und auf dem beigefügten Auswertungsbogen können Sie Ihr Fähigkeitenprofil abbilden.

**Arbeitsblatt 6.1 | 3K**

**Kenntnis der eigenen Person**

Menschen, die sich selber kennen
können transparent benennen:
»Dies sind meine Schemata –
konsistent dazu ganz klar
merke ich mit Kopf und Bauch,
was ich fühle, was ich brauch'.«

- *Wieweit bin ich in der Lage, meine zentralen Ressourcen- und Problem-Schemata zu benennen?* (Jeweils drei Selbstaussagen zur Charakterisierung der eigenen Person mit Stärken/Schwächen)
- *Wie steht es mit meiner Selbstwahrnehmung der eigenen Gefühle und Bedürfnisse?* (Aktuelle Situation: Welche Gefühle sind da? Melden sich da Schemata?)

**Kommunikationsvermögen**

Menschen lernen durch viel Liebe
achtsam, frei und ganz sensibel
sich und anderen zu lauschen
und sich sprachlich auszutauschen,
um einander gut zu schützen
und aktiv zu unterstützen.

- *Kenne ich meine eigenen Kommunikationsstärken und -schwächen?* (Meine bisherigen psychotherapeutischen Erfahrungen zeigen mir bestimmte Stärken/Schwächen)
- *Bin ich für andere klar in meinen Mitteilungen?* (Oder wünsche ich mir dazu Verbesserungen?)
- *Liegen die anderen mir am Herzen, helfe ich gerne?* (Inwiefern ist das so, wo sind Grenzen?)

**Kompetenzvertrauen**

Menschen möchten etwas können,
wirksam sein und Stolz sich gönnen.
Wer sein Handwerk herzlich liebt
und den and'ren gerne gibt,
dessen Wirken sucht nach Sinn
und strebt zur Erfüllung hin.

- *Inwieweit erlebe ich mich in meinem Beruf kompetent und wirksam?*
- *Inwiefern erlebe ich meinen Beruf als etwas Sinnvolles, für das unabhängig vom unmittelbaren sozialen und materiellen Verdienst mein persönlicher Einsatz richtig ist?*
- (Wie sieht mein idealisiertes Selbstbild als Psychotherapeut/in heute aus?
- Aus dieser gewünschten Sicht ist Verhaltenstherapie für mich wie … *Metapher* …)



▶

**Arbeitsblatt 6.2** Kurzfragebogen zur Einschätzung professioneller Merkmale (S. 1/2)

**0: Trifft für mich nicht zu 1: Trifft etwas zu 2: Trifft deutlich zu 3: Trifft einen zentralen Punkt von mir**

**A+3:** Ich bin in der Lage, während der therapeutischen Zusammenarbeit mit Patienten meine spontanen Gefühle und Körperempfindungen, meine automatischen Gedanken und Handlungsimpulse wahrzunehmen und zu verstehen. Darüber hinaus habe ich ein differenziertes Wissen über meine in die Therapie einfließenden persönlichen Fallen und Stärken.

**A-3:** Ich fühle mich meist während der therapeutischen Zusammenarbeit mit Patienten abgetrennt von meiner bewussten Selbstwahrnehmung, fühle mich eher von spontanen Reaktionen überwältigt bzw. kann auch außerhalb meiner Arbeit keine differenzierten Angaben über meine persönlichen Stärken und Fallen geben.

**B+3:** Gegenüber Patienten zeige ich mich als gutes Vorbild für Selbstreflexion.

**B-3:** Für Patienten stelle ich kein geeignetes Modell für Selbstreflexion dar.

**C+3:** Der dosierte und balancierte Einsatz anfordernder und konfrontierender Interventionen einerseits und akzeptierenden, versorgenden und entlastenden Hilfestellungen andererseits gelingt mir gegenüber Patienten gut.

**C-3:** Mir fehlt gegenüber Patienten das Maß dafür, versorgende und anfordernde Interventionen angemessen zu dosieren.

**D+3:** Ausgleichend zu den besonderen Beziehungsanforderungen meines Berufes lebe ich in einem gesunden Netz privater Beziehungen (Partner, Freunde, Bekannte) und tausche mich dort intensiv aus.

**D-3:** Meine berufliche Situation absorbiert mich gänzlich, so dass ich private Beziehungen vernachlässige und dort keinen Ausgleich finde bzw. meine privaten Beziehungen bieten mir keinen guten Ausgleich zum Beruf.

**E+3:** Meine Rolle als Psychotherapeut/in nehme ich selbstbewusst ein, vermittle dabei Patienten ein selbstsicheres, kompetentes, vertrauenswürdiges Modell.

**E-3:** Patienten bekommen von mir den Eindruck eines selbstunsicheren, fachlich wenig versierten Therapeuten, der kaum echte Bindungsangebote macht.

**F+3:** Meinen beruflichen Kompetenzerwerb erlebe ich als ein gutes und stetiges Anwachsen von Fertigkeiten und Fähigkeiten; es gelingt mir dabei, Verantwortung zu übernehmen und neugierig und fantasievoll zu sein.



**Arbeitsblatt 6.2** Kurzfragebogen zur Einschätzung professioneller Merkmale (S. 2/2)

**F-3:** Mein Kompetenzvertrauen ist gering und entwickelt sich nicht weiter; mir fehlt das Selbstvertrauen, auf neue Anforderungen zuzugehen; deshalb bin ich im Therapieprozess oft orientierungslos oder ich klammere mich allzu eng an Vorgaben, um keine Fehler zu machen.

**A und B: Kenntnis der eigenen Person**
**C und D: Kommunikationsvermögen**
**E und F: Kompetenzvermögen**

| | -3 | -2 | -1 | 0 | +1 | +2 | +3 |
|---|---|---|---|---|---|---|---|
| **A**<br>Selbstachtsamkeit im therapeutischen Kontakt | | | | | | | |
| **B**<br>Modell für Selbstreflexion | | | | | | | |
| **C**<br>Balance Anfordern – Versorgen | | | | | | | |
| **D**<br>Selbstfürsorgequalität | | | | | | | |
| **E**<br>Rollensicherheit | | | | | | | |
| **F**<br>Selbstwirksamkeitserleben | | | | | | | |



Wenn wir uns dann wieder in eineinhalb Stunden hier in der Gruppe zusammenfinden, hat jeder von Ihnen zunächst die Aufgabe, seinen Gesprächspartner sehr kurz in drei Sätzen zu charakterisieren (für jedes K einen Satz). Nach der Charakterisierung seiner personalen Kompetenz gibt der beschriebene Partner eine »Rückmeldung zur Rückmeldung« (»Die Darstellung kann ich so annehmen … Das korrigiere ich folgendermaßen …«) und gibt seinem Gesprächspartner eine Rückmeldung dazu, wie er dessen quasitherapeutische Befragung erlebt hat. (»Wie ich dein geleitetes bzw. begleitetes Entdecken erlebt habe.«)

**E**motionale Aktivierung:
Hier kommt es bei den Teilnehmern je nach quasitherapeutischer Teilaufgabe zu verschiedenen emotionalen Aktivierungen. Während sie von ihrem Intervisionspartner zu den drei Kompetenzmerkmalen befragt werden, erleben sie aus der Quasi-Patientenrolle das typische Angebot von Empathie, Strukturierung, Rückmeldung, Validierung usw. und lösen bei diesem über ihre späteren Rückmeldungen (»Wie ich dich im Gespräch erlebt habe, was mir gefallen hat, und was ich mir anders gewünscht hätte …«) meist stärkere Gefühle aus. Während sie selbst in der Quasi-Therapeutenrolle tätig sind, kommen sie teilweise in ihren automatisierten Modus, den sie sich auch Patienten gegenüber angewöhnt haben.

**R**eflektieren:
Bereits vor Aufnahme des Explorationsspazierganges stellen die Teilnehmer über den Fragebogen zur Selbsteinschätzung vorbereitende Reflexionen zu zentralen ▶

Professionalisierungsmerkmalen an. Das Gespräch selbst vertieft diese Selbstbeurteilungen durch Nachfragen, Paraphrasierungen und Zusammenfassungen, und die Kurzpräsentation der 3 K vor der Gruppe stellt noch einmal eine Reduktionsaufgabe.

**K**onsequenzen:
Diese Übung führt bei den Teilnehmern zunächst zu einer Differenzierung des Selbstbildes als Psychotherapeut/in. Außerdem werden sie in das Setting der Dyade eingeführt. Allerdings sollte die hierbei zustande gekommene positive Beziehungserfahrung nicht zu der zwangsläufigen Konsequenz führen, dass die gebildeten Arbeitstandems für den Rest des Curriculums zusammen bleiben. Vielmehr sollte der Selbsterfahrungsleiter in der Anfangsphase des Curriculums sicherstellen, dass die Teilnehmer sich immer wieder in unterschiedlichen Dyaden zusammenfinden und erst zur Bearbeitungsphase feste Intervisionspartnerschaften bilden.

**Setting/Zeit.** Bei einer Gruppe mit acht Teilnehmern sollte für die Übung ein halber Tag veranschlagt werden.

### Übung 4.2: Körperbefragung (Analoge Exploration des Ausgangsstatus)

**Beschreibung.** Während die bisherigen Übungen vorwiegend das deklarative Wissen der Teilnehmer zu ihrem Selbst erkundet haben, knüpft diese Übung in erster Linie an deren prozessualem Wissen zum professionellen Selbst an. Zunächst wird der Fokus der Teilnehmer auf ihre persönliche Situation im Beruf gerichtet. Dann werden Schritt für Schritt verschiedene Körperzonen befragt, in welcher Weise sich dort bestimmte Befindlichkeiten spürbar machen. Und letztlich experimentieren sie aus dieser analogen Sicht heraus mit verschiedenen Veränderungsmöglichkeiten ihres Rollenerlebens.
**Ziele, Techniken, Module.** Mit dieser erlebnisbasierten und körperorientierten Übung sollen die Teilnehmer auf analogem Weg die Kenntnis ihrer Person zu eigenen Ressourcenanteilen und offenen Anpassungsaufgaben vertiefen.

**WERK-Durchführung der Übung »Körperbefragung«**
**W**eg durch die Übung:
»Ihre Kenntnis zur eigenen Person haben Sie bereits beim Besinnungsspaziergang beschrieben und vertieft. Nun lade ich Sie ein, einen ganz anderen Erkundungsweg zu benutzen, nämlich den über Ihren eigenen Körper.

Ausgangspunkt ist Ihre persönliche Befindlichkeit, die Sie zu diesem Zeitpunkt als Psychotherapeut/in wahrnehmen. Sie haben gleich die Gelegenheit, dazu Ihren Körper zu befragen.

Wenn Sie sich in Ihrer Vorstellung in verschiedene Körperbereiche einfühlen und aus diesen Perspektiven Fragen zu Ihrer Befindlichkeit beantworten, dann erleben Sie einen ganz anderen Zugang als über Fragen, die direkt an Ihrem bereits vorbereiteten deklarativen Wissen ansetzen.

▶

Hier die Fragen und eine Grafik der angesprochenen Körperzonen (s. Abb. 6.1):

(1) Was spüre ich im Nacken, trage ich auf meinen Schultern?
(2) Was geht mir durch den Kopf?
(3) Was liegt mir am Herzen, spüre ich auf der Brust?
(4) Was habe ich in Hinterhand?
(5) Was ist mein Fundament?
(6) Worauf ist meine Energie gerichtet?
(7) Was ist mein Stolperstein?

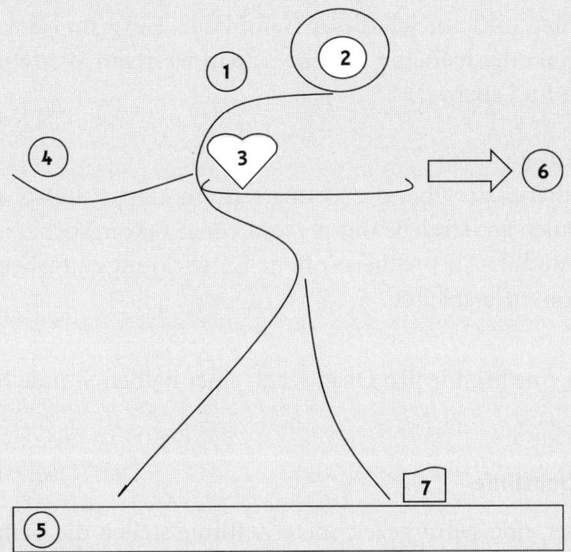


**Abbildung 6.1** Körperzonen

Betreuen Sie sich bei der Durchführung dieser Übung jeweils zu zweit. Einer von Ihnen beiden formt nun eine Körperhaltung, die eine ganz bestimmte Befindlichkeit ausdrückt – nämlich das derzeitige Gefühl bei der eigenen Ausübung des Psychotherapeutenberufes. Ihr Intervisionspartner führt dazu zunächst eine Befragung durch, und Sie werden sich mit jeder eigenen Antwort klarer darüber werden, wie Sie passend dastehen.

Wenn Sie diese körperliche Haltung geformt haben, die Ihr gegenwärtiges Befinden als Psychotherapeut/in passend abbildet, dann lässt sich auch prüfen, ob da persönliche Veränderungswünsche bestehen und welche das vielleicht sind. Ihr Partner hilft Ihnen dann dabei, wie Sie Ihre Körperhaltung an diesen persönliche Zielvorstellungen anpassen.«

**E**rlebnisaktivierung:
Diese Übung erkundet erlebnisbasiert die aktuelle Befindlichkeit der Teilnehmer, wobei deren innere Aufmerksamkeit anfangs auf die aktuell anstehenden beruf-

lichen Anforderungen fokussiert wird. Die hierbei aktivierten körperlichen Spontanreaktionen werden feinfühlig erfragt und ähnlich dem Vorgehen beim »Focusing« (Gendlin, 2012) vertieft und in Richtung einer Veränderungsidee weiter bearbeitet.

**R**eflektieren:
Bei dieser Übung gilt ausdrücklich die Regel »Emotion vor Kognition«, sodass die Reflexion zur Bedeutung der induzierten Erfahrungen ggf. erst im Anschluss an die assoziative Explorationsphase erfolgt. So lassen sich Parallelen zu anderen Lebenskontexten herstellen (»Kenne ich dieses Gefühl der ›Faust im Nacken‹ auch aus anderen Kontexten oder früheren Zeiten? … Auf welchem Wertefundament stehe ich grundsätzlich im Leben?«).

**K**onsequenzableitung:
Neben dem Validieren der über die Übung repräsentierten Ressourcen führt die Selbsterfahrung auch an Bereiche mit persönlichem Inkongruenzerleben heran, aus denen das Folgemodul »Absprechen« offene Entwicklungsaufgaben und ggf. auch Selbstmodifikationsziele ableitet.

**Setting/Zeit.** Etwa eine Stunde pro Dyade zzgl. einer halben Stunde Nachbesprechung in der Gruppe.

#### Übung 5.1: Die Lebenslinie

**Beschreibung.** Über eine selbst gezeichnete Zeitlinie stellen die Teilnehmer zunächst eine Übersicht zu den wichtigsten Bezugspersonen und prägenden Life-events ihres bisherigen Lebens her. Jeweils mit einem Intervisionspartner erarbeiten sie dazu eine makroskopische Verhaltensanalyse. Die auf der grafischen Zeitlinie skizzierten Prägungssituationen und Beziehungserfahrungen entsprechen hierbei S-Bedingungen (»Situationen/Personen in meinem Leben, die mich besonders geprägt haben«). In einem Explorationsgespräch rekonstruiert die Person, wie sie damals auf diese Lebensereignisse reagiert hat und an welche Spontanreaktionen und Bewältigungsversuche sie sich erinnern kann. Diese Reaktionsmuster entsprechen R-Bedingungen. In einem dritten Schritt bildet die Person Hypothesen zu den K-Bedingungen (»Welche meiner heute aktualisierbaren Reaktionsbereitschaften resultieren aus diesen Lebenserfahrungen?). Diese Reaktionsbereitschaften entsprechen motivationalen Schemata bzw. Oberplänen und werden als persönliche Selbstaussagen (»Meine früheren Erfahrungen mit … haben zunächst bei mir dazu geführt, dass … und stehen offenbar auch im Zusammenhang mit meinen heutigen Bereitschaften zu …«) formuliert. Jeder Teilnehmer hat die Aufgabe, sowohl eine Ressourcen-Selbstaussage zu einer persönlichen Stärke als auch eine Problem-Selbstaussage zu einer persönlichen Schwäche abzuleiten.
**Ziele, Methoden, Haltungen.** Die Übung entspricht einem Kurzprogramm zur Eingrenzung von persönlichen Oberplänen. Bei der Durchführung erweitern die Teil-

nehmer einerseits ihr deklaratives Wissen zum eigenen Persönlichkeitsstil und meistern aus der quasitherapeutischen Perspektive etliche therapeutische Aufgaben wie aktives Zuhören, Paraphrasieren, Edukation und geleitetes Entdecken.

Da die Teilnehmer diese Übung sowohl aus Patienten- wie aus Therapeutensicht durchführen, geht es darum, den Explorationsprozess zwischen kognitivem Strukturieren und emotionalem Involvieren auszubalancieren. Hierzu wird jedem Teilnehmer in der Quasi-Therapeutenrolle abverlangt, in aktiv empathischer und dosiert direktiver Haltung den Arbeitsprozess des Übungspartners in der Quasi-Patientenrolle zu steuern.

Diese Übung stellt das Explorieren der Teilnehmer in den Vordergrund. Aus der Position des Anleiters ermöglichen sie in empathischer Weise und über dosierte Direktivität ihrem Gegenüber ein geleitetes Entdecken von Prädispositionshypothesen. Sie geben sich Rückmeldungen dazu, ob ihr Verhalten in der Quasi-Therapeutenaufgabe angemessen abgestimmt war zwischen Anleiten und Nachfragen einerseits und Empathie und Validierung andererseits.

Indem die Teilnehmer außerdem die Young'schen Schemafragebögen (siehe Webseite von E. Roediger zu Schematherapie) ausfüllen und auswerten, können sie ihr explizites Wissen zur eigenen Schemastruktur – und somit auch zu ihren Reaktionsbereitschaften als Therapeuten – vertiefen.

**WERK-Durchführung der Übung »Die Lebenslinie«**

**W**eg durch die Übung (Instruktion):

**Zeitlinie zeichnen.** »Bitte nehmen Sie sich ein Flipchartblatt und zeichnen im Querformat eine Linie ein. Begrenzen Sie diese am Anfang mit einem kurzen Querbalken und am Ende mit einem in die Zukunft weisenden Pfeil. Diese Linie symbolisiert als Zeitstrahl Ihre bisherige Lebenszeit. An den Beginn kommt eine Null für den Zeitpunkt Ihrer Geburt, und neben den in die Zukunft weisenden Pfeil tragen Sie bitte Ihr jetziges Lebensalter ein. (Teilnehmer zeichnet.) Nun unterteilen Sie die Linie in 5-Jahres-Markierungen. Am linken Rand unter der Linie vermerken Sie bitte die wichtigsten Personen oder Gruppen, von denen Sie denken, dass diese Sie in Ihrem Leben besonders geprägt haben. Links über die Linie tragen Sie die Ihrer Ansicht nach prägendste Bezugsperson ein, darunter dann weitere 3–4 Personen oder auch Gruppen, denen Sie ebenfalls eine hohe Prägungskraft zuschreiben.« (Während der Teilnehmer nun seine Lebenslinie zeichnet, hält sich der Instruierer soweit sich möglich zurück – ggf. kann das Aufzeichnen der Lebenslinie auch über eine mitgegebene schriftliche Instruktion vorab als Hausaufgabe erfolgen.)

**Prägende Lebensereignisse einzeichnen.** »Nun markieren Sie bitte auf der Linie einige Kreuze, die solche Lebensereignisse symbolisieren, von denen Sie annehmen, dass diese Sie bis heute geprägt haben. Das können besonders positive oder auch besonders belastende oder verletzende Erfahrungen gewesen sein oder auch Erlebnisse, in denen etwas Neues auf Sie zugekommen ist oder Sie etwas oder jemanden hinter sich gelassen oder verloren haben. Nehmen Sie sich dafür einige Minuten

Zeit. – Und wenn Sie ein paar solcher Prägungspunkte auf der Linie angekreuzt haben, dann nummerieren Sie bitte diese Kreuze und notieren oben links über der Zeitlinie in ganz knappen Stichworten die jeweiligen Lebensereignisse.« (SE-Leiter stellt Beispiele dar wie »Da kann jemand bspw. notieren »Wegzug in eine andere Stadt« oder »Kennenlernen meiner heutigen Ehefrau« oder »damaliger Unfall und anschließende Krankenhauszeit«)

**Prägende Bezugspersonen einzeichnen.** »Nachdem Sie nun einige prägende Lebensereignisse eingegrenzt haben, beurteilen Sie anschließend, welche Bezugspersonen oder -gruppen für Sie in Ihrem Leben bisher besonders wichtig waren. Dazu notieren Sie bitte in einer Reihenfolge der Bedeutsamkeit am linken unteren Rand der Zeitlinie untereinander fünf bis sieben Prägungspersonen oder -gruppen. Zu jeder dieser Personen zeichnen Sie dann entlang der Zeitlinie eigene Linien. So würden die Linien Ihrer Eltern mit Ihrer Geburt kräftig beginnen und vielleicht später in eine nur noch gestrichelte Linie übergehen, oder die Linie eines Lebenspartners oder wichtigen Lehrers weiter rechts zu einem späteren Zeitpunkt beginnen.

Ich lasse Sie jetzt einige Minuten alleine, damit Sie in Ruhe Ihre Eintragungen machen können. Denken Sie bitte daran, dass es sich hier nur um eine Skizze, einen Überblick aus einer Art Vogelperspektive handelt und keinesfalls etwas Vollständiges zustande kommen soll. … Wenn Sie diesen Blick aus der Vogelperspektive hergestellt haben, dann bitte ich Sie darum, einige Schlaglichter auszuwählen und mir davon zu erzählen. Ich werde Ihnen gleich dabei zuhören, wie Sie mir eine 15-minütige Zusammenfassung geben und helfe Ihnen dann anschließend dabei, einige Prägungen für Ihr heutiges Denken, Fühlen und Handeln herauszuarbeiten. Dazu begleite ich Sie dabei, wie zwei Selbstaussagen ableiten: Eine, mit der Sie eine persönliche Stärke charakterisieren und eine, die eine persönliche Schwäche kennzeichnet.«

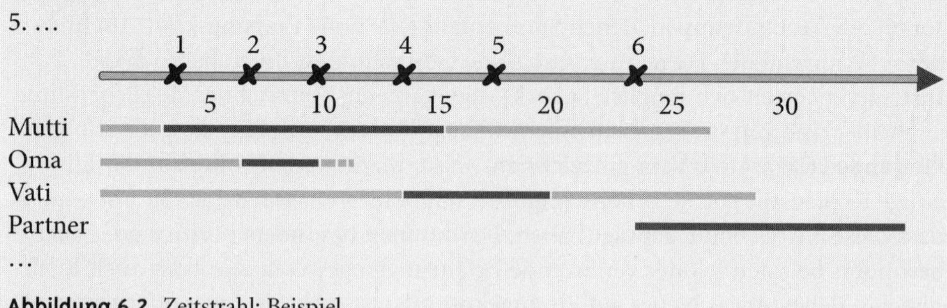


**Abbildung 6.2** Zeitstrahl: Beispiel

**Freies Erzählen.** (Anschließend stellt jeder Teilnehmer die eigene Lebenslinie seinem Übungspartner in freier Erzählweise in einer 10- bis 15-minütigen »Posterpräsentation« vor. Wichtig ist in dieser Phase, dass der Zuhörer sich so wenig wie möglich dialogisch einbringt. Er sollte auch nicht allzu viele Inhalte mitzuschreiben, sondern sich vor allem auf die erzählende Person offen einstellen und achtsam die eigenen spontanen inneren Reaktionen zulassen (»Gegenübertragung«). Einerseits geht es darum, sich auf die Beobachtung von relevanten Erzählinhalten zu konzentrieren (Hypothesenbildung: »Welche Grundbedürfnisse des Erzählers wurden hier maßgeblich berührt?« – siehe Bezug zur Grundbedürfnisse-Heuristik von Epstein – in Grawe, 2000). Parallel wird die persönliche Erzählweise des Protagonisten erfasst: Geht er emotional involviert oder eher kognitiv distanziert mit der Aufgabe um (bspw. appellativer Hinweis auf erlittenes Unrecht oder exzessives Selbstbeschuldigen vs. intellektualisierende Darstellung), zeigt er sich harmonisierend und gefühlsvermeidend vs. dramatisierend und histrionisch akzentuiert?)
**Nachfragen.** »Danke, nun haben Sie mir einen guten Überblick zu einigen Lebenserfahrungen gegeben, die für Sie besonders bedeutsam waren. Darf ich Ihnen noch ein paar wenige Verständnisfragen stellen?« (z. B. »Weshalb hatte Ihr Vater später die Familie verlassen? … Wie sind Sie mit Ihrem Stiefvater zurechtgekommen?«)
**Berührte Grundbedürfnisse zuordnen.** »Wie ich schon gesagt hatte, sollen hier nur einige Schlaglichter auf Ihr Leben geworfen werden. Lassen Sie uns schauen, ob sich einige Prägungspunkte eingrenzen und in kurze Selbstaussagen fassen lassen.« (z. B.: »Ich fange mal an: Beim Blick auf Ihre Lebenslinie und beim Zuhören ist mir besonders folgende Eintragung und dann auch Schilderung aufgefallen: Da steht Ihr Vater ganz oben bei den Bezugspersonen, und Sie haben ihn als cholerisch und unberechenbar charakterisiert. Sie haben erzählt, dass er Sie in Kindheit und Jugend extrem kontrolliert und häufig gedemütigt hat. Damit wurden vermutlich mehrere Grundbedürfnisse verletzt: Ihr Bedürfnis nach sicherer Bindung, das nach einem positiven Selbstwertgefühl, und auch das nach eigener Kontrolle. Sehe ich das so richtig?« – An dieser Stelle bietet sich an, die Grundbedürfnisse-Übersicht von Epstein einzuführen – siehe Arbeitsblatt 6.4)
**Zeitbrücke bauen.** »Also: Da gibt es den Hintergrund Ihrer Erfahrungen (z. B. »Demütigung und Entmachtung durch Ihren Vater«). Damals wurden Ihre Grundbedürfnisse deutlich berührt. Sehen Sie Auswirkungen auf Ihr heutiges Leben? Gibt es da bei Ihnen besonders Empfindlichkeiten oder besonders ausgeprägte Absicherungsversuche?« (z. B. »Ja, ich finde nichts schlimmer, als so beschämt zu werden wie von ihm damals und mache vor Männern, die ein ähnlich autoritäres Auftreten haben, einen großen Bogen. Na ja, und im Beruf bin ich schon eher perfektionistisch, damit mir so etwas durch meinen Chef nicht passieren kann.«)

►

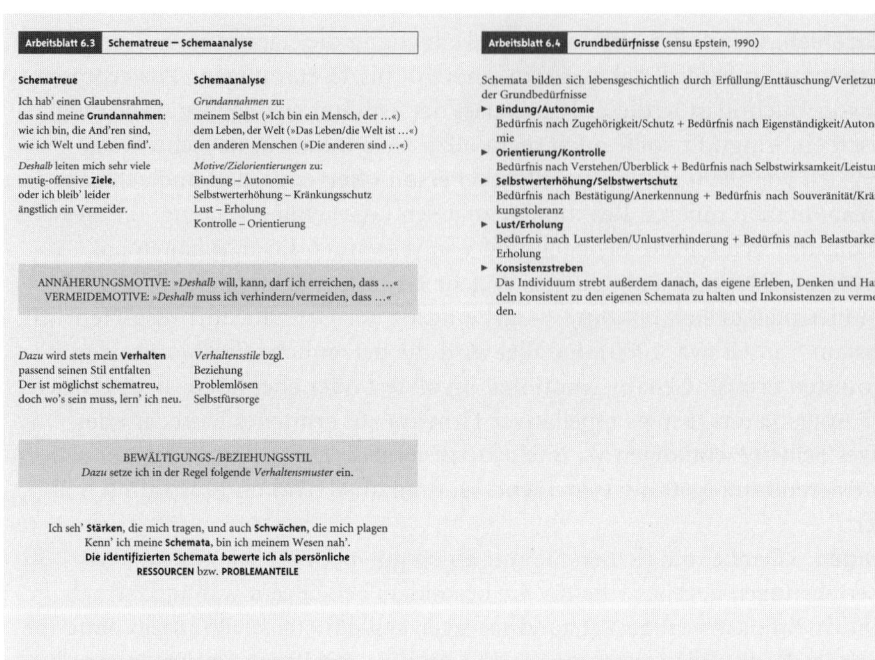

**Arbeitsblatt 6.3** **Schematreue – Schemaanalyse**

| **Schematreue** | **Schemaanalyse** |
|---|---|
| Ich hab' einen Glaubensrahmen,<br>das sind meine **Grundannahmen**:<br>wie ich bin, die And'ren sind,<br>wie ich Welt und Leben find'. | *Grundannahmen* zu:<br>meinem Selbst (»Ich bin ein Mensch, der …«)<br>dem Leben, der Welt (»Das Leben/die Welt ist …«)<br>den anderen Menschen (»Die anderen sind …«) |
| *Deshalb* leiten mich sehr viele<br>mutig-offensive **Ziele**,<br>oder ich bleib' leider<br>ängstlich ein Vermeider. | *Motive/Zielorientierungen* zu:<br>Bindung – Autonomie<br>Selbstwerterhöhung – Kränkungsschutz<br>Lust – Erholung<br>Kontrolle – Orientierung |

ANNÄHERUNGSMOTIVE: »*Deshalb* will, kann, darf ich erreichen, dass …«
VERMEIDEMOTIVE: »*Deshalb* muss ich verhindern/vermeiden, dass …«

| | |
|---|---|
| *Dazu* wird stets mein **Verhalten**<br>passend seinen Stil entfalten<br>Der ist möglichst schematreu,<br>doch wo's sein muss, lern' ich neu. | *Verhaltensstile* bzgl.<br>Beziehung<br>Problemlösen<br>Selbstfürsorge |

BEWÄLTIGUNGS-/BEZIEHUNGSSTIL
*Dazu* setze ich in der Regel folgende *Verhaltensmuster* ein.

Ich seh' **Stärken**, die mich tragen, und auch **Schwächen**, die mich plagen
Kenn' ich meine **Schemata**, bin ich meinem Wesen nah'.
**Die identifizierten Schemata bewerte ich als persönliche**
**RESSOURCEN** bzw. **PROBLEMANTEILE**



**Arbeitsblatt 6.4** **Grundbedürfnisse** (sensu Epstein, 1990)

Schemata bilden sich lebensgeschichtlich durch Erfüllung/Enttäuschung/Verletzung der Grundbedürfnisse

- **Bindung/Autonomie**
  Bedürfnis nach Zugehörigkeit/Schutz + Bedürfnis nach Eigenständigkeit/Autonomie
- **Orientierung/Kontrolle**
  Bedürfnis nach Verstehen/Überblick + Bedürfnis nach Selbstwirksamkeit/Leistung
- **Selbstwerterhöhung/Selbstwertschutz**
  Bedürfnis nach Bestätigung/Anerkennung + Bedürfnis nach Souveränität/Kränkungstoleranz
- **Lust/Erholung**
  Bedürfnis nach Lusterleben/Unlustverhinderung + Bedürfnis nach Belastbarkeit/Erholung
- **Konsistenzstreben**
  Das Individuum strebt außerdem danach, das eigene Erleben, Denken und Handeln konsistent zu den eigenen Schemata zu halten und Inkonsistenzen zu vermeiden.



**Selbstaussagen ableiten.** Um eine übersichtliche kognitive Repräsentation der entsprechenden erworbenen Reaktionsbereitschaften bzw. Oberpläne zu schaffen, werden schließlich Selbstaussagen formuliert (z. B. »Weil ich nichts schlimmer finde als Beschämung, neige ich zu perfektionistischem Verhalten.«). Die zweite Stufe des geleiteten Entdeckens besteht darin, dass der Protagonist selbst weitere zentrale Lebenserfahrungen auswählt, diese mit besonders berührten Grundbedürfnissen in Zusammenhang bringt und möglichst eigenständig Selbstaussagen ableitet.

**Die eigenen Oberpläne der Gruppe präsentieren.** Entsprechend des ABC-Abschlussmoduls »Cognition« stellt der Teilnehmer der Gruppe die in dieser Explorationsübung abgeleiteten Oberpläne vor und schildert transparent, in welcher Weise diese motivationalen Schemata aus der Lebenslinie abgeleitet wurden. Die Gruppe gibt Rückmeldungen zur Präsentation (»Wie plausibel für mich wurde, wie sich Deine Oberpläne lebensgeschichtlich entwickelt haben. … Wie ich deine Art der persönlichen Präsentation erlebt habe« – siehe auch Kiesler-Kreismodell in Übung 6.3 »Interaktionshavarien«)

**E**motionsaktivierung:

Emotional aktiviert werden die Teilnehmer während dieser Übung, indem sie ihre Lebenslinie zeichnen, von den dort markierten prägenden Lebenserfahrungen erzählen und – unterstützt durch die empathische Gesprächsführung ihres Intervisionspartners – in Kontakt kommen mit ihrem prozessualen Gedächtnis. ►

**R**eflexionen:
Es lassen sich Reflexionen zum erkennbaren Attributionsstil anstellen (»Du hast über äußere Ereignisse gesprochen und andere angeklagt, aber wenig berichtet über Ereignisse, die von dir selbst ausgingen.«).

Durch die begleitete Exploration seiner Lebenslinie erarbeitet jeder Teilnehmer Hypothesen dazu,

- Welche Lebensereignisse und Beziehungserfahrungen eine besondere Prägungskraft für ihn hatten,
- in welcher Weise hierdurch die eigenen Grundbedürfnisse berührt wurden und
- welche seiner heutigen Reaktionsbereitschaften, Ressourcen und Vulnerabilitäten daraus resultierten.

Sollte über diese Übung hinaus eine theoriegeleitete psychologische Hypothesenbildung vertieft werden, können ergänzend Fragebogenexplorationen erfolgen. Hier bieten sich die Schemafragebögen von J. Young, der PSSI von Kuhn und der FAMOS von Holtforth & Grawe an.

**K**onsequenzenableitung:
Die Formulierung von Selbstaussagen zu eigenen Oberplänen sind knappe und lebendige Repräsentationen relevanter Selbstaspekte (s. Arbeitsblatt 6.5). Das »SORK-Modell« (s. Arbeitsblatt 6.6) platziert diese Selbstaussagen im oberen Teil der Übersicht als O-Merkmale, während im unteren Teil dieser Darstellung konsistent hierzu S-R-K–Situationsstrickmuster aufgeführt werden.

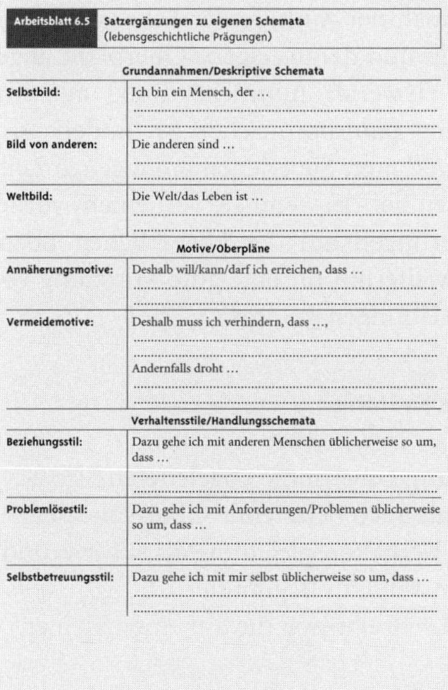

**Arbeitsblatt 6.5** Satzergänzungen zu eigenen Schemata (lebensgeschichtliche Prägungen)

| | Grundannahmen/Deskriptive Schemata |
|---|---|
| Selbstbild: | Ich bin ein Mensch, der … |
| Bild von anderen: | Die anderen sind … |
| Weltbild: | Die Welt/das Leben ist … |
| | **Motive/Oberpläne** |
| Annäherungsmotive: | Deshalb will/kann/darf ich erreichen, dass … |
| Vermeidemotive: | Deshalb muss ich verhindern, dass …, Andernfalls droht … |
| | **Verhaltensstile/Handlungsschemata** |
| Beziehungsstil: | Dazu gehe ich mit anderen Menschen üblicherweise so um, dass … |
| Problemlösestil: | Dazu gehe ich mit Anforderungen/Problemen üblicherweise so um, dass … |
| Selbstbetreuungsstil: | Dazu gehe ich mit mir selbst üblicherweise so um, dass … |



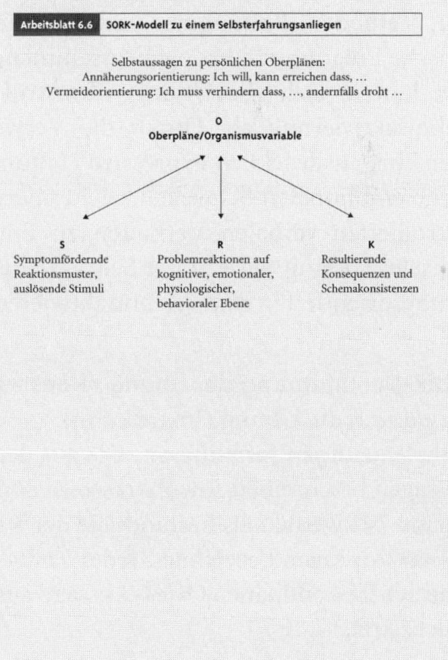

Weiterhin werden die hier abgeleiteten Selbstaussagen für die anschließende erlebnisorientierte Übung »Konstruktive Hysterie« genutzt.

**Setting/Zeit.** Begonnen wird nach der Instruktion durch den SE-Leiter mit einer 15-minütigen Phase, in der die Teilnehmer ihre Lebenslinien aufzeichnen. Anschließend wird in Dyaden weiter gearbeitet. Jeder Teilnehmer bekommt dann 45 Minuten Betreuungszeit: 15 Minuten freie Schilderung der eigenen Lebenslinie, 30 Minuten: geleitetes Entdecken von Schemaaussagen. Gesamtzeit für beide Teilnehmer: 2 Stunden.

### Übung 5.2: Konstruktive Hysterie

**Beschreibung der Übung.** Jeder Teilnehmer wählt zwei Selbstaussagen zur Charakterisierung eigener Oberpläne (siehe Selbstaussagen aus der »Lebenslinie«) aus – eine Ressourcen benennende »O-ja«- und eine auf Handicaps bezogene »O-je«-Selbstaussage aus (z. B. »Probleme löse ich ruhig und sorgfältig, das hilft mir wie meinen Mitmenschen.«/»Ich muss mich für die anderen unentbehrlich machen, sondern lassen die mich bald links liegen.«). Die konstruktive Hysterie wird hergestellt, indem diese Sätze nonverbal aufgeladen werden – zuerst wählen die Teilnehmer für den jeweiligen Satz eine zunehmend lautere Aussprache und verknüpft den dann durch zunehmend expressivere mimische und gestische Posen. Am Ende erstarren die Teilnehmer in zwei Skulpturen, die sie in einer Vernissage den anderen Gruppenmitgliedern vorstellen und die zugrunde liegende Selbstaussage raten lassen.
**Ziele, Methoden, Haltungen.** Nachdem die Teilnehmer mithilfe der Lebenslinie biografische Prägungserfahrungen zusammengestellt und daraus eigene Oberpläne abgeleitet hatten, zielt die Übung »Konstruktive Hysterie« nunmehr direkt auf eine Erlebnisaktivierung ab. Durch die Verwendung pantomimischer Methoden wird ihnen eine ausdrücklich expressive Haltung abverlangt. Sie erleben am eigenen Leib, welche emotionalen Schwellen sie zu überwinden haben, wenn sie von einem vorher kontrollierten verbalen Verhalten zu Entäußerungen auf der körperlichen Ebene wechseln. Hiermit wird in der Selbsterfahrung weiterhin für eine gute Mischung von klärungsorientierten und erlebnisaktivierenden Übungen gesorgt.

**WERK-Durchführung der Übung »Konstruktive Hysterie«**
**W**eg durch die Übung (Instruktion):
**Selbst-Aussagen formulieren.** Die aus der Übung Lebenslinie abgeleiteten Selbstaussagen beschreiben sowohl ressourcenvolle als auch belastende Oberpläne der Person. Sie werden als Bestandteile der SORK-Verhaltensgleichung als »O-je«- und »O-ja«-Aussagen bezeichnet. Jeder Teilnehmer wählt zu Beginn der Übung jeweils eine »O-ja«- und eine »O-je«-Aussage aus und schreibt sich die auf einen kleinen Spickzettel.

►

**Den Raum erfassen.** Instruktion: »Gehen Sie bitte im Raum umher. Schauen Sie umher, wo Sie sich gerade befinden und erfassen mit Ihren Schritten, welchen Platz Sie haben, und wie es Ihnen einfach und flüssig gelingt, miteinander diesen gegebenen Raum zu nutzen.

Jetzt wählen Sie bitte eine Selbstaussage aus, die einen positiven Oberplan von Ihnen wiedergibt und beginnen – während Sie weiter umher gehen, diesen positiven Satz zunächst leise, dann halblaut vor sich hin zu sprechen. Und wenn Sie begonnen haben, halblaut zu sprechen, dann sprechen Sie diesen Satz allmählich ausdrucksvoller – nun betonen Sie ihn überdeutlich und gehen über vom halblauten zum dreiviertellauten, normallauten Sprechen und schließlich überlauten Sprechen über.

Und wenn sich da bei Ihnen eine gewisse Hemmung vor einer solchen Expressivität meldet, dann ist das eine ganz natürliche Reaktion. Gerade deshalb möchte ich Sie jetzt ermutigen, in diesem Erlebnisexperiment sich absichtlich gegen diese Hemmung zu entscheiden und eine wirklich ungewöhnliche Haltung auszuprobieren – die konstruktive Hysterie. Und die kommt so zustande: Ergänzen Sie Ihren ausgesprochenen Satz durch eine ausdrucksvolle Mimik und Gestik – und übertreiben die mehr und mehr. Drücken Sie Freude aus oder Begeisterung oder Rührung. Steigern Sie diesen Ausdruck, während Sie umhergehen mehr und mehr, bis Sie ein Maß erreicht haben, wo es wirklich hysterisch genug ist. Und wenn Sie da angekommen sind, dann frieren Sie diese Haltung und Gestik, mit der Sie Ihren Satz ausdrücken, ein – werden Sie zu einer Skulptur. Und wenn diese Skulptur in einem Museum stehen würde – mit dem dazu gehörigen Satz auf dem Sockel – dann bekäme jeder Zuschauer einen wirklich plastischen Eindruck davon, was da gemeint ist. – Ja, genau! Bitte prägen Sie sich diese Skulpturhaltung ein, die zu Ihrem O-ja-Satz gehört.

Und jetzt machen Sie das Gleiche mit Ihrem O-je-Satz, die Selbstaussage für einen problematischen Oberplan. Leise sprechen – halblaut sprechen – laut und überlaut sprechen – den körperlichen Ausdruck dazu nehmen – und alles steigern, bis Sie den Punkt erreicht haben, wo die Haltung in einer Skulptur erstarrt. Und auch den einprägen. – Danke, und jetzt bitte alle lockern und den Körper ausschütteln.

Jetzt kommt die Vernissage. Jede einzelne Person möge bitte vor die Gruppe treten – zuerst in der O-ja-Pose und die raten lassen, und dann in die O-Je-Pose wechseln und die raten lassen. Und beide Male rät die Gruppe, welcher Satz an den Sockel dieser hysterischen Skulptur gehört.«

**E**motionale Aktivierung:
Im Verlauf der Übung stellen sich sowohl spontane Verknüpfungen zwischen der jeweiligen gesprochenen Selbstaussage und emotionalen sowie körperlichen Impulsen her. Ausgelöst durch die Aufforderung zur übertriebenen Darstellung kommt es bei verschiedenen Teilnehmern je nach emotionalem und interaktionellem Naturell entweder zu Spiellust oder zu peinlicher Gehemmtheit.

►

**R**eflexion:
Die Instruktion des Selbsterfahrungsleiters, sich gegen diesen peinlich-gehemmten Impuls hinwegzusetzen, entspricht durchaus dem, was Therapeuten ständig ihren Patienten abverlangen, nämlich genau das zu tun, was sie eigentlich automatisch vermeiden wollen.

**K**onsequenzenableitung:
Das Erleben der Teilnehmer in dieser Übung hat zum einen eine Entsprechung zur emotionalen Situation von Patienten in Therapiesitzungen. Dadurch kann diese Erfahrung diesen gegenüber durchaus zur Empathiebereitschaft beitragen.

Gerade für unerfahrene Therapeuten mit einer noch hohen Bereitschaft zu einem Insuffizienzerleben kann sich aus der Nachbesprechung dieser Übung eine Bereitschaft für entsprechende Expositionen im therapeutischen Alltag entwickeln.

**Setting/Zeit.** Diese Gruppenübung dauert etwa 1 ¼ Stunden (Auswahl der Selbstaussagen, sprechendes Umhergehen, expressives Zuspitzen bis zur Posenskulptur: 15 Minuten. Posen-Vernissage: ca. eine Stunde)

### Übung 6.1: Zwangloses Strukturieren

**Beschreibung der Übung.** Modellhaft führt der Selbsterfahrungsleiter mit einem Teilnehmer im Anschluss an die erlebte Vorübung der »Konstruktiven Hysterie« eine Situationsanalyse durch. Üblicherweise hatten einzelne Teilnehmer in der vorangegangenen Übung Schwierigkeiten damit, den Anweisungen für eine betont expressive Pantomime nachzukommen. Sie fühlten sich peinlich gehemmt und bringen nur halbherzige und undeutliche Posen zustande. Durch die vom Selbsterfahrungsleiter vorgeführte Situationsanalyse erhält die Gruppe eine Anschauung dazu, wie sich relevante Erlebnisepisoden strukturiert-, aber auch zwanglos kognitiv nachbearbeiten lassen. Sie sind dann gut dafür vorbereitet, dieses Instrument zuerst im zweiten Abschnitt des nachfolgenden Gruppenknotens und später in der Bearbeitungsphase der Selbsterfahrung durchzuführen.

**Ziele, Techniken, Haltungen.** Gemäß der Regel eines ausgewogenen Wechsels zwischen erlebnisbetonten und kognitiv strukturierenden Übungen folgt der pantomimisch gestalteten konstruktiven Hysterie nun als kognitive Nachbearbeitung eine Einführung in das zentrale Klärungsinstrument der Verhaltenstherapie, die mikroskopische Verhaltensanalyse. Besonders geeignet hierfür ist die hier verwendete Situationsanalyse, wie McCullough sie in seinem CBASP-Ansatz verwendet.

Interview zur Situationsanalyse:

An die Gruppe gerichtet: Wer von Ihnen hatte eben Schwierigkeiten dabei, sich hysterisch zu äußern? (Nachdem sich ein Teilnehmer gefunden hat, wird mit diesem eine Situationsanalyse durchgeführt.)

- SE-Leiter: Bitte geben Sie mir einen kurzen Überblick zu Ihren Schwierigkeiten in der Übungssituation, so dass ich mir vorstellen kann, womit die Situation begonnen hat und an welcher Stelle sie endete.
  SE-Teilnehmer: Als Sie die Anweisung gegeben hatten, dass ich meine O-ja und O-je-Sätze richtig laut aussprechen sollte, fand ich das peinlich. Und das wurde dann sogar hochnotpeinlich, als ich mich auch noch hysterisch dazu verrenken sollte. Na ja, als ich meine Posen am Ende den anderen vorgeführt habe, hat die keiner geraten, so undeutlich wie die waren.
- SE-Leiter (geht an die Flipchart): Hier unter den Punkt »Zeitabschnitt« schreibe ich bei »A« wie »Anfang« in Stichworten *»Instruktion: Laut reden«* und bei »E« wie »Ende« notiere ich *»Keiner hat's geraten«*.
  So, das ist also der schwierige Zeitabschnitt. Jetzt bitte ich Sie noch einmal, sich in die eben erlebte Situation hinein zu versetzen – und mir jetzt drei Gedanken in persönlicher Redeform zu sagen, die Ihnen währenddessen durch den Kopf gegangen sind.
  SE-Teilnehmer (überlegt): Zuerst, als Sie sagten, wir sollten lauter reden, da kam der Gedanke »O nee – peinlich!« – dann, als die Pantomime noch dazu kam, dachte ich »Ich renn gleich raus!« – und als die anderen mit meiner vor ihnen aufgestellten Pose nichts anfangen konnten, dachte ich »Blöde Übung, kann ich ihnen meine Oberplansätze denn nicht einfach sagen?!«
- SE-Leiter; Also, das waren zentrale Gedanken dabei. Die schreibe ich hier mal auf unter »3 Gedanken«: *O nee – wie peinlich!/Ich renn gleich raus!/Blöde Übung!* Meine nächste Frage lautet: Was genau haben Sie in der Situation getan, wie haben Sie gehandelt? Bitte auch nur kurz als Skizze schildern.
  SE-Teilnehmer: Na ja, ich habe erstmal getan, was Sie gesagt haben, und dann habe ich nur so halb mitgemacht, also mehr genuschelt als wirklich laut geredet und so ein bisschen meine Arme auf und ab bewegt.
- SE-Leiter: Ich notiere mal *»Nur so halb mitgemacht«*
  Und jetzt folgende Frage: Wie ist die Situation für Sie ausgegangen? Haben Sie erreicht, was Sie sich gewünscht haben?
  SE-Teilnehmer: Ich bin halt davongekommen, ohne mich total zu blamieren. Tja, aber am Ende wusste eigentlich keiner, was meine doofe Pose eigentlich zeigen sollte.
- SE-Leiter: Ich schreibe unter »Konsequenzen«, wie die Situation für Sie ausgegangen ist, nämlich *»Zwar nicht total blamiert, aber für die anderen eine doofe Pose«*.
  Wenn Sie sich diesen Ablauf anschauen, zeigt sich da ein persönliches Strickmuster, das Sie auch aus anderen Situationen kennen?
  SE-Teilnehmer: Ja durchaus, mir fiel es immer schon schwer, mich mit meinen Emotionen deutlich den anderen zu zeigen.

**Setting/Zeit.** Diese Übung dauert etwa 20 Minuten.

**Übung 6.2: Gruppenknoten**

**Beschreibung der Übung.** Durch den »Gruppenknoten« wird bei den Teilnehmern gezielt eine Erlebnisaktivierung hergestellt. Dazu werden sie instruiert, sich in einem Kreis eng Schulter an Schulter zusammenzustellen und einige Zeit in dieser fremdbestimmten eingeengten Lage zu verbleiben. In diesem Setting erteilt ihnen der Selbsterfahrungsleiter dann direktiv weitere Interaktions- und Selbstwahrnehmungsaufgaben. Anschließend unterstützen sie sich in Zweierteams dabei, Situationsanalysen zu dieser Erlebnisepisode zu erarbeiten.

(Eine andere Möglichkeit, um Erlebnismaterial für Situationsanalysen zur Verfügung zu stellen, besteht darin, im Seminarraum eine Kamera aufzustellen und das Hereinkommen der Teilnehmer zu Beginn des Selbsterfahrungstages zu filmen.) Die individuellen S-R-K–Muster werden auf Flipchartblättern abgebildet, auf dem Fußboden verteilt und dann gemeinsam verglichen. Jeder Teilnehmer äußert sich dazu, in welcher Weise sich auf diesem Wege auch persönliche Oberpläne gezeigt haben (über das S-R-K ein O setzen).

**Ziele, Techniken, Haltungen.** Diese Übung hat zwei Hauptziele. Zunächst bildet sie ein gewisses Gegengewicht zu den vorangegangenen vorwiegend erlebnisorientierten Übungen und veranschaulicht damit eine wichtige Therapeutenaufgabe – nämlich den therapeutischen Prozess als ein Sowohl-als-auch von kognitiv und erlebnisorientierten Interventionen zu steuern. Außerdem entspricht sie in ihrem zweiten Teil einem verhaltensanalytischen Skills-Training, indem hier das beim »Zwanglosen Strukturieren« eingeführte Werkzeug der Situationsanalyse von den Teilnehmern geübt wird. Dadurch, dass Situationsanalysen früh in die Selbsterfahrung einbezogen werden, erwerben die Teilnehmer einen zwanglosen Umgang mit diesem zentralen verhaltenstherapeutischen Werkzeug und simulieren eine grundlegende verhaltenstherapeutische Explorationsaufgabe.

**WERK-Durchführung der Übung »Gruppenknoten«**

**W**eg durch die Übung (Instruktion):

**Instruktion zur Erlebnisinduzierung.** »Die folgende Übung wird jeder von Ihnen auf ganz individuelle Weise erleben und bewältigen. Zuerst sorge ich dafür, dass Sie als Gruppe ein gemeinsames Erlebnis haben. Im zweiten Abschnitt der Übung gebe ich Ihnen das Werkzeug der Situationsanalyse an die Hand. Damit können Sie dann Ihr persönliches »Strickmuster« dafür herausarbeiten, wie Sie die Aufgabe des gordischen Gruppenknotens – so ist der Name dieser Übung – erlebt und bewältigt haben.«

**Instruktion 1.** »Stellen Sie sich Schulter an Schulter zu einem engen Kreis zusammen.«

(Kommentar: Diese Instruktion stellt eine sanfte Nötigung dar. Auch wenn die Teilnehmer sich mittlerweile nicht mehr fremd sind, so werden sie durch diese Aufstellung doch zu einer nicht selbst gewählten Nähe veranlasst. Das enge Zusammenstehen führt bei jedem Teilnehmer zu unterschiedlichen Anpassungsreaktionen auf körperlicher, emotionaler, kognitiver und behavioraler Ebene.)

▶

**Instruktion 2.** »Und richten Sie Ihre Aufmerksamkeit nicht allein auf das, was Sie da um sich herum sehen und hören, sondern auch deutlich auf Ihre inneren Reaktionen. Wie sind Ihre spontanen körperlichen Empfindungen, wie fühlen Sie sich so von mir hingestellt? Wie geht Ihre Atmung, wie ist die Spannung Ihrer Muskulatur? Welche Gedanken gehen Ihnen durch den Kopf? Treffen Sie bestimmte Entscheidungen, wie Sie dastehen wollen oder wie Sie den Blickkontakt zu den anderen regeln? Gibt es Handlungsimpulse, die Sie spüren?«

(Kommentar: Dieser Abschnitt sollte etwa eine Minute anhalten – genug Zeit, dass die Teilnehmer ein gewisses Discomfort-Erleben entwickeln und beispielsweise nicht mehr wissen, wohin sie gucken sollen.)

**Instruktion 3.** »Schließen Sie Ihre Augen – jetzt!«

(Kommentar: Diese Instruktion bietet den Teilnehmern einerseits Entlastung, weil sich damit das Problem des befangenen Blickkontaktes löst. Manche Teilnehmer haben allerdings auch Schwierigkeiten, sich in dieser ungewohnten Situation gegen ihre Orientierungsreaktionen zu entscheiden und mit dem Augenschließen Kontrolle abzugeben.).

»Und ich weiß nicht, ob dieses Augenschließen für Sie eine angenehme Veränderung bedeutet, oder ob es schwierig erlebt wird, die Dinge nicht mehr im Blick zu haben. Beobachten Sie bitte weiter Ihre spontanen Reaktionen und in welcher Weise Sie in dieser Situation denken und handeln. Und vergessen Sie nicht, mit Ihren Sinnen auch Ihre Umgebung wahrzunehmen. Den Boden, auf dem Sie stehen, die Berührungen zu den anderen, die Sie spüren, die Geräusche, die Wärme.«

**Instruktion 4.** »Nehmen Sie Ihre Arme und Hände jetzt in die Kreismitte – und fummeln.«

(Kommentar: Dieser Übergang ins aktive Explorieren und Experimentieren wird meist mit spontaner Heiterkeit beantwortet. Die Teilnehmer haben nun die Gelegenheit, ihre Aufmerksamkeit auf eine freie motorische Außenaktivität zu richten.).

»Achten Sie darauf, was da für andere Hände und Arme sind. Solche, die Sie selbst ergreifen und solche, die nach Ihren Händen und Armen greifen. Verfolgen Sie mal, wie es Ihnen als aktiv Fummelnden geht. Und dann wechseln Sie mal Ihre Aufmerksamkeit auf die Perspektive desjenigen, der befummelt wird. Wie geht es Ihnen als Fummler, wie als Befummelter?«

**Instruktion 5.** »Nehmen Sie sich ein wenig Zeit und wählen Sie nach einer Zeit zum Abwägen und Ausprobieren links und rechts feste Partner. Nicht sofort festlegen – erst probieren und prüfen. Erst wenn Sie innerlich soweit sind, können Sie eine Entscheidung treffen, sich mit der Hand festzulegen zu wollen – mit einem deutlichen einladenden Drücken. Und erst wenn von der Gegenseite ein bestätigender Gegendruck kommt, gilt die Verbindung als geschlossen. Es gibt nur zwei Regeln, die sich aber auch mit geschlossenen Augen einhalten lassen: Regel 1: Links und rechts verbindet Sie sich jeweils mit einer anderen Person. Regel 2: Es tun sich immer nur jeweils zwei Hände zusammen, sobald es mehr sind, die da zusammen ▶

kommen, dann sind da zu viele Verbindungen. So was gibt's manchmal – wie im echten Leben.«

(Kommentar: Zunächst sollten die Teilnehmer also abwägen und aktiv ihre Wahl treffen anstatt sich unmittelbar zu entscheiden, welche Hände sie fest greifen und in dieser Bindung bleiben. Der Realisierungsphase soll eine Abwägephase mit einer bewussten Entscheidung vorausgehen. Hier erkennt man sehr deutliche Unterschiede zwischen den Teilnehmern – sowohl dependente und klammernde als auch autonome und bindungsambivalente, neugierige und wechselwillige, prüfende und absichernde, zaghafte und abwartende Reaktionen – je nach Persönlichkeitsstil.)

»Und auch wenn Sie links und rechts jeweils einen Partner gefunden habt, bitte noch die Augen geschlossen lassen. Überlegen Sie mal – weiter ohne die Augen zu öffnen – wer das da links wohl ist und wen Sie an der rechten Hand haben.«

**Instruktion 6.** »Und wenn Sie gleich die Augen öffnen, können Sie Ihre Annahmen mit der Wirklichkeit überprüfen – jetzt öffnen und schauen!«

(Kommentar: An dieser Stelle kommt es meist zu einem lebendigen Austausch mit Lachen und Hallo. Erst wenn sich dieser Trubel etwas beruhigt hat, setzt der Leiter seine Instruktionen fort.)

»Achten Sie auch auf Ihre spontanen Reaktionen. Was tut sich da in Ihnen? Da gibt es Überraschungen, freudige und vielleicht auch leicht enttäuschte. Und Sie können sich ganz für sich damit befassen, welche Gefühle und automatischen Gedanken Sie zum linken und welche zum rechten Partner entwickeln.«

**Instruktion 7.** »Und jetzt entknoten Sie sich – ohne einander dabei an den Händen loszulassen.«

(Kommentar: In diesem Abschnitt des interaktiven Problemlösens darf die Gruppe ganz unkonventionell vorgehen, um aus der Verknotung eine Endfigur zu machen, und einzelne Teilnehmer klettern über oder zwängen sich durch Armverbindungen. Hierbei gibt es zwei Formen der Knotenauflösung: Es bildet sich ein einziger Schlusskreis oder es entsteht eine Abschlusskonstellation mit zwei Kreisen.)

»Finden Sie nun heraus, für welche Schlussaufstellung Sie sich entscheiden. Am Ende werde ich ein Foto von Ihrer Gruppenaufstellung machen, auf dem Sie als Gruppe bitte unbedingt eine gute Figur machen.«

»Nun bleiben Sie noch einen Moment in Ihrer Schlussaufstellung und lassen die einzelnen Phasen der Übung innerlich Revue passieren. (Nach angemessener Zeit:) Gut, bitte wieder voneinander lösen.«

**Instruktion zur Auswertung des Gruppenknotens: die Situationsanalyse.** »Jeweils zwei von Ihnen tun sich nun zu einer Dyade zusammen. Sie entscheiden dann, wer bei der Situationsanalyse zuerst die Therapeuten- und wer die Patientenrolle übernimmt – in einem zweiten Durchlauf tauschen Sie dann die Rollen. Der Quasi-Therapeut hat die Aufgabe, seinen Quasi-Patienten über geleitetes Entdecken eine Situationsanalyse zur vorher erlebten Situation erarbeiten zu lassen.

Nachdem ich Ihnen gezeigt hatte, wie so eine Situationsanalyse durchgeführt wird, können Sie dies nun jeweils zu zweit selbst machen. Sie bekommen hierzu ►

dieses Arbeitsblatt, auf dem die einzelnen Schritte des Vorgehens stehen.« (S. Arbeitsblatt 6.7)

**Arbeitsblatt 6.7** **Situationsanalyse** (nach McCollough)

**Zeitabschnitt**
Anfangspunkt: im Bäckerladen zwei Brötchen bestellen
Verlaufspunkte: Verkäuferin: »Nehmen Sie doch fünf, dann haben Sie drei mehr.«
Endpunkt: Wütend raus rennen und mit leeren Händen nach Hause kommen

**Gedanken**
(1) Was fällt der denn ein?!
(2) Das muss ich mir nicht bieten lassen!
(3) Das Frühstück ist versaut!

**Handlungen**
Laut schimpfen/den Laden verlassen/nach Hause rennen

**Tatsächliche Konsequenzen**
Innere Konsequenzen: Wutgeladen
Äußere Konsequenzen: Frühstück ohne Brötchen
Beziehungskonsequenzen: Tadel der Ehefrau, Streit

**Typische Problemmerkmale meiner Person**
Ärgerbereitschaft, impulsives Streitverhalten, unflexibler interaktioneller Konfliktstil

**Veränderungsplanung**

**Erwünschte Konsequenzen**
Innere Konsequenzen: Ärger rasch vorbeiziehen lassen
Äußere Konsequenzen: mit Brötchen nach Hause kommen
Beziehungskonsequenzen: gemeinsames friedliches Frühstück

**Alternative Gedanken**
(1) Da ist … eine Verkäuferin mit dem Vorschlag, mehr Brötchen zu kaufen.
(2) Da ist … Ärger – lass' ihn ziehen.
(3) Da ist … das Ziel, mit zwei Brötchen nach Hause zu kommen.

**Alternative Handlungen**
Die Bestellung wiederholen/den Laden grüßend verlassen/Frühstückstisch decken

**Alternative Konsequenzen**
s. o.

**Erwünschte Veränderung persönlicher Merkmale**
Ärgerbereitschaft lockern, konstruktives Konfliktverhalten, flexibler interaktioneller Konfliktstil



**E**motionsaktivierung:
Verhaltensanalysen haben im Verlauf einer verhaltenstherapeutischen Krankenbehandlung immer wieder eine emotionsregulierende Aufgabe. Sie ermöglichen einen kühlen und distanzierten Blick auf relevante Erlebnisepisoden. Um allerdings einen Gedächtniszugang herzustellen, ist zunächst eine hinreichende prozessuale Aktivierung nötig, wie sie durch die vorangegangenen Übungen erfolgt ist. Ebenso wie in Therapiesitzungen gilt es entsprechend in dieser zunächst erlebnisinduzierenden und dann kognitiv nachbearbeitenden Selbsterfahrungsübung, den Quasi-Patienten nach der Erlebnisepisode durch lebendige narrative Rekonstruktionen einen lebendigen Kontakt zu ihrem prozessualen Gedächtnis zu ermöglichen. Mit der Verhaltensanalyse erfolgt somit eine kognitive Gegenregulierung zu den vorher aktivierten emotional bestimmten Prozessen.

**R**eflexionen:
Nach der kognitiven Strukturierung durch die Verhaltens- bzw. Situationsanalyse ergibt sich für die Person die Möglichkeit, über die Bedeutung dieser nun überschaubaren Erfahrung nachzudenken: Haben sich hier typische Muster der Erlebnisverarbeitung gezeigt, die auch Situationen des beruflichen und privaten Alltags aktiviert werden und mit bestimmten bereits identifizierten Selbstanteilen korrespondieren (z. B. »Hier habe ich wieder meine hohe Widerstandsbereitschaft erlebt, die in fremdbestimmten Situationen auftritt/Da war meine übliche Neigung, mich in sozialen Nähesituationen durch meine Selbstaufmerksamkeit zu verunsichern/Meine herrliche Neugier und Experimentierbereitschaft in unbekannten sozialen Situationen hat die Übung für mich zu einem echten Spaß gemacht«).

**K**onsequenzen:
Zunächst soll diese Übung den Teilnehmern vor allem die Gelegenheit bieten, im Anschluss an ein emotional aktivierendes Erlebnis das kognitiv strukturierende Werkzeug der Situationsanalyse zu erproben. Bei dieser geregelten Erlebnisverarbeitung erkennen sie eigene Stärken und Schwächen. Sie können für die Rolle des ►

Verhaltenstherapeuten nutzbare Ressourcen erkennen (meine Fähigkeit, in Gesprächen ruhig und sorgfältig die Dinge zu sortieren) oder eigene Lernaufgaben eingrenzen (meiner hohen Erlebnisbereitschaft mehr geordnetes Denken an die Seite stellen).

**Setting/Zeit.** Die erlebnisinduzierende Durchführung des Gruppenknotens dauert etwa 10 Minuten. Zusammen mit der dyadischen Erarbeitung der Situationsanalyse und der Nachbesprechung in der Gesamtgruppe sollte insgesamt ein halber Selbsterfahrungstag (4–5 Unterrichtseinheiten) veranschlagt werden.

#### Übung 6.3: Interaktionshavarien

**Beschreibung der Übung.** Im Rollenspiel konfrontieren sich die Teilnehmer mit einem schwierigen Patienten. Aus einer vorher ausgegebenen und besprochenen Übersicht zu »Beziehungsspielen« sensu Sachse wählt jeder Teilnehmer gemäß den eigenen klinischen Vorerfahrungen »seinen« schwierigen Patienten aus. Für das diagnostische Rollenspiel wählt er dazu einen anderen Gruppenteilnehmer sowie zwei Beobachter aus. Der ausgewählte Problempatient wird von ihm so instruiert, dass dieser anschließend in der Lage ist, bestimmte Beziehungsspiele zu inszenieren. So geriert er sich als »herorisches armes Schwein«, »Regelsetzer« oder »toller Hecht«. In einem diagnostischen Rollenspiel zeigt der Problempatient sich dann mit einem entsprechenden »Image« und entsprechenden »Appellen« und verursacht auf diese Weise »Interaktionshavarien«. (Gegebenenfalls können hierbei auch Videoaufzeichnungen genutzt werden.) Sobald beim Quasi-Therapeuten eine entsprechende Problemaktualisierung erkennbar wird, stoppen die beiden Beobachter (oder unterbricht der Selbsterfahrungsleiter) das Rollenspiel und geben mit Bezugnahme auf das Kiesler-Kreismodell beiden Rollenspielern im Sinne eines »disziplinierten Persönlichen Einbringens« sensu McCullough direkte Rückmeldungen zur beobachteten Interaktion.
**Ziele, Techniken, Haltungen.** Die vorausgegangene Einführung des Instrumentes der »Situationsanalyse« schult die Teilnehmer zum einen darin, den Zusammenhang zwischen eigenem Therapeutenverhalten und den Konsequenzen auf ihr Gegenüber feinfühlig zu erfassen. Mit dieser Übung wird ein weiteres CBASP-Instrument eingeführt, das speziell darauf abzielt, die Folgen des eigenen Interaktionsverhaltens auf die Sozialpartner zu erkennen. Die auf die Begegnung mit einem Problempatienten bezogene Verwendung des »disziplinierten persönlichen Einbringens« (»Disciplined Personal Involvement« nach McCullough«, 2007) verlangt den Teilnehmern »Fingerspitzengefühl (und) volle persönliche Präsenz als Therapeut« (Brakemeier & Normann, 2012) ab. Neben dem genannten Klärungsziel, ein SORK-Übersichtsmodell zu potentiellen Selbstmodifikationsanliegen zu erarbeiten, werden mit dem »Spiele beobachten« auch explizite Übungsziele verfolgt (Schulung in Situationsanalyse und diszipliniertem persönlichen Einbringen).

Während die vorangegangenen Explorationsübung der »Lebenslinie« die Teilnehmer an die Formulierung eigener Oberpläne (O-Variable) herangeführt wurden,

**Arbeitsblatt 6.8** **Images und Appelle** (nach R. Sachse) (S. 1/2)

| Patienten-Image | Was zeigt Patient? | Was will Patient? | Was erlebt Therapeut? |
|---|---|---|---|
| **»Armes Schwein«** | Besonders arm dran<br>Alle Lösungsversuche scheiterten ungerecht<br>Benötigt Außenhilfe | Hilflos erscheinen<br>Verantwortung abgeben<br>Unterstützung erhalten | Helferhaltung des Therapeuten wird angesprochen, er bekommt aber auch den Eindruck, es dem Pat. nie recht machen zu können |
| **»Heroisches armes Schwein«** | Erträgt sein Schicksal als »armes Schwein« großartig | Verantwortung abgeben<br>Bewundert werden<br>Schonung bekommen | Mitleid, Respekt und Helferhaltung werden aktiviert, bald folgt aber auch Überlastung der Empathiebereitschaft |
| **»Opfer der Umstände«** | Die Umstände bestimmen sein Leben<br>Er ist den Umständen hilflos ausgeliefert und hat weder Wahl noch Kontrolle | Verantwortung abgeben<br>Von allen Verpflichtungen entlastet werden<br>Raum für eigenes Klagen kriegen | Pat. erweckt anfangs Mitleid, Therapeut fühlt sich aber bald von dessen Klagsamkeit gereizt |
| **»Opfer anderer Personen«** | Schicksalsvariante: Andere beeinträchtigen schuldlosen Pat.<br>Paranoide Variante: Pat. wird absichtlich geschädigt | Verantwortung abgeben<br>Solidarisierung gg. Täter<br>Wiedergutmachung | Therapeut solidarisiert sich mit Pat. gegen dessen Täter, erlebt aber bald Ärger über die Manipulationsversuche des Pat. |
| **»Märtyrer«** | Pat. hat trotz der Beeinträchtigung durch andere oder die Umstände selbstlos mit immensen Kosten viel erreicht | Bewunderung, Würdigung<br>Solidarisierung<br>»Heiligenstatus« | Therapeut erlebt anfangs Mitleid und Respekt, dann aber Anstrengung und innere Distanzierung |
| **»Immer-Ich«** | Pat. fühlt sich vom Leben betrogen, andere sind schuld neigt zu magischem Schicksalsglaube reagiert auf jede neuerliche Beeinträchtigung aggressiv | Raum zum Klagen<br>Recht bestätigt bekommen<br>Schonung zugestanden bekommen | Therapeut fühlt Widerstand gegen die Klagehaltung des Pat. und dessen offenbar nie erfüllbaren Ansprüche |
| **»Toller Hecht«** | Der Pat. sieht sich als jemand ganz Tolles, der reflektierter, gebildeter, interessanter und abwechslungsreicher als andere ist | Bewundert werden<br>Nur ausgewählte Themen bearbeiten<br>Nicht hinterfragt, nur bestätigt werden | Therapeut erlebt sich auf ein Thema begrenzt und zum Bestätigen missbraucht |
| **»Regelsetzer«** | »Das versteht sich doch von selbst!«<br>»Das ist unmoralisch!« | Recht bekommen<br>Solidarisierung und Legitimation durch den Experten erhalten | Therapeut erlebt sich unter autoritärem Druck, darf überhaupt nicht widersprechen |

**Arbeitsblatt 6.8** **Images und Appelle** (nach R. Sachse) (S. 2/2)



© Ubben: Verhaltenstherapeutische Selbsterfahrung. Beltz, 2013

soll nun durch S-R-K-Analysen auf Situationsebene das verhaltensanalytische SORK-Modell vervollständigt werden.

Die Übungsreihenfolge des Moduls »Anknüpfen« richtet den Blick sowohl auf relevante Situationsabläufe als auch auf lebensgeschichtlich erworbene Schemata. Damit verfolgt dieses Modul ähnliche Ziele wie die probatorische Phase einer verhaltenstherapeutischen Krankenbehandlung. Ein Ziel dieses Vorgehens besteht darin, durch das Zusammenfügen von makroskopischen (Schemaanalyse = O-Variable) und mikroskopischen Teilanalysen (Situationsanalysen = S-R-K–Muster) ein transparentes SORK-Übersichtsmodell zusammenzustellen.

Diese Explorationsübung schließt das Teilmodul des Anknüpfens ab. Die Teilnehmer kommen sowohl aus Patienten- wie aus Therapeutensicht mit typischen Verhaltenstherapieinstrumenten wie Exposition, Rollenspiel, Situationsanalyse und Rückmeldung in Berührung. Nunmehr haben die Teilnehmer sich sowohl aus der Top-down- wie aus der Bottom-up-Perspektive, also mithilfe von Schemaexplorationen und Situationsanalysen, selbst charakterisiert. Hiermit liegen hinreichend Selbstexplorationsergebnisse vor, um im folgenden Teilmodul Selbstmodifikationsanliegen zur Professionalisierung des Persönlichkeitsstils abzusprechen.

**WERK-Durchführung der Übung »Interaktionshavarien«**

**W**eg durch die Übung:

Diese Übung wird in Gruppen mit vier Teilnehmern durchgeführt. Jeweils zwei Teilnehmer führen ein Rollenspiel durch (Gespräch zwischen Therapeut und

Problem-Patient), die anderen beiden bekommen die Aufgabe, den Interaktionsverlauf zu beobachten und mit Bezug zum Kiesler-Kreismodell anschließend differenzierte Rückmeldungen zu geben.

Jeder Teilnehmer verfasst ein Regieskript, in dem er einen Patiententypus beschreibt, dem gegenüber er ausgeprägte Interaktionsschwierigkeiten kennt und erwartet. Als Vorlage wird das Arbeitsblatt 6.8 ausgeteilt und vom Selbsterfahrungsleiter vorgestellt

**Instruktion.** Edukation: »In dieser Übersicht, die ich Ihnen jetzt austeile, werden verschiedene Typen schwieriger Patienten beschrieben (Austeilen der Vignette »Images und Appelle«). Dem einen oder anderen dieser Patiententypen sind Sie sicherlich schon begegnet. Schwierig sind diese Patienten durch zwei Merkmale: Zum einen stellen sie sich Ihnen gegenüber mit einem bestimmten auffälligen Image dar, das Ihnen bereits nahe legt, in bestimmter Weise mit ihnen umzugehen. Zum anderen richten sie auf indirekte und manipulative Weise bestimmte Appelle an Sie, was Sie tun sollten oder was Sie gerade nicht tun sollten. Das »heroische arme Schwein« zeigt sich bspw. als großartiger, sein Schicksal ertragender Mensch und heischt nach Ihrer Bewunderung, gleichzeitig erwartet dieser Patient von Ihnen jedoch Schonung. Oder der Patiententyp des »Immer-Ich« zeigt sich vom Leben betrogen und nötigt Ihnen sehr viel Raum zum Klagen ab. Und wenn Sie einen solchen Patienten als Stimulus betrachten, der bei ihnen bestimmte Gefühle und Handlungsbereitschaften auslöst, dann kann Ihnen der Kiesler-Kreislauf eine Orientierung für Ihre hierbei ausgelösten Interaktionsbereitschaften bieten (Austeilen des Kiesler-Kreismodells): Reagieren Sie auf einen so auftretenden Patienten spontan mit dominantem oder eher mit nachgiebigem oder gar unterwürfigem Verhalten? Sind Sie unwillkürlich freundlich, oder entwickelt sich bei Ihnen gegenüber diesem Patienten zunehmend eine gewisse Genervtheit oder gar Feindseligkeit? – Bitte nehmen Sie sich erst einmal eine halbe Stunde Zeit und wählen aus Ihrer Erinnerung einen Problempatienten aus, der Sie wirklich in Schwierigkeiten gebracht hat oder wieder bringen könnte. Stellen Sie sich lebendig vor, wie dieser Patient Ihnen gegenübersitzt und sie auf seine typische Weise anschaut und anspricht. – Und wenn sich diese Vorstellung in Ihnen in Bewegung gesetzt hat mit all den dazu gehörigen Gefühlen und automatischen Gedanken – dann charakterisieren Sie Ihren Problempatienten, so dass Sie anschließend ihren Spielpartner, der diesen verkörpern soll, gut in diese Rolle einführen können. Dazu beantworten Sie dann bitte die Fragen dieses Regieskriptes.« (s. folgenden Kasten).

**Regieskript zur Spielbeobachtung**

(1) Kurzbeschreibung: Um welchen Patienten mit welcher Störung handelt es sich hier?

(2) Image: Welchen äußeren Eindruck, welches Bild will er abgeben?

►

(3) Appelle: Zu welchem Verhalten will er mich indirekt-manipulativ veranlassen? Welches Verhalten möchte er auf diese Weise bei mir verhindern?
(4) Mimik/Gestik/Sprache: Welchen Gesichtsausdruck, welche gestische Untermalung, welche typischen Sprüche setzt er dazu ein?
(5) Kiesler-Kreis: In welchen Quadranten des Kiesler-Kreises ordne ich
   a) das Interaktionsverhalten des Patienten,
   b) mein Interaktionsverhalten ein?

**Einführung in die Rolle des schwierigen Patienten.** Nach der Vorbereitungszeit wählt jeder Teilnehmer eine Person aus der Gruppe aus, die anschließend die Rolle des schwierigen Patienten spielen soll. Er gibt diesem zunächst einige Minuten Zeit, das Regieskript zu lesen; danach beantwortet er eventuelle Verständnisfragen.

(Sollten die Teilnehmer am Anfang ihrer Ausbildung noch über keine hinreichenden klinischen Erfahrungen verfügen, können sie auch einen Interaktionspartner auswählen, mit dem sie in ihrem Alltag besondere Beziehungsschwierigkeiten haben oder hatten.)

Zur Veranschaulichung imitiert der anleitende Therapeut seinen Problempatienten mimisch, gestisch und mit typischen sprachlichen Äußerungen. Der Mitspieler kopiert daraufhin die nonverbalen und verbalen Vorgaben zum Problempatienten. Der Anleiter gibt nun ein Thema vor (z. B. »Äußere dich jetzt mal in dieser verbitterten Weise über die Jugend von heute und benutze dabei vorwurfsvolle Äußerungen wie »Heutzutage ist ja Höflichkeit nicht mehr gefragt« oder »Das hätten wir uns zu meiner Zeit mal erlauben sollen«), stellt sich doppelnd hinter den Rollenspieler und fordert ihn auf, sich zu diesem Thema in der typischen Weise des Problempatienten zu äußern. Er legt ihm immer dann eine Hand auf die Schulter, wenn er ihm ergänzende Regieanweisungen mitteilen will (z. B. »Sprich das bitte noch ein bisschen wehleidiger und vorwurfsvoller aus.«).

**Durchführung des Rollenspiels.** Nach der so erfolgten Rolleneinführung setzt er sich dem »Problempatienten« gegenüber, und ein anderer Gruppenteilnehmer (oder der Selbsterfahrungsleiter) übernimmt in zurückhaltender Weise die Regie für die weiteren Rollenspielabläufe. Der Regisseur gibt in eine Spielszene vor – z. B. »Ihr befindet euch am Anfang der Sitzung und besprecht die Erfahrungen des Patienten mit seinen Hausaufgaben.« Nun erfolgt das Problem aktualisierende Rollenspiel, und der Problempatient konfrontiert seinen Therapeuten mit seinem typischen Interaktionsverhalten (gemäß Regieskript). Dadurch löst er bei diesem eine Problemaktivierung bzw. -aktualisierung aus. Die Sequenz wird so lange gespielt, bis es zwischen beiden zu einer »Interaktionshavarie« gekommen ist und die beiden Beobachter offenkundige Kommunikationsprobleme erkennen. Sobald eine solche deutliche Problemaktualisierung erkennbar geworden ist, wird das Rollenspiel unterbrochen.

**Rückmeldungen einholen.** In der anschließenden Gruppenrunde erhalten beide Rollenspieler im Sinne des »disziplinierten persönlichen Einbringens« differenzierte Rückmeldungen durch die anderen Gruppenmitglieder (»Folgendes Gefühl hatte ich bekommen, als ich dich in der Interaktion erlebt habe.«) und Nachfragen (»Kannst du nachvollziehen, durch welches Verhalten du das bei mir ausgelöst hast?«).

**Beobachtungen im Feld.** Nachdem die Teilnehmer durch die vorausgegangenen Übungen in die Techniken der Situations- und Interaktionsanalyse eingeführt wurden, sollen sie nun in ihrem Alltag Interaktionshavarien entdecken und Neuverfilmungen für die nächste Gruppensitzung vorbereiten. Langfristig wird angestrebt, dass sie den Gebrauch dieser Analyseinstrumente soweit automatisieren, dass sie jederzeit in der Lage sind, sowohl einen nahen emotionalen Kontakt zur Situation zu haben als auch parallel aus einer beobachtenden Distanz den Ablauf zu analysieren.

Als Anleitung für diese Hausaufgabe dient der folgende Kasten.

**Regieskript 2 (Hausaufgabe)**

Die Vorbereitung von Neuverfilmungen

(1) Womit begann, womit endete die kritische Situation? (Situationsabschnitt eingrenzen)
(2) Welches Verhalten einer anderen Person hat den Automatismus bei mir in Gang gesetzt? (Stimulusanalyse – zutreffenden Quadranten im Kieslerkreis zuordnen ggf. Bezug zu »Images und Appellen« nach Sachse)
(3) Welche emotionalen Reaktionen traten hierauf bei mir spontan auf? (Gefühlsbezeichnung, Affektstärke, Körperreaktionen, Handlungsimpulse)
(4) Welche Gedanken gingen mir dabei durch den Kopf? (Drei Gedanken in jeweils einem kurzen Satz)
(5) Was genau habe ich in dieser Situation gesagt und/oder getan? Wie kann ich en dabei von mir eingesetzten Interaktionsstil charakterisieren? (Handlungen in Stichworten – Bezug zum Kiesler-Modell)
(6) Wie ist die Situation für mich ausgegangen? So, wie ich mir das gewünscht habe?(Tatsächliche Konsequenzen skizzieren/Inkongruenz erfassen)
(7) Wie wünsche ich eigentlich, dass diese Situation ausgehen sollte? Was sollte ich denken und tun, um die erwünschten Konsequenzen zu erreichen?

### Übung 7.1: Problem-SORK-Übersicht

**Beschreibung der Übung.** Als kognitive Nachbearbeitung der gesammelten Situationsanalysen stellt jeder Teilnehmer eine geordnete Sammlung der eigenen SORK-Analysen zusammen. Hierfür bieten sich SORK-Karten an, und/oder die Teilnehmer legen eine Computerdatei an, die sich an der folgenden Maske orientiert. Für Schlüsselsituationen lassen sich die Ergebnisse der Situationsanalysen »dynamisieren«, indem sie in eine Grafik eingetragen werden, die einen typischen »Teufelskreis« abbildet.

Als Anwendungsbeispiel wird hier die in Kapitel 2.1 geschilderte Problem-Vignette verwendet. Die Teilnehmerin hat mehrere kritische Situationen aus dem privaten und therapeutischen Rahmen sowie aus der Selbsterfahrung gesammelt.

**SORK-KARTE (Problemvariante)**
**O**
**Oberpläne als Selbstaussagen**

Ich muss mich anderen unentbehrlich machen, sonst bin ich unwichtig und bleibe Außenseiterin.
Mit meiner hilfsbereiten und handfesten Art sichere ich mir jederzeit Zugehörigkeit und Sympathie.
Das Wohl der anderen ist mir wichtiger als meine eigene Befindlichkeit.

| S<br>Situationsbeginn | R<br>Denk- und Handlungsmuster | K<br>Konsequenzen |
|---|---|---|
| Private Situation:<br>Anruf der Mutter und deren Appell, mal wieder mit der jüngeren Schwester zu reden, damit die nicht weiter die Schule schwänzt | Die kommen ohne mich nicht klar. »Ich muss sofort losfahren und reden.« »Wann hört das denn bloß auf!« Sagt Freunden zum Wochenende ab, fährt nach Hause, bekniet Schwester. | Ist automatisch wieder verstrickt in ihrer familiären Rolle der »Feuerlöscherin« und nimmt anderen die Verantwortung ab. |
| Situation in der Selbsterfahrung:<br>SE-Übung »Wohlwollendes Hypothetisieren« | »Zeig` den anderen, wie viele tolle Ideen du hast!« »Jetzt habe ich schon mehrere Minuten nichts mehr gesagt.« »Ich glaube, die anderen haben viel originellere Beiträge gebracht.«<br>Sehr viele Rückmeldungen einbringen, Originalitätswettbewerb betreiben | Andere Teilnehmer fühlen sich von ihr dominiert und zur Anerkennung genötigt; selbst steht sie permanent unter Spannung und fürchtet Außenseiterstatus |
| Therapiesituation<br>Patient zeigt sich klagsam | »Ich muss sofort helfen!« »Alleine kommt er nicht aus dem Knick.« »Dem armen Kerl geht es wirklich schlecht.«<br>Macht rasch ein Hilfsangebot: »Ich schreibe Ihnen ein Attest.« Noch in der Sitzung Schreiben an die Arbeitsagentur verfassen und Patienten Arbeitsunfähigkeit bescheinigen | Patient bleibt passiv und klagsam; Therapeutin erlebt sich unwirksam und erschöpft |

**Übung 7.2: Dynamische Modellgrafik**

Ebenso wie Patienten davon profitieren, wenn sie nach einer Reihe von Situationsanalysen die typischen Abläufe ihrer Problemepisoden in einem dynamischen Übersichtsmodell vor sich sehen, übertragen nun auch die Selbsterfahrungsteilnehmer eigene Schlüsselsituationen in solche anschaulichen Grafiken.

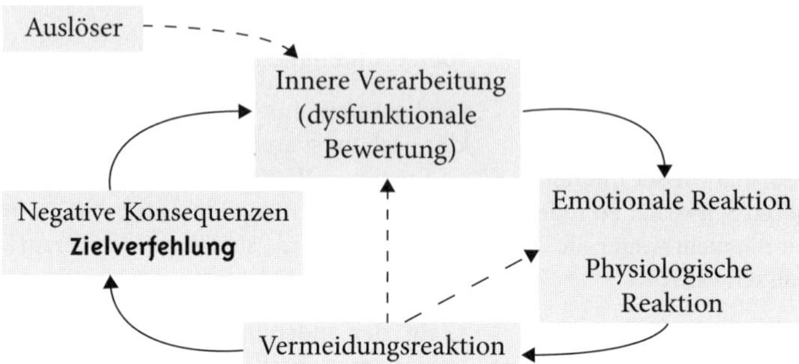


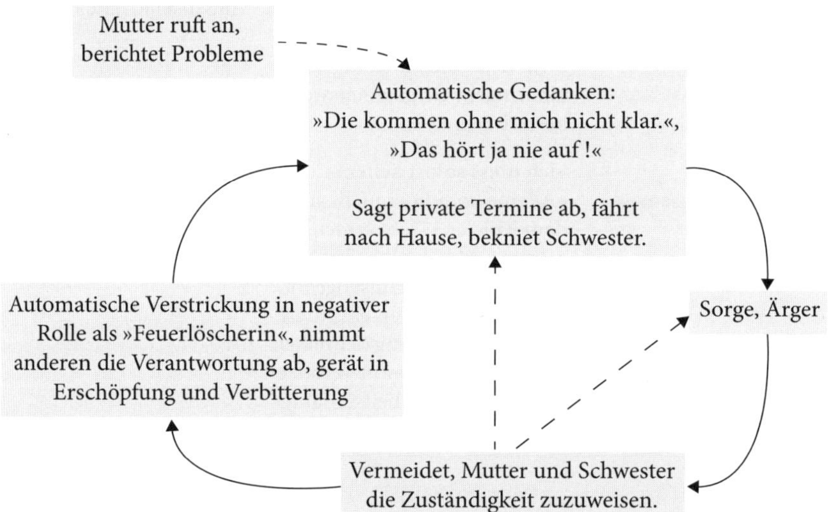


**Abbildung 6.3** Dynamische Modellgrafik: Übersicht und Beispiel

Als analoge (edukative) Ergänzung zu solchen »buchhalterischen« Zusammenstellungen der SORK-Analysen bieten sich die folgenden Reime »Niemals SORK-los« an:

| **Niemals SORK-los** | **Verhaltensanalyse** |
|---|---|
| **S** | |
| Wann, wodurch und wo mit wem<br>beginnt genau wohl mein Problem?<br>Wenn ich diesen Punkt erspür'<br>ist mein Fuß schon in der Tür. | Diskriminieren der Problem-Aktualisierungs-Situationen |
| **O** | |
| Welche O-je, welche O-ja<br>meiner Person melden sich da,<br>um zu mir und meinem Leben<br>einen Sollwert vor zu geben? | Identifizieren der Schemata, die situational angesprochen werden |
| **R** | |
| Unwillkürlich melden schon<br>Körper sich und Emotion.<br>Doch mein Denken und mein Handeln<br>wollen es zum Bess'ren wandeln. | Beobachten der spontanen und intentionalen Reaktionen |
| **K** | |
| Was nun folgt an Konsequenzen,<br>die mir gut tun, mich begrenzen,<br>wird mein spät'res Fühlen, Denken<br>und dann auch mein Handeln lenken | Erkennen der reaktionskontingenten lernwirksamen Konsequenzen |

**Setting/Zeit.** Bei dieser Übung werden anfangs Rollenspieldyaden gebildet. Für die Rollenspielphase tun sich jeweils zwei Teilnehmerpaare zusammen, wobei jeweils folgende Rollenverteilung verabredet wird: Ein Therapeut und sein Problempatient sowie zwei Beobachter. Wenn pro Teilnehmer etwa eineinhalb Stunden benötigt werden, dann werden für diese Übung zwei Selbsterfahrungstage benötigt.

## 6.3 MODUL III: Absprechen

Die klärungsorientierten Übungen des voran gegangenen Moduls hatten den Teilnehmern ermöglicht, an ihren persönlichen Ressourcen- und Risikoanteilen anzuknüpfen und Themen bzw. Anliegen zu definieren, für die sich bei ihnen eine Selbstmodifikation anbietet. Das nun folgende Modul »Absprechen« hilft ihnen dabei, hierfür persönliche Zielstellungen einzugrenzen und Realisierungsplanungen vorzunehmen.

Zielentwürfe: Über »Neuverfilmungen« werden zu identifizierten Problemsituationen (siehe »Beobachtungen im Feld«) alternative Zielrealisierungen simuliert.

Entscheidungsbildung: Mithilfe von »Konferenzen« entwerfen die Teilnehmer dann auf mithilfe anderer Gruppenmitglieder Ziele und Wege für ihr Selbstmodifikationsprojekt.

Projektfestlegung: Für die anstehende Bearbeitungsphase (analog zur Konzeptualisierung einer VT-Behandlung) wird die Selbstmodifikation geplant und die Konzeptualisierung als Bericht gefasst.

Die Anfangsphase der Selbsterfahrung endet mit diesem Modul.

### Übung 8: Neuverfilmung

**Beschreibung der Übung.** Als Hausaufgabe hatten die Teilnehmer alternativ zu den vorher inszenierten und analysierten »Interaktionshavarien« konstruktive Situationsabläufe entworfen sowie in ihrem klinischen und privaten Alltag weitere kritische Situationen identifiziert und analysiert (Eintragung in das SORK-Arbeitsblatt). Diese »Neuverfilmungen« werden nun in Rollenspielen inszeniert, per Video aufgezeichnet, und es werden wiederum Rückmeldungen von den Intervisionspartnern eingeholt. Bei diesen Vorher-Nachher- Vergleichen werden erlebnisreiche Effekte bei den Teilnehmern erzielt, und sie nähern sich über diese Zielvisualisierungen ihrer Entscheidung für verbindliche Selbstmodifikationsziele an.

**Ziele, Techniken, Haltungen.** Diese Übung vermittelt den Teilnehmern die Erfahrung, dass sie wirksam an kritischen Hebelpunkten des Interaktionsprozesses ansetzen können, die durch die voraus gegangenen »Interaktionshavarien« deutlich geworden sind. Hierbei sollen keine »Wahrheiten« über richtiges therapeutisches Interaktionsverhalten unterrichtet werden, sondern die Teilnehmer sollen über gezielte Verhaltensexperimente ihre großen Einflussmöglichkeiten kennen lernen, die sie auf die Beziehung mit ihren Patienten haben. In den aufeinander aufbauenden Übungsschritten soll zum einen eine lebendige Vorstellung von relevanten Situationsepisoden in ihrem klinischen Alltag hergestellt werden. Typische Problemsituationen sollen über Imagination und Rollenspiel und über Situationsanalysen in ihrer Struktur transparent werden. Anschließend sollen erwünschte Veränderungen dieser Episoden über prospektive Rollenspiele erlebbar werden. Hierbei sollen die Teilnehmer auf der einen Seite emotional involviert typische Problem- und alternative Zielsituationen erleben. In einem dialektischen Ausgleich sollen sie sich aber auch mithilfe von Situationsanalysen und Achtsamkeitsübungen hinreichend vom spontanen Erleben distanzieren und rational orientieren können.

Neben der Bearbeitung von diagnostischen und planerischen Aspekten zielt diese Übungsfolge darauf ab, die Teilnehmer zwanglos mit zentralen kognitiven und erlebnisorientierten Techniken vertraut zu machen: Situationsanalyse und diszipliniertes Persönliches Einbringen (McCullough, 2007), »Detached mindfulness« (Wells, 2011), Rollenspiel (Ayllon & Cole, 2008) und Imaginationstechniken (Kirn et al., 2013).

**Setting/Zeit:** Auch für diesen Übungsabschnitt sollte ein ganzer Selbsterfahrungstag zur Verfügung stehen.

**Beispiel**

**Neuverfilmung: Problematischer Ablauf**

- **Zeitabschnitt:** Anfang: Erneute Patientenverspätung, aufwendige Entschuldigungsversuche
  Verlaufspunkte: Gereizte Begrüßung/Belehrung/Verstimmung
  Ende: Patient beklagt Unverständnis, kaum Mitarbeit
- **Drei Gedanken:** (1) »Sicherlich ist ihm anderes wichtiger als die Therapie.« (2) »Alles faule Ausreden!« (3) »Das lasse ich mir nicht gefallen!«
- **Handlungen:** Äußerung: »Ich hatte Sie eigentlich schon abgeschrieben.«/Autoritäre Sitzungseröffnung: »Dann zeigen Sie mal Ihre Hausaufgaben.«
  (Kiesler-Kreis-Analyse: Patient zeigt feindselig-unterwürfiges Verhalten – Therapeut reagiert mit feindselig-dominantem Verhalten – Patient antwortet wiederum feindselig)
- **Tatsächliche Konsequenzen:** Ärger/Reaktanz des Patienten/Negatives symmetrisches Aufschaukeln/Beziehungstest nicht bestanden

**Erwünschter Ablauf**

- **Zeitabschnitt:** Anfang: Erneute Patientenverspätung, aufwendige Entschuldigungsversuche
  Verlaufspunkte: Freundliche Begrüßung/Nachfragen/Absprache Tagesordnung
  Ende: Patient thematisiert Pünktlichkeitsproblem
- **Drei Gedanken:** (1) »Achtung – Beziehungstest!« (2) »Und ist er nicht pünktlich, so brauch ich Geduld.« (3) »Gut, wenn's passt, kann ich diese Situation ruhig und freundlich mit ihm bearbeiten!«
- **Handlungen:** Den Patienten freundlich begrüßen/Interessiert nachfragen/Tagesordnung absprechen
  (Kiesler-Kreis-Analyse: Feindselig-unterwürfiges Patientenverhalten – Freundlich-dominante Therapeutenantwort – Freundlich-kooperatives Patientenreaktion)
- **Bewirkte Konsequenzen:** Patient nennt mangelhaftes Zeitmanagement als Anliegen/Beziehungstest bestanden

**SORK-Karte: Vorderseite**

**O**

**Oberpläne als Selbstaussagen**

Wenn ich jemandem helfe, dann verlange ich auch dessen Anerkennung und Mitwirkung.
Wer nicht offen und ehrlich mit mir umgeht, muss mit meiner ausdrücklichen Zurechtweisung rechnen.
Von Patienten erwarte ich Einsatz und Verlässlichkeit, andernfalls gehe ich davon aus, dass sie unmotiviert sind.

| **S**<br>**Situationsbeginn** | **R**<br>**Denk- und Handlungsmuster** | **K**<br>**Konsequenzen** |
|---|---|---|
| Patient verspätet sich erneut und nennt unglaubwürdige Begründungen | »Sicherlich ist ihm anderes wichtiger.« »Alles faule Ausreden!« »Das lasse ich mir nicht gefallen!«<br><br>Gereizte Begrüßung: »Ich hatte Sie eigentlich schon abgeschrieben.« Autoritäres Fordern: »Dann zeigen Sie mal Ihre Hausaufgaben.« | Ärger, Reaktanz des Patienten, feindselige Aufschaukelung der Interaktion |

Inkongruenzanalyse
Frage: Ist die Situation, so wie ich mir das gewünscht habe?
Antwort: Nein, die Sitzung endete in einem gegenseitigen feindseligen Aufschaukeln.

Erwünschte Konsequenzen entwerfen
Frage: Wie wünsche ich mir eigentlich, dass die Situation ausgehen sollte?
Antwort: Dass der Patient in der Sitzung erfolgreich relevante eigene Anliegen bearbeitet hat.

Selbstmodifikationsplanung
Frage: Mithilfe welcher Gedanken und Handlungen kann ich die erwünschten Konsequenzen bewirken?
Antwort: Auf das passiv-aggressive Interaktionsverhalten des Patienten sollte ich freundlich-dominant antworten.

**SORK-Karte: Rückseite (Ziel-Variante)**

**O**

**Oberpläne**

»Wenn ich jemandem helfe, dann tue ich das freiwillig und ohne etwas zurück zu fordern. Wer sich mir gegenüber unoffen und manipulativ verhält, den spreche ich dazu offen und ohne Feindseligkeit an.«

Es ist Teil meiner Therapeutenaufgabe, Patienten zu einer konstruktiven Mitarbeit zu motivieren.

| S<br>Situationsbeginn | R<br>Denk- und Handlungsmuster | K<br>Konsequenzen |
|---|---|---|
| Patient verspätet sich und nennt unglaubwürdige Begründungen | »Achtung – Beziehungstest!« »Und ist er nicht pünktlich, so brauch` ich Geduld.« »Warte ab, womit er heute beginnt.« Den Patienten freundlich begrüßen und ihn zuerst danach fragen, was er heute in die Sitzung einbringen will. | Patient bringt selbst seine häufigen Probleme mit dem eigenen Zeitmanagement als Anliegen ein. |

**WERK-Durchführung der Übung »Neuverfilmung«**

**W**eg durch die Übung (Instruktion):

(1) Situation auswählen: »Inzwischen konnte jeder von Ihnen eigene Selbstanteile eingrenzen, die sich für eine Selbstmodifikation anbieten und Situationen entdecken, in denen es zu Aktualisierungen kam. Bitte wählen Sie nun typische Problemsituationen aus, die für den Selbstanteil stehen, der im Mittelpunkt Ihres Selbstmodifikationsanliegens steht.«

(2) Losgelöste Achtsamkeit: »Am besten, Sie lassen diese Situation zunächst vor Ihrem geistigen Auge entstehen: Wo befinden Sie sich in dieser Situation? Sind Sie alleine dort, oder sind auch andere Personen anwesend? Was sehen Sie, wenn Sie sich in dieser Situation umschauen? Was hören Sie dort? Was spüren Sie – welche Temperaturen herrschen, können Sie dort etwas riechen, berühren? Welche Stimmung, welche Gefühle empfinden Sie? Welche Gedanken gehen Ihnen durch den Kopf? Was tun oder sagen Sie – wie verhalten sich die anderen? Bitte schauen Sie dem äußeren Verlauf der Situation zu, als wenn Sie auf einen Bildschirm einen Film verfolgen. Und auch Ihre inneren Ereignisse, Gedanken, Gefühle. Körperreaktionen, Handlungsimpulse beobachten Sie aus einer achtsamen Perspektive – ohne sie zu bewerten oder zu beeinflussen. Wenn dennoch bewertende Gedanken kommen, markieren Sie diese mit einem »Da ist …« und lassen Sie sie auf natürliche Weise vorüberziehen. Schauen Sie, wann und womit diese Situationsepisode begonnen hat, wann sie endete und welche Ereignisse während ihres Verlaufs für Sie bedeutsam waren. – Machen Sie nun sich drei Gedanken bewusst, mit denen Sie die Situation während ihres Verlaufes interpretiert haben. – Grenzen Sie jetzt noch einmal ein, was genau

Sie in der Situation gesagt und getan haben. Und nun beantworten Sie sich folgende Fragen zu den Konsequenzen: Wie ging die Situation für Sie aus? – Wie hätten Sie sich gewünscht, dass die Situation für Sie ausgeht? – Haben Sie erreicht, was Sie sich gewünscht haben? Wenn nein, welche Gedanken und Handlungen wären erforderlich gewesen, um den von Ihnen gewünschten Ausgang der Situation zu erreichen? Was hat Sie daran gehindert, so zu denken und zu handeln?«

(3) Bühne einrichten/Rollenspiel starten: »Nun ist die Bühne frei für die Inszenierung dieser Situation als Rollenspiel. Zunächst inszenieren Sie bitte die Situation (noch einmal) so, wie sie zunächst für Sie ungünstig verlaufen ist. Anschließend kümmern wir uns dann um eine Neuverfilmung, die zu einem besseren Ausgang führt. Wählen Sie aus Ihrer Gruppe Personen aus, die dabei eine Rolle spielen sollen. Richten Sie die Bühne so ein, dass die in etwa den Ort wiedergibt, an dem diese Episode tatsächlich geschehen ist. – Und nun stellen Sie sich doppelnd hinter die einzelnen Mitspieler und führen die in ihre Rollen ein. Sie selbst spielen nicht mit, sondern konzentrieren sich gleich ganz auf Ihre Rolle als Regisseur. Teilen Sie der Schauspielertruppe mit, wie die Szene aufgebaut ist, die sie spielen sollen. Und dann schauen Sie sich das Geschehen an. Ihre Aufgabe besteht jetzt nur noch darin, wie ein guter Regisseur die Szene ins Laufen zu bringen und dann nur noch unbedingt nötige Korrekturen anzubringen, damit alle ihre Rolle richtig verstehen. Auf geht's!« (Zusatzinstruktion: »Stellen Sie sich bitte hinter diese Person, die da gerade solche Schwierigkeiten macht und sprechen Sie aus, was diese gerade denkt und fühlt.«)

(4) Situationsanalyse/Neuverfilmung: »Was haben Sie dabei erlebt, als Sie die Szene und vor allem deren Ausgang beobachtet haben? Wie würden Sie sich wünschen, sollte die Situation eigentlich ausgehen? Welche Gedanken und Handlungen wären von Ihrer Seite aus erforderlich? Bitte instruieren Sie die Person, die Sie selbst verkörpert, was sie denken und tun sollte. Jetzt instruieren Sie als Regisseur die Schauspieler, wie die die Szene bei der Neuverfilmung spielen sollen. Am wichtigsten ist natürlich, wie sich Ihr Protagonist, also Sie selbst, sich verhält. Führen Sie vielleicht auch vor, wie sich das anhört und wie das erwünschte Verhalten aussehen soll.«

(5) Nachbearbeitung: »Und jetzt nach dem Abschluss des Rollenspiels, fassen Sie bitte zusammen, was Sie bei der Neuverfilmung wichtig fanden. Worin lag der Wendepunkt, welche Ihrer Gedanken, welche Ihrer Handlungen spielten in der Neuverfilmung eine besondere Rolle, hatten eine besondere Wirkung auf den Verlauf der Szene? Welche Eindrücke, welche Ideen nehmen Sie sich mit? (Mitnahmebotschaft) Was nehmen Sie sich weiter vor als Überlegungen, Planungen von Verhaltensexperimenten, Übungen …?«

▶

**E**rlebnisaktivierung:
Durch den Einsatz von Imagination und Rollenspiel wird beim Regie führenden Teilnehmer für Erlebnisaktivierung gesorgt, die erneute Verwendung von Situationsanalysen und einer kognitiven Nachbearbeitung stellt eine ausbalancierte Erlebnisverarbeitung sicher.

**R**eflexion:
Die analysierten Problem- und Alternativsequenzen werden in das SORK-Übersichtsblatt eingetragen (siehe Vignette »Beispiel für ein Neuverfilmungsskript«).

**K**onsequenzen:
Aus den in den Sitzungen und über Hausaufgaben erarbeiteten SORK-Muster (und deren Eintragung in die individuellen SORK-Listen) kristallisiert sich für jeden Teilnehmer immer deutlicher ein relevantes Selbstmodifikationsthema heraus. Nachdem nun auf der Situationsebene Problem- und Zielabläufe aktiviert und analysiert worden sind, wird in den folgenden Konferenzübungen noch einmal auf der Ebene der motivationalen Schemata (Oberpläne) exploriert und experimentiert, bevor abschließend das Selbstmodifikationsprojekt formell festgelegt und konzeptualisiert wird (»Bericht an den Gutachter«).

## 6.4 Konferenzübungen

Bei Konferenzübungen handelt es sich um eine Gruppe von Übungen, bei denen3 die Teilnehmer kreativ mit verschiedenen vorher identifizierten Selbstanteilen bzw. Schemata (s. Modul »Absprechen«) experimentieren und diese explorieren. Aus unterschiedlichen Perspektiven wird nach angemessenen Selbstmodifikationszielen und -wegen Ausschau gehalten. Eine Konferenz der Oberpläne wird dazu mit Teilnehmern besetzt, die offensiv-wehrhafte und defensiv-vermeidende Grundhaltungen repräsentieren. Es folgt ein Gespräch zwischen Ressourcen- und Risikoanteilen, bevor in einem Rollenspiel aus den Perspektiven der Ideal-, Problem- und Real-Selbstrepräsentationen nach passenden Selbstmodifikationszielen Ausschau halten.

### Übung 9.1: Die Konferenz der Oberpläne

**WERK-Durchführung der Übung »Die Konferenz der Oberpläne«**
**W**eg durch die Übung (Instruktion):
**Anliegen/Ziele auswählen.** Mithilfe vorangegangener SE-Übungen hatte der Teilnehmer seine persönlichen SE-Anliegen identifiziert, aus denen er eines für diese Übung zur Bearbeitung auswählt (z. B. »meine Neigung, in beruflichen und privaten Interaktionen egozentrisch und aktionistisch Misserfolge verhindern zu wollen«). Diesem Problemanliegen wurde außerdem eine Entwicklungsaufgabe ►

zugeordnet (»meine therapeutische Rolle mit gelassener Neutralität und konsequenter Abstinenz ausüben können sowie mit gut dosierter Direktivität meinen Patienten ein eigenverantwortliches Problemlösen ermöglichen – aber auch abverlangen«) und mit teilschrittigen Selbstmodifikationszielen verknüpft (z. B. »Momente des aufkommenden Aktionismus erkennen und unterbrechen, einen achtsamen Zwischenschritt einfügen, um dann in empathischem Kontakt zu meinen Patienten die gebotenen Interventionen durchzuführen«).

*Den Konferenzteilnehmern Rollen zuweisen*:

- **Rolle A:** »Du bist meine offensiv-wehrhafte Seite. Aufgaben gehst du ziel- und handlungsorientiert an und verhältst dich dabei gegenüber den anderen freundlich und soweit wie möglich auch kooperativ. Mit Barrieren setzt du dich offensiv-wehrhaft auseinander, und in Konflikten mit anderen verhältst du dich freundlich-dominant.«
- **Rolle B:** »Du bist meine gelassene und positiv gestimmte Seite und bist mit dem Bewusstsein einer offensiv-wehrhaften Handlungs- und Beziehungskompetenz grundsätzlich optimistisch gestimmt.«
- **Rolle C:** »Du bist meine defensiv-wehrlose Seite, die Auseinandersetzungen eher vermeidet und sich in Auseinandersetzungen mit anderen eher fügt oder eine gereizt unterordnende Haltung einnimmt.«
- **Rolle D:** »Du bist meine angespannt-missgestimmte Seite, die wachsam zu beunruhigten Orientierungsreaktionen neigt und sorgenvoll zu belasteter Stimmung neigt.«

Diese Rollen werden vom Teilnehmer an Mitglieder seiner SE-Gruppe vergeben (zunächst teilt er Zettel an diese aus, auf denen die jeweils zugewiesene Rolle vermerkt ist). Dann platziert er als Vorbereitung auf die geplante Konferenz die Rollenspieler auf bestimmte Positionen im Raum (Stühle oder Standorte), von denen aus sie in der anstehenden Konferenz operieren sollen. Anschließend stellt er sich doppelnd hinter jede Person, legt eine Hand auf deren Schulter und gibt seine allgemeine Instruktion (s. o.: »Du bist …«). Die Einführung in die jeweilige Rolle wird für jeden Spieler lebendig damit abgeschlossen, dass der Rollenverteiler ihm in passendem mimisch-gestischem Ausdruck eine charakterisierende Selbstaussage eingibt (z. B. für die offensiv-wehrhafte Seite: »Ich kann gut auf andere zugehen und sie aktiv unterstützen.« Für defensiv-vermeidende Seite: »Wenn ich anderen nicht schnell und wirksam helfe, werden die mich links liegen lassen.«) und ihn diese Äußerung expressiv nachsprechen lässt.

**Der Konferenz einen Auftrag erteilen.** Die »Konferenz der Selbstanteile« wird vom Protagonisten in Gang gesetzt, indem er seinen Auftrag an diese richtet (z. B. »Setzt euch bitte darüber auseinander, welchen Weg ich verfolgen soll, wenn ich meine Neigung zu unorganisiertem Aktionismus umstelle und dabei auch meine Empathie- und Selbstfürsorgeprobleme in den Griff bekommen will.«). Um die anderen Teilnehmer in das Selbstmodifikationsanliegen einzuführen, stellt der Teilnehmer sein SORK-Arbeitsblatt (6.6) mit kritischen Situationsabläufen samt Oberplänen ▶

vor. Teilnehmer der SE-Gruppe, die keine der vier Rollen in der Konferenz zugeteilt bekommen haben, werden als Konferenzbeobachter eingesetzt. Sie erhalten die Aufgabe, den Rollenspielern in Rückmeldeunterbrechungen Eindrücke zu deren Interaktionsgestaltung zu schildern (s. Kiesler-Kreislaufmodell, Abb. 3.1) und steuernde Regieanleitungen einzubringen (»Hallo, ängstlich-vermeidender Teil, lasse mal die offensive Seite zu Ende reden und falle mit deinen Sorgen nicht gleich über sie her.«)

**Die Konferenz arbeiten lassen.** Nachdem sichergestellt ist, dass die Konferenzteilnehmer ihre Rollen verstanden und diese über das expressive Nachsprechen ihrer Selbstaussage bereitwillig eingenommen haben, legt der Teilnehmer fest, wer die Konferenz starten soll (z. B. »Meistens meldet sich meine ängstlich-angespannte Seite zuerst«). Anschließend zieht er sich zurück, um den Prozess selbst aktiv zu beobachten. Nur im Falle zu starker Gefühlsreaktionen oder bei deutlichen Fehlentwicklungen des Konferenzablaufs greift der Selbsterfahrungsleiter schützend oder steuernd ein. Ansonsten verfolgt er den Ablauf aus einem beobachtenden Abstand und macht sich Notizen für spätere Rückmeldungen. Eine weitere Möglichkeit bei der Durchführung der Konferenz besteht darin, dass der Teilnehmer zwischendurch selbst Fragen oder Aufträge an seine Konferenz oder an einzelne Rollenspieler richtet (»z. B. »Was bräuchtet ihr, um weniger feindselig miteinander umzugehen?« oder »Am besten wäre, wenn jetzt mal nur die gelassene Seite mit der angespannt-gequälten Seite reden würde und die anderen dabei zur Seite gehen.«)

**Cognition/Choose your homework.** Die Konferenz wird dann beendet, wenn der Protagonist dies wünscht (weil er hinreichend Anregungen erhalten hat) oder nach Ablauf einer verabredeten Zeit. Es folgt die persönliche Rückmeldung des Protagonisten zu seinen Empfindungen und Gedanken während der Übung. Nach Abschluss der Bearbeitungsphase der Übung formuliert er seine Mitnahmebotschaft (»Welche Gefühle, Gedanken, Bilder … ich mitnehme.«) und seine Selbstvornahme bzw. -verpflichtung (»Was ich mir vornehme als weitere Überlegungen, Beobachtungen, Verhaltensexperimente, Übungen …«)

**E**rlebnisaspekte (aktivierte Emotionen):
Indem der Teilnehmer – bezogen auf sein persönliches Entwicklungsthema – aus der Halbdistanz erlebt, wie verschiedene motivationale Selbstanteile miteinander interagieren, entwickelt er Mitgefühl für seine inneren Prozesse. Durch die angeleitete Übung kann es bei allen Beteiligten zu einer experimentellen Neuausrichtung von Involvieren (Mitfühlen/Empathie) und Distanzieren (Beobachten/Regulieren) kommen (vgl. Abb. 5.1).

**R**eflektieren (Bearbeiten):
Durch die von den Rollenspielern und den Beobachtern eingebrachten Impulse betrachtet der Teilnehmer sein Entwicklungsthema aus neuen Perspektiven. Ergänzend zur Übung ließe sich der FAMOS (Fragebogen zur Analyse motivationaler ►

Schemata – Grosse Holtforth & Grawe, 2002) einsetzen und dessen Ergebnisse mit den Übungserfahrungen vergleichen. Außerdem bietet sich für die anderen Gruppenteilnehmern an, miteinander die Bedeutungen ihrer eigenen Erfahrungen bei der Ausübung der zugeteilten Rollen zu erarbeiten.

**K**onsequenzen (Persönliche Entscheidungen ableiten):
Der Teilnehmer leitet eigene Transferideen ab. Wenn während einer SE-Sitzung auf diese Weise alle Teilnehmer Mitnahmebotschaften und Transferplanungen in eigenen Konferenzen erarbeitet haben (pro Teilnehmer ist ca. 1 Stunde erforderlich), bietet sich für die nächste Sitzung (im Rahmen der Bearbeitungsphase) eine Gruppen-Supervision an. Auf dem hier angefügten Supervisionsprotokoll trägt jeder Teilnehmer in Kurzform vor dem nächsten SE-Termin ein,

- was er sich im Anschluss an die letzte SE-Sitzung vorgenommen hat,
- welche Ergebnisse die Realisierung dieser selbst gestellten Aufgabe hatte.
- und welche Anliegen, Ziele, Aufträge (AZA) er zur Supervision mitbringt.

**Setting/Zeit.** Die Zusammenarbeit jedes einzelnen Teilnehmers mit der Gruppe dauert etwa eine Stunde.

### Übung 9.2: Dreimal Selbst

**Kurzbeschreibung.** Jeder Teilnehmer wählt Symbole für sein Ideal-, Problem- und Real-Selbst aus, platziert diese Symbole auf drei verschiedenen Stühlen und wird vom SE-Leiter dabei angeleitet, diese Selbstanteile hinsichtlich deren Bedeutungen zu befragen und sie miteinander ins Gespräch zu bringen. Ansprüche des Ideal-Selbst, Ängste des Problem-Selbst, Kompromisse des Real-Selbst werden personifiziert (»Nimm bitte Platz und identifiziere dich mit diesem Selbstanteil, für den dieses Symbol steht«) und durch ein konstruktives Gespräch geführt.
**Ziele.** Hier sollen Spannungsfelder zwischen verschiedenen Selbstrepräsentationen zu Ressourcen- und Risikoanteilen induziert werden und auf kreative Weise Ideen für persönliche Entwicklungsziele entworfen werden.

*Explorieren/Experimentieren:* Nachdem die vorangegangenen Übungen auf verschiedenen Wegen die Exploration von Ressourcenanteilen und Problemmerkmalen ermöglicht haben, sollen die Teilnehmer nun dazu inspiriert werden, nach relevanten Selbstmodifikationsanliegen Ausschau zu halten. Hierzu wird mit Perspektivenwechseln experimentiert, indem ein prozesshafter Austausch zwischen Ideal-, Problem- und Real-Selbst durchgeführt wird.

**WERK-Durchführung der Übung »Dreimal Selbst«**
**W**eg durch die Übung (Instruktion):
»Bitte richten Sie aus drei Perspektiven einen Blick auf Ihre Person. Dazu wählen Sie zunächst drei Gegenstände aus, die charakteristische Merkmale Ihrer Person symbolisieren:

►

- Ihr Ideal-Selbst, also eine Vorstellung zu Ihrer Person, wie Sie sich die ideal wünschen würden (z. B. ›Eine Partitur des Wagner'schen Rings, den ich genial inszenieren möchte, symbolisiert meine Größenfantasien – als Symbol nehme ich das CD-Cover einer Wagner-Oper‹);
- Ihr Problem-Selbst, also eine Vorstellung zu Ihrer Person, wie die sich extrem mit problematischen Merkmalen zeigt (z. B. ›Ein chaotischer Papierhaufen symbolisiert meine unsägliche Neigung zur Unordnung – als Symbol bringe ich einen entsprechenden Papierhaufen mit‹);
- Ihr Real-Selbst, also eine Vorstellung zu dem Teil Ihrer Person, der im Rahmen seiner Möglichkeiten (ggf. auch Notlösungen) das aktuelles Leben meistert (z. B. ›Ein Terminkalender symbolisiert mein halbwegs organisiertes Chaos – als Symbol dient mir mein realer Terminkalender‹)«.

(Die Auswahl entsprechender Symbolgegenstände kann entweder als Hausaufgabe am Ende der vorangegangenen Selbsterfahrungssitzung verabredet werden oder den Beginn einer Sitzung markieren.)

*An einen einzelnen Teilnehmer gerichtet:* »Platzieren Sie diese drei Gegenstände auf drei verschiedenen Stühlen. – Gut! – Nun stellen Sie sich doppelnd hinter jeden der drei Stühle und äußern sich in freier Rede zu dem Selbstanteil, der da sitzt (z. B. ›Da befindet sich mein großer Lebenstraum, nämlich … Da sitzt meine immer wieder Chaos erzeugende Seite, nämlich … Da sitzt meine Seite, die das Ganze halbwegs regelt, nämlich …‹). Die anderen SE-Teilnehmer hören Ihnen dabei aufmerksam zu und stellen Ihnen anschließend Informationsfragen, um die Bedeutungen dieser Symbole zu verstehen. Bei diesen Fragen verzichten sie gänzlich auf Bewertungen oder Ratschläge. Sie beantworten diese Fragen und werden anschließend von der Gruppe dabei unterstützt, für jeden der drei Selbstanteile jeweils eine Selbstaussage zu formulieren (z. B. ›Ich brauche großartige Auftritte und besonderen Beifall‹ für die narzisstische Ideal-Selbst-Seite. Oder: ›Ich kriege nichts vollständig fertig, weil ich im Chaos versinke‹ für die Problem-Selbst-Unordnungsseite. Oder: ›Nur wenn ich alles sehr genau aufschreibe und mich strikt daran halte, schaffe ich meinen Alltag halbwegs‹ für die kompensatorische Real-Selbst-Seite). Diese drei Sätze werden auf drei Kärtchen geschrieben und über die drei Symbole auf die drei Stühle gelegt. In weiteren Explorationsfragen sorgt die Gruppe dann für eine Personalisierung der Selbstanteile (›Wenn dort auf diesem Stuhl deines Ideal-Selbst eine Person säße, wie sähe die aus, wäre das ein Mann oder eine Frau, jemand bestimmtes oder eine Fantasiefigur, wie würde die dasitzen, in welcher Weise sich mimisch und gestisch äußern? …‹).«

(Der Selbsterfahrungsleiter moderiert den Explorationsprozess durch sparsame Zusammenfassungen und zeitliche Eingrenzungen.)

»Nun verlassen Sie den doppelnden Modus und nehmen auf dem jeweiligen Stuhl Platz, der für einen bestimmten Selbstanteil steht. Setzen Sie sich so hin, wie Sie das eben für diesen Teil beschrieben haben (z. B. ›Nehmen Sie als Vertreter Ihres Problem-Selbst eine schlaffe Haltung ein, bringen Ihre Haare durcheinander und ►

sprechen in wenig geordneter und hastiger Weise.‹). Indem Sie nun Ihre Selbstaussage – so expressiv wie möglich – aussprechen, schlüpfen Sie in diese Rolle, identifizieren sich ganz mit ihr und argumentieren, solange Sie auf diesem Stuhl sitzen, ausschließlich aus dieser Perspektive. Die anderen Gruppenteilnehmer stellen Ihnen bzw. Ihren Selbstanteilen Fragen (z. B. ›Was ist deine Meinung zu den Problemen, die du mit … hast?‹) und geben Ihnen Rückmeldungen (z. B. ›Welche Gefühle du mir spontan bei mir auslöst/Was ich tun oder sagen müsste, damit du dich besonders gut verstanden und behandelt fühlst/Was ich tun oder sagen müsste, um dich besonders zu kränken …‹). Sie bringen die drei Selbstanteile in ein klärendes Gespräch (›An das Problem-Selbst: Wende dich direkt an dein Ideal-Selbst und ergänze mal folgende Sätze: Mein Problem mit dir ist …/Mein Problem mit mir ist …/Was ich mir von dir wünsche …/Was ich mir von mir selbst wünsche …‹).«

Den Abschluss dieser Übung bildet die Formulierung einer Mitnahmebotschaft durch den Protagonisten (»Welche Gefühle, Informationen, Fragen ich mitnehme«).

Für jeden Teilnehmer wird ein bestimmtes Zeitbudget zur Verfügung gestellt. Der Selbsterfahrungsleiter sorgt dafür, dass die einzelnen Arbeitsschritte – also: Freie Darstellung der Symbole/Befragung durch die Gruppe/Selbstaussagen ableiten/Konferenz der Selbstanteile/Rückmeldungen zu emotionalen Reaktionen – realisiert werden.

**E**rlebnisaspekte (Emotionsaktivierung):
Einerseits induziert diese Übung Gefühlsreaktionen (z. B. durch das analoge Abbilden der Selbstanteile, die persönlichen Rückmeldungen der anderen Teilnehmer und die lebendige intrapsychische Auseinandersetzung der Selbstanteile), andererseits wird immer wieder eine achtsame Distanz zu den innerpsychischen Prozessen hergestellt und die Rückmeldungen der *significant others* berücksichtigt.

**R**eflexionen (Bearbeitung):
Indem die Selbstanteile so lebendig repräsentiert werden und in einen Diskussionsprozess geführt werden, können die Teilnehmer einen bewussten Blick auf ihre adaptiven und maladaptiven Schemata richten. Sehr bereichernd wirken hier die. Rückmeldungen und Hilfestellungen der anderen Gruppenmitglieder und des SE-Leiters, wodurch sich dem jeweiligen Teilnehmer immer wieder neue Perspektiven eröffnen.

**K**onsequenzen (Volitionsbildung):
Aus der Bearbeitung der Übungserfahrungen lassen sich im Sinne des SORK-Schemas von den identifizierten »O-je-Schemata« alternative »O-ja-Perspektiven« ableiten bzw. in operationalisierter Form Zielerreichungsskalen konstruieren.

**Setting/Zeit.** Pro Teilnehmer in der Dyade etwa eine halbe Stunde.

### Übung 10.1: Der Schritt über den Rubikon

**Beschreibung der Übung.** Indem die Teilnehmer bisher mithilfe erlebnisaktivierender und kognitiv strukturierender Übungen zahlreiche Blicke auf Aspekte ihres Selbst gerichtet haben, soll nunmehr der Abwägeprozess zur verbindlichen Wahl eines Selbstmodifikationsprojektes abgeschlossen werden. Als Hilfsmittel dienen zum einen das sukzessive weiter entwickelte SORK-Übersichtsmodell als auch ergänzende Fragebögen. Vergleichbar mit der Nutzung testdiagnostischer Instrumente im klinischen Kontext werden die bereits vorliegenden individuellen Explorationsergebnisse einer Konsistenzprüfung unterzogen und hierzu mit den Ergebnissen aus standardisierten Fragebögen und Tests verglichen. Ergänzend zum o. g. Vorgehen der »Lebenslinie« verwendet werden der FAMOS (Fragebogen Motivationaler Schemata – Grosse Holtforth & Grawe, 2002) sowie die Youngschen Schemafragebögen (siehe z. B. www.schematherapie-roediger.de, Stand: 05.03.2013). Weitere Orientierungsdaten zu Persönlichkeitstypen bietet auch ein Fragebogen von Oldham & Morris (2007) oder das PSSI (Persönlichkeits- und Störungsinventar – Kuhl & Kazen, 1997). Mithilfe der Fragebogenergebnisse lassen sich die vorher erarbeiteten individualisierten Abbildungen sinnvoll objektivieren.

Nach der Gesamtsichtung der mittlerweile vorliegenden umfangreichen Explorationsdaten bestimmen die Teilnehmer zusammen mit ihrem Intervisionspartner das Selbstmodifikationsthema. Kommen mehrere Themen in Frage, wird zunächst nach Überschneidungen geschaut und die Möglichkeit von Zusammenfassungen geprüft. Entsprechend dem Handlungsphasenmodell von Heckhausen (in Grawe, 2000) wird bei mehreren in Frage kommenden Themen eine Abwägephase mit Pro-, Kontra-, Kosten-, Nutzen-Gegenüberstellungen und Zielvisualisierungen durchgeführt. Am Ende wird das beschlossene Selbstmodifikationsthema als Überschrift verfasst, die dem anschließend zu verfertigenden Bericht an den Gutachter vorangestellt wird.

**Ziele, Techniken, Haltungen.** Die Diagnostik von Klinikern entspricht einem Sowohl-als-auch von qualitativen, Beobachtungs- und testdiagnostischen Daten. In diesem Sinne bietet sich auch in der quasitherapeutischen Selbsterfahrung (in dezentem Ausmaß) die ergänzende Verwendung entsprechender Test- und Fragebogeninstrumente an. Nach solchen rationalen Vorbereitungen entspricht der Abschluss der Volitionsbildung dann allerdings einem emotional unterlegtem Entscheidungsschritt (»alea iacta est«), für den sich durchaus symbolische oder ritualisierte Formen anbieten (feierliche Verkündung vor der Gruppe, kalligraphisches Gestalten der Überschrift über dem Bericht an den Gutachter o. ä.)

**Setting/Zeit.** Diese Übung wird in der Intervisionsdyade ohne festes Zeitbudget bearbeitet.

### Übung 10.2: Selbstmodifikationsplanung: Bericht an den Gutachter

**Beschreibung der Übung.** Um die IDEE einer quasitherapeutischen Selbsterfahrung weiter zu verfolgen, schließt der klärende Anfangsabschnitt mit der individuellen Konzeptualisierung des anstehenden Veränderungsprozesses ab. Nachdem die Teilnehmer bisher ihre persönlichen Stärken und Schwächen exploriert haben und sich anschließend für persönliche Selbstmodifikationsziele entschieden haben, planen sie (im Rahmen des verhaltenstherapeutischen Rationals) das weitere Vorgehen für die anstehende Bearbeitungsphase.

Analog zu einer Richtlinien-Verhaltenstherapie, bei der zum Abschluss der Probatorik und vor Beginn der Interventionsphase ein Bericht mit den erforderlichen diagnostischen und konzeptionellen Angaben verfasst wird, erarbeiten die Selbsterfahrungsteilnehmer ebenfalls vor Beginn der Bearbeitungsphase einen entsprechenden Text. Dabei werden die Ergebnisse der Anfangsphase so verfasst, dass sie einem außenstehenden Experten, dem »Gutachter«, die Notwendigkeit und Zweckmäßigkeit der geplanten Maßnahmen erkennbar macht. Hier wird eine enge Analogie zum Vorgehen von Therapeuten bei einer verhaltenstherapeutischen Krankenbehandlung deutlich. Die in der folgenden Liste aufgeführten Fragen zum Verfassen des Berichtes an den Gutachter sind dem nichtklinischen Kontext angepasst, sollen aber den quasitherapeutischen Charakter der Selbsterfahrung widerspiegeln. Der Aufbau des »Berichtes an den Gutachter« ist als Therapieplanung in schriftlicher Form in drei Abschnitte unterteilt: Zunächst charakterisiert jeder Teilnehmer in der Rolle des Quasitherapeuten die Person seines Intervisionspartners, dem Quasi-Patienten. Dazu beschreibt er zunächst dessen Selbstmodifikationsanliegen (Berichtspunkte: 1. Spontane Schilderung persönlicher Anpassungsaufgaben im Beruf, 2. Aus der Lebensgeschichte abgeleitete (berufsrelevante) Reaktionsbereitschaften, 3. Psychischer Befund mit der Charakterisierung des persönlichen Interaktionsstils im Selbsterfahrungskontext, einem Abgleich mit psychopathologischen Merkmalen und der Darstellung relevanter Testbefunde), dann folgt eine Problemanalyse (4. Somatischer Befund zu berufsrelevanten körperlichen Bedingungen, 5. Verhaltensanalyse mit einer Beschreibung und Erklärung der eingegrenzten Anpassungsaufgaben, 6. Bezug der beschriebenen und erklärten Problembereiche zu den Diagnoseklassifikationen der ICD, des DSM), und schließlich wird der geplante Veränderungsprozesses konzipiert (7. Ziele der Selbstmodifikation, 8. Konzeptualisierung der Zielrealisierung).

Jeder Teilnehmer verfasst zum geplanten Selbstmodifikationsprojekt seines Intervisionspartners einen Bericht. Hierzu befragen sich die beiden Intervisionspartner gegenseitig entlang dem angefügten Fragenleitfaden, heben so ihr Erfahrungswissen aus den bisherigen explorierenden und experimentierenden Übungen und schaffen durch die geordneten Formulierungen eine kognitive Orientierung für die anstehende Bearbeitungsphase.

**Ziele, Techniken, Haltungen.** Die Planung der Selbstmodifikation in schriftlicher Form wird als kognitive Repräsentation des Selbstmodifikationsvorhabens den ansonsten vorwiegend erlebnisorientierten Übungen an die Seite gestellt. Außerdem trägt die Übung dazu bei, dass die Teilnehmer später gekonnt ihre Berichte an den Gutachter verfassen können. Für den Umgang mit den Planungsinstrumenten gilt das gleiche wie für die Selbstanwendung von therapeutischen Interventionstechniken: Indem die Teilnehmer diese kognitiv durchdringen und sich dabei selbstwirksam erleben, kommt es zu einer Passung von Person und Profession. Gerade bei der Erstellung von

Berichten an den Gutachter haben Therapeuten in der Alltagspraxis häufig erhebliche persönliche Schwierigkeiten (s. Ubben, 2013). Sie lehnen diese fremdbestimmte Aufgabe ab, leiden unter Prokrastinationsproblemen, und es fällt ihnen schwer, ihre Behandlungskonzeptionen hinreichend zu individualisieren. Entsprechend gilt es auch bei dieser Standardaufgabe, Verhalten und Haltungen zu professionalisieren.

**Fragencheckliste zum Verfassen der Selbstmodifikationskonzeption**

*Personbedingungen*

(1) Spontane Problemschilderung
   a) Welche Person begegnet mir da?
   b) Welche Problematik schildert sie als persönliches Anliegen für die Selbstmodifikation?
   c) Welche Ziele hat sie zu Beginn an die Selbstmodifikation herangetragen?

(2) Lebensgeschichtliche Schemaentwicklung und Problembeginn
   a) Durch welche prägenden Beziehungserfahrungen und Lebensereignisse wurden in welcher Weise die Grundbedürfnisse der Person berührt …
   b) … und resultierten welche (beruflich relevanten) Reaktionsbereitschaften (Bewältigungs- und Beziehungsstil, Oberpläne, Grundannahmen) …
   c) … mit welchen Ressourcen- und Problemanteilen?

(3) Psychischer Befund
   a) Wie interagiert die Person im Selbsterfahrungskontext?
   b) Zeigen sich Akzentuierungen im Sinne der klinischen Persönlichkeitstypen?
   c) Liegen testdiagnostische Befunde vor?

*Problemanalyse*

(4) Somatischer Befund
   ► Liegen für die Selbstmodifikationsplanung relevante Organismusbedingungen vor?

(5) Verhaltensanalyse
   a) Phänomenologie: Wie äußert sich das Selbstmodifikationsthema auf den verschiedenen Rektionsebenen?
   b) Aufrechterhaltungskontingenzen: Welche S-R– und welche R-K–Kontingenzen wirken als Aufrechterhaltungsbedingungen der oben beschriebenen Problematik?
   c) Aufrechterhaltende Schemakonsistenzen: Welche Schemata, welche systemischen Bedingungen werden durch das Problemverhalten geschützt?

(6) Diagnose
   ► Mit welchen Diagnoseklassen der ICD-10 bzw. des DSM IV korrespondiert die eingegrenzte Anpassungsproblematik?

*Veränderungsplanung*

   a) Selbstmodifikationsziele
      – Prozessziele: Welche interaktionellen und motivationalen Bedingungen sind im Beziehungs- und Arbeitsprozess der Selbstmodifikation bei der ►

Person herzustellen bzw. zu modifizieren, um die im Folgenden aufgeführten Ergebnisziele erarbeiten zu können?

b) Ergebnisziele: Welche individualisierten und operationalisierten (und evaluierbaren) Ergebnisse werden in der geplanten Selbstmodifikation angezielt? (SORK-Alternativen)
   - Abbau dysfunktionaler Reaktionsmuster, Aufbau erwünschter Reaktionsmuster
   - Angezielte Modifikationen von Stimulus- und Konsequenzbedingungen
   - Angestrebte Modifikation maladaptiver Schemata bzw. dysfunktionaler systemischer Bedingungen

(7) Prognose: Welche prognostisch positiven bzw. einschränkenden Bedingungen liegen vor? (z. B. Umstellungsfähigkeit, Mitarbeit, systemische Freiheitsgrade)

(8) Selbstmodifikationsplanung
   a) Prozessplanung: In welcher komplementären Weise lassen sich die Beziehungsbedürfnisse der Person befriedigen? In welcher konfrontierenden bzw. anfordernden Weise sollte sie im Verlauf der Bearbeitungsphase angesprochen werden? (Balance: Versorgen – Anfordern)
   b) Methodenplanung: Welche indizierten Interventionen werden den aufgeführten Selbstmodifikationszielen zugeordnet?
      - Zielführende Standardtechniken
      - Anlehnung an nutzbare Leitlinien bzw. evidenzbasierte Manuale
      - Neukonstruktionen

**Gutachterliche Stellungnahme.** Als »Gutachter« bestellt werden anschließend die beiden Teilnehmer einer anderen Intervisionsdyade. Die fertig gestellten Berichte werden ausgetauscht (»Du bist mein, ich bin dein Gutachter«), und in einer gemeinsamen Konferenz unterstützen sich die Teilnehmer gegenseitig mit Kommentaren und Empfehlungen dabei, ihren roten Faden für die Selbstmodifikation vorzubereiten.

Die Kommunikation mit dem Gutachter ist ein (oft unnötig gefürchteter) Bestandteil des beruflichen Alltags von Psychotherapeuten. Der Gutachter übernimmt im Auftrag der Krankenkasse die Aufgabe, anhand des jeweils vorliegenden Berichtes die Notwendigkeit, Zweckmäßigkeit und Wirtschaftlichkeit einer beantragten Psychotherapie zu beurteilen und im positiven Fall eine Kostenübernahme zu empfehlen. Natürlich handelt es sich bei den hier konzipierten Selbstmodifikationsprojekten nicht um verhaltenstherapeutische Krankenbehandlungen, allerdings lassen sich hinreichend relevante Überschneidungen konstatieren: Auch bei der Selbstmodifikationsplanung handelt es sich um die diagnostisch hinreichend begründete Konzeptualisierung eines verhaltenstherapeutischen Veränderungsprozesses, es werden also zum guten Teil ähnliche bis identische diagnostische, methodische und interaktionelle Interventionen verwendet. Indem die Teilnehmer ebenfalls die gutachterliche Haltung des fachlich beurteilenden Experten einnehmen, geben sie sich aus einer gebotenen Distanz gegenseitig Rückmeldungen zur Zweckmäßigkeit ihrer Selbstmodifikationsplanungen. Bei festgestellten Kritikpunkten formulieren sie hilfreiche Nachbesserungsaufforderungen, bis sie letztlich symbolisch eine formelle Befürwortung des geplanten verhaltenstherapeutischen Arbeitsprojektes aussprechen.

Nachdem die Berichte zur Selbstmodifikationsplanung von den Intervisionspartnern verfasst worden sind, werden sie von den Teilnehmern einer anderen Intervisionsdyade gegengelesen, bewertet und in einer gemeinsamen Konferenz nachbesprochen. Als Rating-Instrument dient die folgende Checkliste auf Arbeitsblatt 6.9.

**Arbeitsblatt 6.9** **Checkliste zum Berichtstext** (S. 1/2)

Zu (1):

a) Werden äußerer Eindruck und Problem-Anliegen der Person nachvollziehbar skizziert (ggf. Anliegen in direkter Rede)
b) Ist deutlich, welche Selbstmodifikationsergebnisse und welche Hilfestellungen die Person zu Beginn des Selbstmodifikationsprozesses erwartet? (Ziele/Auftrag)
c) Wird erkennbar, dass die eingegrenzte Problematik in relevantem Ausmaß die Professionalität der Person einschränkt?

Zu (2):

a) Werden zentrale Prägungserfahrungen der Person skizziert?
b) Ist erkennbar, welche Prädispositionen (Bewältigungs-, Beziehungsstil/Oberpläne/Grundannahmen) lerngeschichtlich daraus resultieren und die Bewältigung der gegenwärtigen beruflichen Aufgaben als Ressourcen unterstützen bzw. als Risikoanteile einschränken?
c) Kann die Person berufsbezogen die eigenen Entwicklungsaufgaben eingrenzen?

Zu (3):

a) Wird das Interaktionsverhalten der Person in der Intervisionsdyade und in der Selbsterfahrungsgruppe nachvollziehbar charakterisiert? (siehe Kiesler-Kreismodell)
b) Werden Akzentuierungen des Persönlichkeitsstils (bezogen auf die klinischen Persönlichkeitstypen) benannt?

Zu (4):

- Ist benannt worden, ob körperliche Bedingungen gegeben sind, die einen Einfluss auf die Berufsausübung haben und bei der Planung zu berücksichtigen sind?

Zu (5):

- Sind hinsichtlich des Selbstmodifikationsthemas die maladaptiven Reaktionsmuster der Person hinreichend differenziert auf den verschiedenen Ebenen beschrieben?
- Werden im Rahmen der funktionalen Verhaltensanalyse die operanten Aufrechterhaltungsbedingungen der oben beschriebenen dysfunktionalen Reaktionsmuster erkennbar? (Regelhaft vorausgehende Trigger und nachfolgende Verstärkungsbedingungen, Teufelskreise)
- Wird deutlich, welche (unter Punkt 2 benannten) Schemata der Person deren Reaktionsmuster begünstigen bzw. in welcher Weise diese durch die Reaktionsweisen geschützt und aufrechterhalten werden?

Zu (6):

- Wird erkennbar, mit welchen Störungen bzw. ICD-10-/DSM-IV-Kodierungen die beschriebenen und erklärten Problemmuster korrespondieren?



**Arbeitsblatt 6.9** **Checkliste zum Berichtstext** (S. 2/2)

Zu (7):

- Prozessziele: Sind motivationale Bedingungen (Anliegen, Selbstöffnung, Mitarbeit, Umstellungsfähigkeit) und interaktionelle Voraussetzungen (komplementäre bzw. konfrontierende Beziehungsgestaltung) genannt worden, die bei der Person hergestellt werden sollten, um einen konstruktiven Arbeitsprozess zu ermöglichen?
- Wurde transparent herausgearbeitet, welche individualisierten und hinreichend operationalisierten (evaluierbaren) Ergebnisse die Selbstmodifikation erzielen soll?
  - Abbau unerwünschter/Aufbau erwünschter Reaktionsmuster
  - Alternative Stimulus- und Konsequenzenbedingungen, Umstellung dysfunktionaler Grundannahmen (deskriptive Schemata) und Oberpläne (motivationale Schemata)
  - Werden sowohl prognostisch positive als auch einschränkende Bedingungen genannt hinsichtlich der Erreichung der o. g. Selbstmodifikationsziele?

Zu (8):

- Erscheint die abgeleitete Bearbeitungskonzeption angemessen, um die oben genannten Prozess- und Ergebnisziele zu erreichen?

# 7 Übungen der Bearbeitungsphase

Die Bearbeitungsphase im Selbsterfahrungscurriculum entspricht der Interventionsphase der Verhaltenstherapie. Die Teilnehmer realisieren ihre in der Anfangsphase geplante Selbstmodifikation. Analog zu einer verhaltenstherapeutischen Krankenbehandlung durchlaufen sie hierzu die Teilmodule »Briefen, Begleiten, Bestätigen«. Im Rahmen von Intervisionspartnerschaften werden Hausaufgaben vor- und nachbereitet (sowie in einzelnen Fällen auch begleitet), und die Gruppensitzungen konzentrieren sich auf die Supervision des Selbstmodifikationsprozesses sowie der quasitherapeutischen Arbeitsbündnisse. Die Bearbeitungsphase wird von den Teilnehmern zunehmend selbst organisiert, und die Selbsterfahrungsleiter setzen ihre Übungsvorschläge entsprechend sparsam (Prinzip der minimalen Intervention: so viel wie nötig, so wenig wie möglich) ein. Vielmehr gehen sie über in eine vorwiegend supervidierende Rolle, um die eigenverantwortlichen Lern- und Entwicklungsprozesse der Teilnehmer zu moderieren.

## 7.1 MODUL I: Briefen

Dieses erste Modul der Bearbeitungsphase befasst sich mit der zentralen verhaltenstherapeutischen Aufgabe des Anleitens, die mit der Haltung der dosierten Direktivität (s. Tab. 2.3) verbunden ist. Die Teilnehmer erfahren sich entsprechend der Therapeuten- und Patientenrollen in den beiden Perspektiven des Führens und Folgens. Sie betreuen quasitherapeutisch die Selbstmodifikation ihres Intervisionspartners. In gleicher Weise werden sie auch von diesem während ihrer eigenen Selbstmodifikation betreut. So erleben sie in anleitender und in betreuter Position sowohl validierend-verstärkende Empathieangebote als auch konfrontierend-anleitende Interventionen. Regelmäßige Gruppentreffen verfolgen hier zwei Aufgaben: Zum einen werden Realisierungsprobleme der Teilnehmer in deren Selbstmodifikationsprozess bearbeitet (sofern diese sich nicht im Intervisionsrahmen lösen ließen), und außerdem erfolgt hierbei die Supervision der quasitherapeutischen Arbeitsbündnisse.

Im Rahmen dieses Moduls werden drei Übungsgruppen verwendet: Vor dem Einsatz veränderungsorientierter Maßnahmen verwenden die Teilnehmer achtsamkeitsbasierte Distanzierungstechniken. Diese Techniken orientieren sich am Vorgehen der Metakognitiven Therapie (Wells, 2011). Hierbei wird folgender Haltungswechsel induziert: Während psychische Probleme zunächst dadurch aufrecht erhalten werden, dass die Person an einem dysfunktionalen Bewerten und Bekämpfen belastender innerer Prozesse (Attachment) festhält, wird ihr über das Vorgehen der losgelösten Achtsamkeit (Detached mindfulness) ein alternativer (ablösender) Umgang mit den eigenen inneren Prozessen ermöglicht. Erst durch diesen Zwischenschritt erwirbt die Person eine Bereitwilligkeit dafür, gezielte Veränderungsschritte zu realisieren.

Die zweite Übungsgruppe »Führen und Folgen« enthält Verhaltensexperimente im Umgang mit diesen beiden Polen der therapeutischen Direktive. Geübte Therapeuten sind in der Lage, in diesem Interaktionsspektrum geschmeidig ihr Verhalten zu variieren.

Die dritte Übungsgruppe unterscheidet noch einmal zwischen verschiedenen Formen der Direktivität. Während Guidance dem direkten Führen eines Ungeübten entspricht, das Coaching das aktive Begleiten eines Übenden bezeichnet, das Prompting nur noch als dezentes Schubsen und Erinnern vor sich geht, mündet der Lernprozess letztlich in einer Selbstmanagementkompetenz der Person, bei der sie situationsgemäß alle Graduierungen zwischen Direktivität und Nondirektivität an sich selbst praktiziert.

### Übung 11.1: Da ist ...-Distanzierung

**Beschreibung der Übung.** Diese Übung wurde der Sammlung von Achtsamkeitsinterventionen entnommen, die Lohmann und Annies (2012) zur Nutzung in der Verhaltenstherapie zusammengestellt haben. Nachdem der Patient (bzw. Intervisionspartner) emotional aktiviert ist (z. B. bei der Erinnerung an eine kürzlich erlebte Missachtung Ärger erneut erlebt), wird er von der anleitenden Person ermutigt und darin validiert, die entsprechende Situation zunächst ungefiltert zu erzählen (»Berichten Sie mal, was passiert ist, als wären Sie gerade in der Situation. ... Wie fühlen Sie sich jetzt, nachdem Sie berichtet haben? – Ah, Sie spüren jetzt wieder Ärger ...«). Im zweiten Übungsschritt wird die emotional bewegte Person darum gebeten, die Situation noch einmal zu berichten und sich darauf einzustellen, dass die Quasi-Therapeutin sie häufiger unterbricht und in einer etwas anderen Weise wiederholt, was sie gerade gesagt hat und dabei jeden Satz mit »Da ist ...« zu beginnen (»Da ist die Bäckereiverkäuferin ... da ist Ihre Bitte nach zwei Brötchen ... da ist die Antwort der Verkäuferin »Nehmen Sie doch fünf, dann haben Sie drei mehr« ... da ist der Gedanke, dass es unverschämt ist, Ihnen zusätzliche Brötchen aufzudrängen ... da ist das Gefühl von Ärger ... da ist das Rausrennen der verärgerten Person ohne Brötchen ...«). Es folgt die Nachfrage, wie das eben erfolgte nicht bewertende Kommentieren erlebt wurde (»So, wie geht es Ihnen jetzt, wenn ich das alles kommentiere?«). In der Regel empfinden die Erzähler dieses Distanz schaffende Vorgehen zwar ungewohnt, sind danach aber etwas ruhiger als zu Beginn. Im dritten Schritt wird die Person darum gebeten, die Geschichte noch ein weiteres Mal zu berichten, und dabei selbst die »Da ist«-Form zu benutzen. Die anleitende Person assistiert hierbei, indem bei Abweichungen in der Erzählweise erinnernd die »Da ist«-Formulierung eingefügt werden. Die Hausaufgabe besteht nun darin, diese Distanzierungstechnik im Alltag zunächst in Situationen zu üben, in denen die Person entspannt ist, z. B. beim Essen (»Da ist die Freude, dass das Essen so lecker aussieht ... da ist der Impuls, Reis auf den Löffel zu nehmen ... da ist Speichel in meinem Mund ...«).
**Ziele, Techniken, Haltungen.** Wird im Verlauf einer Verhaltensmodifikation angestrebt, einen automatisierten Ablauf zu modifizieren, funktioniert in der Regel nicht einfach die Alltagsregel »Gefahr erkannt – Gefahr gebannt«. Vielmehr benötigt die

Person nach dem Erkennen und vor dem Verändern ihres Verhaltens einen Distanzierungsschritt – also ein Unterbrechen, achtsam wahrnehmendes Zur-Seite-Treten und emotionales Ablösen. Bevor die Person emotional offen ist für gezielte Veränderungsschritte (Commitment), benötigt sie zunächst einen solchen ablösenden Haltungswechsel. Deshalb vermittelt diese Übung besonders deutlich die Grundidee einer achtsamkeitsbasierten Verhaltenstherapie.
**Setting/Zeit.** Zunächst demonstriert der Selbsterfahrungsleiter mit einem Teilnehmer modellhaft das Vorgehen vor der Gruppe (ca. 10 Minuten). Dann üben die Teilnehmer in Dyaden (ca. 30 Minuten).

### Übung 11.2: Fallende Blätter

**Beschreibung der Übung.** Nachdem die Teilnehmer in den vorausgegangenen Übungen eigene Selbstanteile mit Ressourcen- und Problemqualität eingegrenzt hatten, beschriften sie nun Verabschiedungs- und Begrüßungskarten oder -blätter. Die knappen Selbstaussagentexte benennen »O-je«-Oberpläne, von denen sie sich verabschieden wollen und »O-ja«-Oberpläne, die sie alternativ anstreben. Gemeinsam werden zum Ablösen und Neuorientieren Abschieds- und Begrüßungsrituale ausgewählt und anschließend zusammen mit den Intervisionspartnern förmlich durchgeführt.
**Ziele, Techniken, Haltungen.** Über die Gestaltung eines Würdigungs- und eines Verabschiedungsrituals können die Teilnehmer einander emotional dabei unterstützen,
(1) sich von eigenen dysfunktionalen Schemata zu distanzieren und
(2) sich alternativ auf eigene Ressourcen hin zu orientieren.
Diese Übung ergänzt die formelle Technik der Detached mindfulness, wie Wells (2011) sie im Rahmen seiner Metakognitiven Therapie verwendet, um Patienten Hilfestellungen für einen Haltungswechsel zu bieten und sich so von ihrem Anhaften an maladaptiven Gedanken und Gefühlen zu lösen.

**WERK-Durchführung der Übung »Fallende Blätter«**
**W**eg durch die Übung (Instruktion):
(1) Jeder Teilnehmer beschriftet persönliche Verabschiedungskarten, auf denen zur Bezeichnung von »O-je«-Oberplänen Selbstaussagen vermerkt sind, von denen er sich lösen möchte (z. B. »Ich muss unbedingt verhindern, dass andere missbilligen, was ich sage oder tue!«). Als positive Alternativen fertigt er Begrüßungskarten an, auf die er alternative hilfreiche Selbstaussagen schreibt (z. B. »Ich will, kann und sollte lernen, offensiver und wehrhafter Kontroversen mit anderen auszutragen.«).
(2) Zusammen mit seinem Intervisionspartner begibt sich der Teilnehmer an einen ausgewählten Verabschiedungsort. Das kann ein gemeinsam vorbereitetes und entzündetes Feuer sein, ein bewegter und befahrbarer Fluss, eine begehbare Brücke, ein zu besteigender Turm oder ein anderer geeigneter Ort. Er übergibt dort die vorbereiteten Verabschiedungs- und Begrüßungskarten seinem Intervisionspartner (ggf. können die Selbstaussagen auch übertragen werden auf ►

Luftballons, Schwalben o. ä.), der sie ihm nun einzeln nacheinander überreicht und ihn durch die anschließende Verabschiedungszeremonie begleitet. Während der Teilnehmer nun seine O-je-Symbole ins brennende Feuer wirft, in den durchziehenden Fluss fallen lässt, aus der Höhe abwirft oder in die Höhe steigen lässt, begleitet ihn der Intervisionspartner als eingeweihter Zeuge, bietet moralische Unterstützung und kann Fotos oder Videoaufnahmen anfertigen.

(3) Der Teilnehmer würdigt anschließend gemeinsam mit der Gruppe (oder allein mit seinem Intervisionspartner) die gelungene Verabschiedung der negativen Selbstaussagen. In einem »Trauergespräch« wird er gedanklich noch einmal zu den Konsequenzen dieser Verabschiedung geführt (z. B. »Was folgt daraus kurz- und langfristig, wenn du dieses Absicherungsverhalten aufgibst?«). Für den Fall, dass sich die »Geister« der verabschiedeten Selbstaussagen melden sollten und eine erneute innere Distanzierung geboten ist, aktualisiert der Teilnehmer bildhaft die vorangegangene symbolische Verabschiedungsszene. Der Intervisionspartner nimmt schließlich die Begrüßungskarten hervor, liest die einzeln vor und überreicht sie dem Teilnehmer feierlich zur weiteren Verwendung.

**E**rlebnisaspekte der Übung (Emotionsaktivierung):
Bei der ritualisierten Distanzierung von dysfunktionalen und Identifizierung mit gewünschten Grundannahmen, Oberplänen, Verhaltensgewohnheiten entstehen intensive Gefühle. Eine große Rolle spielt dabei das Erleben der loyalen Unterstützung durch andere Gruppenmitglieder. Gefühle der Trauer wie auch der Hoffnung bekommen bei dieser Übung Raum und Begleitung. Außerdem macht dieses Vorgehen einfach Spaß, und die Teilnehmer erfahren, wie hilfreich es ist, bei der Bearbeitung persönlicher Lebensthemen offen zu kommunizieren.

**R**eflexionen zur Bedeutung der Erfahrungen (Bearbeitung):
Diese Übung bezieht sich auf die Grundidee der losgelösten Achtsamkeit, wonach ein innerer Haltungswechsel ermöglicht wird, der einen zunächst abwertenden und bekämpfenden Umgang (Attachement) mit problematischen Gedanken und Gefühlen umstellt in ein achtsam-akzeptierendes Geschehen und Vorüberziehenlassen (Detachment).

**K**onsequenzenableitung (Volitionsbildung):
Nach dem Vertiefen der Detachment-Idee durch diese erlebnisorientierte Übung können die Teilnehmer weitere individuelle Rituale kreieren, mit denen sie sich in ihrem Alltag von weiteren problematischen Automatismen lösen können.

**Setting/Zeit.** Die Auswahl von zu verabschiedenden Selbstanteilen und das Beschriften können als Hausaufgabe erfolgen. Die Abschiedsrituale dauern in der Dyade je nach individueller Ausgestaltung ein bis zwei Stunden (zzgl. An- und Abfahrt) und die Nachbesprechung in der Gruppe insgesamt ca. zwei Stunden.

**Übung 11.3: Können Sie sich vorstellen, wie …?**

**Beschreibung der Übung.** Angelehnt an die bekannte Kurzentspannung nach Weitzmann (s. Görlitz, 2010) stellt der Selbsterfahrungsleiter den Teilnehmern eine Reihe von Fragen, deren Beantwortung diese ihren spontanen körperlichen, emotionalen oder assoziativen kognitiven Reaktionen überlassen sollen. Im angefügten Arbeitsblatt werden nur einige Fragenmöglichkeiten aufgelistet. Der Fantasie des Selbsterfahrungsleiters sind hier keine Grenzen gesetzt. Es kommt nur darauf an, dass es sich um offene Fragen handelt.

Instruktion: »Bitte nehmen Sie nun eine für Sie passende Besinnungshaltung ein und setzen sich in einer geraden und gelassenen Haltung auf Ihren Stuhl. Sitzen Sie aufrecht, ohne dabei die Rückenlehne zu berühren. Den Kopf gerade, als ob dieser – wie bei einer Marionette – sicher von oben durch einen Faden gehalten wird. Wenn Sie gleich Ihre Augen schließen, sind Sie innerlich ganz aufmerksam und erfassen achtsam all das, was Sie spüren und was Ihnen durch den Kopf geht.

Nun schließen Sie bitte Ihre Augen und folgen ruhig dem Kommen und Gehen Ihrer Atmung. Ich werde Ihnen nun einige Fragen stellen, zu denen Sie keine richtigen oder falschen Antworten finden und auch nichts sagen müssen. Sie beobachten einfach achtsam Ihre inneren Reaktionen. Wie Ihr Körper sich äußert, welche Gefühle oder spontanen Gedanken sich melden – das sind Ihre passenden Antworten. Nach jeder Frage lasse ich Ihnen sieben bis zehn Sekunden Zeit, damit Sie Ihre inneren Reaktionen bemerken können und deren Verlauf betrachten, dann folgt auch schon die nächste Frage. Es kann gut sein, dass Sie bei einigen Fragen gar keine oder nur geringe Reaktionen bei sich bemerken, bei anderen dagegen eher sehr lebendig reagieren, sodass Sie es bedauerlich finden, wenn es mit der nächsten Frage weitergeht. – Gut. – Ich beginne:

- Spüren Sie die Unterlage des Stuhls, auf dem Sie sitzen?
- Können Sie sich den Zwischenraum zwischen Ihren Ohren vorstellen?
- Können Sie erkennen, ob Ihr linker oder Ihr rechter Fuß fester auf dem Boden steht?
- Können Sie sich den leisesten Ton vorstellen, den Sie mit einer Flöte erzeugen?
- Können Sie sich den leichtesten Hauch vorstellen, der an Ihrer rechten Wange vorbei streicht?
- Ist es Ihnen möglich, die Empfindung herzustellen, wenn Ihnen ein lieber Mensch mit der rechten Hand über Ihre linke Wange streicht?
- Erinnern Sie sich an das Gefühl in dem Moment, wo Sie nach langem Suchen einen wichtigen Gegenstand wieder finden?
- Können Sie in Ihren Füßen das Gefühl finden, das sich einstellt, wenn Sie frühmorgens im Sommer barfuß über eine feuchte Wiese gehen?
- Ist es Ihnen möglich, das Lachen eines Säuglings zu hören, der Ihnen am Morgen in seinem Bettchen liegend seine Arme entgegenstreckt?
- Können Sie sich einen Gegenstand vorstellen, der sehr weit entfernt ist?
- Könnten Sie sich ausmalen, wie Sie am Strand liegen und den feinen Sand durch Ihre Finger rieseln lassen?

- Sehen Sie beim Blick auf das Meer, wie dort am fernen Horizont ein Schiff allmählich verschwindet?
- Und können Sie kurz vorher noch bei einem Blick durch ein sehr gutes Fernglas den Namen des Schiffes dort erkennen?
- Was empfinden Sie bei der Frage, wie man im Weltall die Himmelsrichtungen bestimmt?
- Können Sie sich vorstellen, wie Sie aus einem Flugzeug springen – und nach einigen Sekunden des freien Falls sich der Fallschirm öffnet und Sie auffängt?
- Können Sie sich vorstellen, wie es für Sie ist, alleine nach Hause zu kommen, und es befindet sich kein einziger Gegenstand mehr in den Räumen?
- Oder wie Sie an Ihrem Geburtstag abends nach Hause kommen, im Wohnzimmer das Licht anschalten und alle Ihre Freunde Ihnen fröhlich lachend zuprosten?
- Ist es Ihnen möglich nachzuempfinden, wie Sie es erleben, sich mit einem idealen Tanzpartner zu bewegen?
- Können Sie sich den Moment vorstellen, wenn am Ende eines großartigen Sinfoniekonzertes der Dirigent die Arme sinken lässt und vor dem Jubel des Publikums ein ganz kurzer Moment ergriffenen Schweigens herrscht?
- Ist es für Sie vorstellbar, wie Sie mit geschlossenen Augen dasitzen und Ihnen jemand ganz zart mit einer Feder über Ihr rechtes Ohr streicht?
- Und wie diese Person Sie freundlich auffordert, nun wieder Ihre Augen zu öffnen?
- Und Ihnen, wenn Sie das nicht sofort tun, am Ohrläppchen zieht – oder an Ihren Schultern ruckelt?
- Und ob Sie, bevor Sie jetzt gleich tatsächlich Ihre Augen öffnen, bestimmen können, welche der eben gestellten Fragen Ihnen besonders gefallen hat, sodass Sie Lust hätten, sich die später zu einem geeigneten Zeitpunkt am Tage noch einmal zu stellen?

Bitte kehren Sie nun mit Ihrer Aufmerksamkeit ganz hierher zurück, öffnen die Augen, stehen auf, recken sich und tauschen sich kurz mit Ihrem Teilnehmer zur linken über die Erfahrungen aus.«

**Ziele, Techniken, Haltungen.** Hier handelt es sich ebenfalls um eine Achtsamkeitsübung, durch die die Teilnehmer in eine aufmerksame und gleichzeitig gelockerte Haltung kommen. Im therapeutischen Kontext bietet sich ein solches angeleitetes Vorgehen grundsätzlich dann an, wenn zur Idee der Achtsamkeit erste Erfahrungen vermittelt werden sollen.

**Setting/Zeit.** Hier wird die Gesamtgruppe ca. 10 Minuten vom Selbsterfahrungsleiter durch die Übung begleitet.

### Übung 12.1 Stabtanz

**Beschreibung der Übung.** Diese Übung, bei der zwei Partner einen selbst gebastelten Stab in gemeinsam erfundener Choreografie bewegen, kann grundsätzlich in jedem Abschnitt des Selbsterfahrungsprozesses eingesetzt werden. Allerdings bietet sie sich ausdrücklich an dieser Stelle des Curriculums als Vertiefungsübung an, nachdem die

Teilnehmer sich bereits aus den Interaktionen der Anfangsphase kennen gelernt haben und bevor sie im dyadischen Interaktionsrahmen ihre Selbstmodifikationsziele realisieren.

**Ziele.** Als Ergebnis dieser Übung verfügen die Teilnehmer über Erfahrungen dazu, wie feinfühlig es ihnen auf nonverbaler Ebene gelingt, ihr soziales Verhalten mit ihrem Interaktionspartner abzustimmen. Die Erfahrungen aus diesem Verhaltensexperiment lassen sich in Bezug setzen zum Verhalten der Teilnehmer in anderen interpersonellen Kontexten.

**Techniken, Haltungen.** Diese Übung der Bearbeitungsphase lässt sich dem Modul *Briefen* zuordnen und verwendet die Prozessmerkmale Explorieren und Experimentieren. In übertragenem Sinne ähnelt die therapeutische Zusammenarbeit einem Tanz, bei dem die Interaktion einem gemeinsam gestalteten Bewegungsablauf entspricht. Die beiden tanzenden Personen (oder ggf. die Mitglieder einer Gruppe) gestalten im gemeinsamen Zusammenspiel (und in der Regel auf eine Musik abgestimmt) Bewegungsfiguren. Dabei besteht die Geschicklichkeit des Paares oder der Gruppe darin, die Tanzfiguren in einem Spiel des Führens und Folgens zu kreieren und auszuführen. Bezogen auf die Interaktion in der therapeutischen Dyade oder der Gruppe wird hier der organische Wechsel von Pacing und Leading simuliert.

**WERK-Durchführung der Übung »Stabtanz«**

**W**eg durch die Übung (Instruktion):

- **Partnerwahl:** »Wählen Sie sich bitte einen Partner aus der Gruppe, mit dem Sie gleich zusammen eine elegante Übung durchführen möchten. Dabei wird Ihre Interaktion ganz ohne Sprache auskommen.« (Ggf. lässt sich der Übungsablauf per Video aufzeichnen, sodass hinterher aus der Beobachterdistanz eine Auswertung erfolgen kann.)
- **Bastelanweisung:** »Nehmen Sie sich nun zu zweit ein Flipchartblatt und verwandeln es in einen möglichst festen und stabilen Stab.« (Hier stehen die Teilnehmer u. a. vor der Aufgabe, sich auf eine geeignete Wickeltechnik zu einigen, sodass die hergestellte Rolle fest bleibt und sich nicht wieder aufrollt.)
- **Choreographie:** »Wenn Sie nun diesen Stab hergestellt haben, dann nehmen Sie ihn grazil zu zweit mit jeweils einem Finger an jedem Ende hoch und stellen sich für die weitere Übung damit in stolzer Haltung auf. Heben und senken Sie diesen Stab, ohne dass er herab fällt – auf und ab, auf und ab. Jetzt bewegen Sie den Stab so, dass eine Kreisfigur gebildet wird. – Ja, und jetzt anders herum. – Und nun sorgen Sie miteinander für die Bewegungsfigur einer Acht.«
- **Tanzeinladung:** Nun spiele ich Ihnen einen herrlichen Wiener Walzer vor und lade Sie dazu ein, sich dazu zusammen mit Ihrem Tanzstab als Walzertraumpaar in gebotener Anmut und elegantem Schwung zu bewegen.« (SE-Leiter spielt Musik ein. Gut geeignet ist »An der schönen blauen Donau« von Johann Strauß, der Walzer beginnt nicht gleich mit dem seligen Walzerschwung, sondern stellt zunächst im Einleitungsteil eine nicht ganz einfache choreografische Aufgabe)

▶

- **Schlussaufstellung/Foto** (nach 4 bis 5 Minuten): »Nun nähern Sie sich der Schlussaufstellung, und die soll grazil und sehr ausdrucksvoll sein – denn sie bildet das Schlussbild.« (Der SE-Leiter macht am Ende ein Foto der Schlussaufstellung und überreicht dies als hübsches Erinnerungsbild an die Teilnehmer.)

**E**motionsaktivierung:
Auf der Grundlage einer heiteren Grundstimmung verlangt diese Übung den Teilnehmern viel Konzentration und Geschicklichkeit ab und endet schließlich in einer harmonischen Schlussaufstellung. Das vom Selbsterfahrungsleiter hergestellte Foto zur expressiven Abschlussaufstellung bildet eine Ressource dafür, dass eine schwierige Aufgabe zu einem harmonischen Ergebnis führen kann. Es kann später auch im Gruppenraum als Erinnerung an eine positive gemeinsame Erfahrung aufgehängt werden.

**R**eflexion:
Die Erfahrungen dieser Übung können auf verschiedene Weise kognitiv weiterbearbeitet werden. Liegt eine Videoaufzeichnung vor, dann kann diese den Teilnehmern vorgespielt werden und von ihnen hinsichtlich vorher verabredeter Merkmale analysiert werden (z. B. Wie sieht mein Führungsstil, wie mein typisches Folgen aus? Wie gelang mir/uns die Abstimmung? Auf welche Weise haben wir uns während der Übung verständigt? Was ging mir während bestimmter Szenen durch den Kopf? Bin ich mit bestimmten typischen Merkmalen meines Beziehungs- und Problemlösestils in Berührung gekommen?). Möglich ist auch, zu bestimmten relevanten Abschnitten (z. B. die gemeinsame Suche nach eine Lösung, den sich immer wieder aufrollenden Stab zu fixieren) S-R-K-Situationsanalysen durchzuführen.

**K**onsequenzen:
Die Übung bereitet gut auf die interaktionelle Vorgehensweise der Bearbeitungsphase vor.

**Setting/Zeit.** Anleitung der schweigenden Teilnehmerpaare durch den Selbsterfahrungsleiter – ca. 10 Minuten.

### Übung 12.2: Promenade

**Beschreibung.** Auf einem gemeinsamen Spaziergang wechseln zwei Teilnehmer sich im Führen und Folgen ab. Als Anleiter instruieren sie ihren Begleiter in dem, was dieser tun soll und worauf er seine Sinne richten soll. Aus beiden Perspektiven beobachten sie dabei achtsam, von welchen Instruktionen und Wahrnehmungen sie sich positiv angesprochen fühlen bzw. welche spontanen Reaktanzen sie spüren. Sie können bei sich sowohl Hemmungen feststellen, ihren Übungspartner derart gezielt anzuleiten oder vielleicht auch Machtgefühle empfinden oder sich einfach an den kreativen

Möglichkeiten dieser Übung erfreuen. Sie können es genießen, in so bestimmter Weise an die Hand genommen zu werden, oder entwickeln Widerstände dagegen, so weitgehend ihre Autonomie abgeben zu sollen.

**Ziele, Techniken, Haltungen.** Dieses Briefing-Experiment bringt die Teilnehmer in Berührung mit der Haltung einer dosierten Direktivität, die ihnen in ihrer therapeutischen Rolle gegenüber Patienten immer wieder abverlangt wird. Aus der angeleiteten Perspektive können sie empathisch aus der Patientenperspektive nachvollziehen, was es bedeuten kann, sich auf die asymmetrische Konstellation der Therapiebeziehung einzulassen.

Hier werden keine verhaltenstherapeutischen Techniken im engeren Sinne eingesetzt, sondern vor allem mit den beiden rollenimmanenten Haltungen einer Therapiebeziehung experimentiert.

**WERK-Durchführung der Übung »Promenade«**

**W**eg durch die Übung (Instruktion):

(1) Jeweils zwei Teilnehmer wählen eine bestimmte Umgebung, in der sie einen gemeinsamen Spaziergang unternehmen wollen (z. B. einen Waldweg, eine Einkaufsstraße, die nähere Umgebung). Bevor sie sich auf den gewählten Weg machen, legen sie fest, wer in dieser Übung zuerst die anleitende Rolle übernimmt.

(2) Der Anleiter hat die Aufgabe, die angeleitete Person für zehn Minuten in ihrem äußeren Verhalten und in ihrer Aufmerksamkeitsfokussierung zu steuern. Er bestimmt das Schritttempo, die Gehpausen oder auch weitere körperlichen Aktivitäten (»Bitte bleib stehen und atme tief ein. … Wirf diesen Stein so weit, wie du kannst, in den See.«). Er kann seinen Schutzbefohlenen zu einer sozialen Aktivität beauftragen (»Frage den Herrn dort auf der Bank, wo sich die nächste Waldschänke befindet.«). Und er richtet dessen Aufmerksamkeit auf bestimmte Sinne (»Betaste mit geschlossenen Augen die Rinde dieses Baumes und mache dir einen Eindruck zu deren Beschaffenheit.«).

(3) Nach genau zehn Minuten kommt es zu einem Rollentausch. Nun führt die vorher angeleitete Person, indem sie die äußeren und inneren Aktivitäten des Partners anleitet.

(4) In einer dritten Zehn-Minuten-Sequenz wechseln sich die Partner darin ab, wer anleitet und wer folgt. Dabei sind sowohl Instruktionen möglich, die aufeinander aufbauen (A: »Klettere bitte auf diesen Baum.« B: »Komm jetzt nach und klettere noch ein Stück höher.«), als auch Fokuswechsel (A: »Berühre diese Skulptur mit geschlossenen Augen und mache dir ein inneres Bild zu deren Gestalt.« B: »Verlasse diesen Raum des Museums und bestelle mir in der Cafeteria einen doppelten Espresso.«).

(5) Nach der Rückkehr in die Selbsterfahrungsgruppe und vor der reflektierenden Weiterbearbeitung setzen sich beide Teilnehmer an einen ruhigen Ort und rekonstruieren achtsam ihren Erfahrungsprozess der letzten halben Stunde.

▶

**E**rlebnisaspekte der Übung (Emotionsaktivierung):
Die Teilnehmer erleben sich selbst unter den drei verschiedenen Interaktionsbedingungen des Führens, Folgens und Interagierens. Sie spüren Erlebnisaspekte wie Bereitwilligkeit vs. Unwilligkeit, Vertrauen vs. Mistrauen, Neugier vs. Langeweile, Spaß vs. Missempfinden usw.

**R**eflexionen zur Bedeutung der Erfahrungen (Bearbeitung):
In der Bearbeitungsphase geht es darum, ein Bewusstsein dazu zu entwickeln, welche Gefühle, Handlungsimpulse, Körperreaktionen in den verschiedenen Rolleneinnahmen auftraten. Außerdem lassen sich Verbindungen zu anderen Situationen des privaten Kontextes (z. B. Partnerschaft), des beruflichen Umfeldes (z. B. Institution, Station) und natürlich zur therapeutischen Rollenaufgabe herstellen und typische Erlebnis und Denkmuster identifiziert werden. Außerdem lassen sich die Erfahrungen dieser Übung vergleichen mit den Erfahrungen in anderen Übungen wie dem Stabtanz oder dem Gruppenknoten.

**K**onsequenzenableitung (Volitionsbildung):
Eine gute Möglichkeit, um auf systematische Weise typische Situationen eigenen Führens und Folgens mitsamt deren Konsequenzen zu erfassen, bieten auch systematische Situationsanalysen. Diese lassen sich ggf. als Hausaufgaben verabreden.

**Setting/Zeit.** Die Promenade des Teilnehmerpaares dauert insgesamt etwa 45 Minuten, die Nachbesprechung in der Gruppe etwa eine halbe Stunde.

#### Übung 12.3: Sokrates

**Beschreibung der Übung.** Zunächst wählt jeder Teilnehmer mit seinem Intervisionspartner eine Grundannahme aus, von der aufgrund ihrer drohenden, negativ prophezeienden oder invalidierenden Aussage eine besonders einschränkende Wirkung ausgeht (z. B. »Du musst …, andernfalls droht …«/»Dir droht …, deshalb bleibt dir nichts über als …«/»Du bist nicht wert, dass …, deshalb kannst du nicht erwarten, dass …«). Dann tritt die Gruppe mit ihm in einen sokratischen Dialog, bei dem er zu dieser Grundannahme befragt wird. Anschließend beurteilt der Teilnehmer erneut die Evidenz, Zweckmäßigkeit und emotionalen Konsequenzen der Grundannahme und entwirft (unterstützt vom Intervisionspartner) alternative Formulierungen zur disputierten negativen Grundannahme.
**Ziele, Techniken, Haltungen.** Hier kommen die Teilnehmer zum einen mit der zentralen Grundtechnik der kognitiven Umstrukturierung in Berührung – dem sokratischen Befragen. Sie erleben dabei die besonderen Möglichkeiten dieser Methode, durch gekonntes Befragen konstruktive innere Suchprozesse in Bewegung zu setzen. Und sie erfahren durch die modellhaften, rückmeldenden und auch korrigierenden Maßnahmen des Selbsterfahrungsleiters während der Übung, sich ganz und gar einer diskutierenden und belehrenden Einflussnahme zu enthalten. Gute Verhaltensthera-

peuten können variieren zwischen klarer Direktive und konsequenter Zurückhaltung. Sie sind in der Lage, ihre Patienten soweit wie nötig klar anzuleiten und ihnen so weit wie möglich ein geleitetes Entdecken zu ermöglichen. Die dem Modul »Briefen« zugeordneten Übungen 12.1 bis 12.3 ermöglichen den Teilnehmern, reflektierte Erfahrungen mit den beiden Polen der dosierten Direktivität zu machen.

### WERK-Durchführung der Übung »Sokrates«

**W**eg durch die Übung (Instruktion):
»Wählen Sie bitte eine persönliche Überzeugung oder einen Oberplan aus, die oder der sich in den bisherigen Übungen als besonders problematisch heraus gestellt hat, d. h. Sie in Ihrem beruflichen Denken, Handeln, Erleben besonders ungünstig beeinflusst. (z. B. ›Als Therapeut/in muss ich jederzeit …‹, ›darf niemals …‹) Schreiben Sie diese ans Flipchart.«

*An die Mitglieder der Fragerrunde gerichtet:* Orientieren Sie sich bei Ihren Fragen an den Beispielen auf dem Arbeitsblatt 7.1. Lassen Sie sich über explikative Fragen erst einmal genauer erklären, was mit der Aussage, die da auf dem Flipchartblatt steht, genau gemeint ist. Ermöglichen Sie dem Befragten anschließend unter hedonistischen, logischen und empirischen Gesichtspunkten eine Auseinandersetzung mit diesem Satz. …«

Dabei ist vom SE-Leiter genau darauf zu achten, dass ausschließlich explorationsfördernde »sokratische« Fragen gestellt werden und keine diskutierenden Dispute zustande kommen.

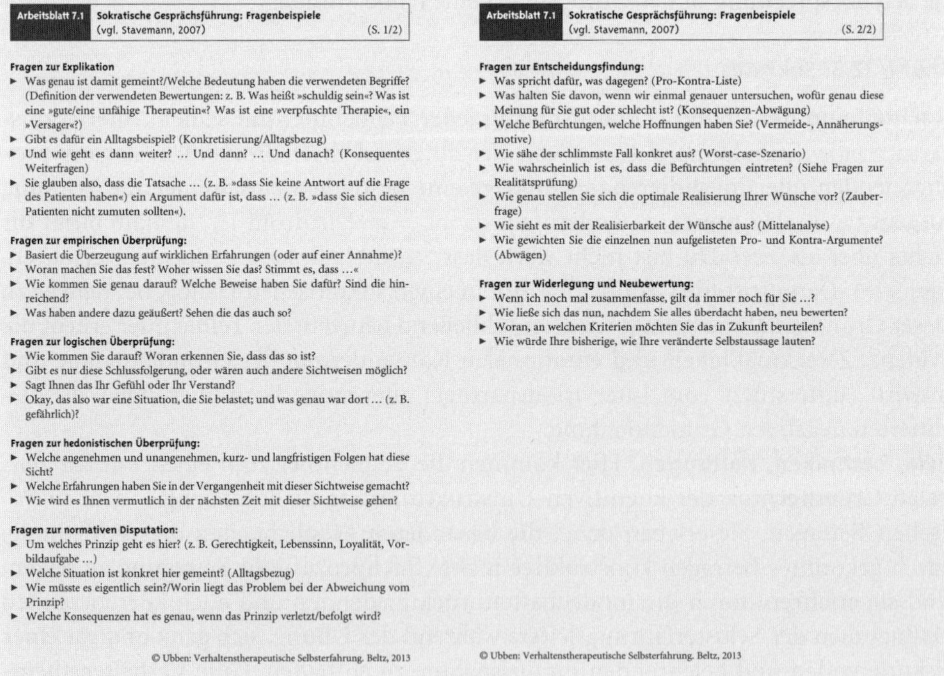

**Arbeitsblatt 7.1** **Sokratische Gesprächsführung: Fragenbeispiele**
(vgl. Stavemann, 2007) (S. 1/2)

**Fragen zur Explikation**
- Was genau ist damit gemeint?/Welche Bedeutung haben die verwendeten Begriffe? (Definition der verwendeten Bewertungen: z. B. Was heißt »schuldig sein«? Was ist eine »gute/eine unfähige Therapeutin«? Was ist eine »verpfuschte Therapie«, ein »Versager«?)
- Gibt es dafür ein Alltagsbeispiel? (Konkretisierung/Alltagsbezug)
- Und wie geht es dann weiter? … Und dann? … Und danach? (Konsequentes Weiterfragen)
- Sie glauben also, dass die Tatsache … (z. B. »dass Sie keine Antwort auf die Frage des Patienten haben«) ein Argument dafür ist, dass … (z. B. »dass Sie sich diesen Patienten nicht zumuten sollten«).

**Fragen zur empirischen Überprüfung:**
- Basiert die Überzeugung auf wirklichen Erfahrungen (oder auf einer Annahme)?
- Woran machen Sie das fest? Woher wissen Sie das? Stimmt es, dass …«
- Wie kommen Sie genau darauf? Welche Beweise haben Sie dafür? Sind die hinreichend?
- Was haben andere dazu geäußert? Sehen die das auch so?

**Fragen zur logischen Überprüfung:**
- Wie kommen Sie darauf? Woran erkennen Sie, dass das so ist?
- Gibt es nur diese Schlussfolgerung, oder wären auch andere Sichtweisen möglich?
- Sagt Ihnen das Ihr Gefühl oder Ihr Verstand?
- Okay, das also war eine Situation, die Sie belastet; und was genau war dort … (z. B. gefährlich)?

**Fragen zur hedonistischen Überprüfung:**
- Welche angenehmen und unangenehmen, kurz- und langfristigen Folgen hat diese Sicht?
- Welche Erfahrungen haben Sie in der Vergangenheit mit dieser Sichtweise gemacht?
- Wie wird es Ihnen vermutlich in der nächsten Zeit mit dieser Sichtweise gehen?

**Fragen zur normativen Disputation:**
- Um welches Prinzip geht es hier? (z. B. Gerechtigkeit, Lebenssinn, Loyalität, Vorbildaufgabe …)
- Welche Situation ist konkret hier gemeint? (Alltagsbezug)
- Wie müsste es eigentlich sein?/Worin liegt das Problem bei der Abweichung vom Prinzip?
- Welche Konsequenzen hat es genau, wenn das Prinzip verletzt/befolgt wird?



**Arbeitsblatt 7.1** **Sokratische Gesprächsführung: Fragenbeispiele**
(vgl. Stavemann, 2007) (S. 2/2)

**Fragen zur Entscheidungsfindung:**
- Was spricht dafür, was dagegen? (Pro-Kontra-Liste)
- Was halten Sie davon, wenn wir einmal genauer untersuchen, wofür genau diese Meinung für Sie gut oder schlecht ist? (Konsequenzen-Abwägung)
- Welche Befürchtungen, welche Hoffnungen haben Sie? (Vermeide-, Annäherungsmotive)
- Wie sähe der schlimmste Fall konkret aus? (Worst-case-Szenario)
- Wie wahrscheinlich ist es, dass die Befürchtungen eintreten? (Siehe Fragen zur Realitätsprüfung)
- Wie genau stellen Sie sich die optimale Realisierung Ihrer Wünsche vor? (Zauberfrage)
- Wie sieht es mit der Realisierbarkeit der Wünsche aus? (Mittelanalyse)
- Wie gewichten Sie die einzelnen nun aufgelisteten Pro- und Kontra-Argumente? (Abwägen)

**Fragen zur Widerlegung und Neubewertung:**
- Wenn ich noch mal zusammenfasse, gilt da immer noch für Sie …?
- Wie ließe sich das nun, nachdem Sie alles überdacht haben, neu bewerten?
- Woran, an welchen Kriterien möchten Sie das in Zukunft beurteilen?
- Wie würde Ihre bisherige, wie Ihre veränderte Selbstaussage lauten?

Nach Ablauf eines festgelegten Zeitraums (z. B. 45 Minuten) beurteilt der Teilnehmer, welche Fragen ihn besonders berührt haben, welche gedanklichen Schlussfolgerungen resultieren und ob er sich Fragen zur weiteren Exploration vornimmt.

**E**rlebnisaktivierung (Emotion):
Die Situation, von einer Gruppe in wohlwollender Weise befragt zu werden, bildet für den Teilnehmer eine außerordentliche Zuwendungserfahrung. Zudem ermöglichen ihm die konsequenten Fragen oft überraschende Perspektivenwechsel. Auch für die Fragenden bildet die Übung eine sehr gute Gelegenheit, die therapeutische Haltung des sokratischen Fragestils kennen zu lernen. Sich während des eigenen Fragens frei zu machen von Einfluss nehmenden diskutierenden oder belehrenden Impulsen, fällt Novizen, Trainees, aber auch altvorderen Therapeuten schwer – kann sie aber Bescheidenheit, Geduld und Enthaltsamkeit entwickeln lassen.

Gelingt den Fragenden eine Realisierung der sokratischen Fragehaltung/-technik, dann erlebten die Befragten eine hohe Bereitwilligkeit zur vertiefenden Selbstexploration. Verfallen sie in eine autoritäre Haltung mit belehrenden und missionierenden Äußerungen, provozieren sie reaktantes Verhalten auf der Seite des Befragten.

**R**eflexionen zur Bedeutung der Lebenserfahrungen (Bearbeitung):
Die Übung zielt darauf ab, dem Befragten eine vertiefende Reflexion seiner vorab explizierten Schemata zu ermöglichen. Es wird hierbei u. a. herausgearbeitet, welche Konsequenzen dessen Philosophien/Ideologien haben: »Auf welche Situationen bezogen hatten (Vergangenheit) bzw. haben (Gegenwart) meine Grundannahmen, Oberpläne, Bewältigungsstile hilfreiche oder schädliche Auswirkungen? Welche Denkfehler bzw. irrationalen Beliefs liegen ihnen zugrunde?«

**K**onsequenzenableitung (Volitionsbildung):
Wie zum Abschluss aller SE-Übungen (analog zum Abschluss einer Therapiesitzung) formuliert der jeweilige Teilnehmer seine Mitnahmebotschaft und Transferplanung.

**Setting/Zeit.** Bei dieser Übung widmet sich die Gruppe jedem einzelnen Teilnehmer etwa eine halbe Stunde.

#### Übung 13.1 Autobusfahrt der Selbstanteile

**Beschreibung der Übung.** Diese Übung orientiert sich an der »Busfahrer-Metapher« des ACT-Ansatzes (Wengenroth, 2012, S. 224). Entsprechend werden die Teilnehmer aufgefordert, sich in die Aufgabe eines Busfahrers hineinzuversetzen, der mit seinem Bus eine bestimmte Route zurücklegen will – in Richtung seines Selbstmodifikationsziels. Damit sind Richtung und Ziele der Fahrt bereits bestimmt, und es gibt Haltestellen, an denen Passagiere ein- und aussteigen können. Der Busfahrer bedient das

Steuer und kann den Bus in Richtung der vorgesehenen Haltestellen manövrieren. Während er als Fahrzeuglenker die Kontrolle über das Fahrzeug hat, kann er andererseits nicht kontrollieren, welche Personen in den Bus einsteigen und wie diese sich während der Fahrt verhalten. Deshalb kann es auch dazu kommen, dass sehr unerfreuliche Passagiere (resp. Selbstanteile) einsteigen und sich ausgesprochen unangenehm bemerkbar machen. Beispielsweise können die ihn bedrängen, nach vorne kommen, drohende Gesten abgeben und ihn auffordern, seine Fahrtrichtung zu ändern, nicht der von ihm vorgesehenen Fahrtroute zu folgen, sondern links oder rechts abzubiegen. Gibt der Busfahrer nach und befolgt die Anweisungen oder lässt sich von Drohungen einschüchtern, dann hat das verschiedene Konsequenzen: Einige Fahrgäste kommen zu spät zur Uni, zum Job, verpassen ihre Anschlussverbindung oder ihren lange im Voraus gebuchten Urlaubsflug usw. Stellt der Busfahrer sich gegen die Aufforderungen der finsteren Passagiere, dann bleiben die vorne stehen und bedrohen ihn, oder sie kommen aus dem hinteren Teil des Busses wieder nach vorne und stellen hartnäckige Forderungen.

Nun werden folgende Zuordnungen hergestellt: Die finsteren Passagiere stehen für innere Ereignisse, also für Gefühle, Gedanken, Handlungsimpulse, körperliche Reaktionen. Und sie sind erst einmal einfach da, darüber haben die Busfahrer keine Kontrolle. Und sie sind sehr störend, nicht wirklich gefährlich oder schädlich, aber sehr unangenehm, wenn sie uns auffordern, bestimmte Verhaltensweisen zu tun oder bleiben zu lassen. Allerdings können wir frei wählen, ob wir ihren Weisungen folgen oder nicht. Kurzfristig nehmen die unangenehmen Empfindungen ab, wenn wir das tun oder lassen, was sie verlangen. Langfristig verfehlen wir aber unsere Ziele, verfahren uns, geraten in eine Richtung, die nicht mehr unseren persönlichen Wertvorstellungen entsprechen.

Jeder Teilnehmer soll motivational auf das hartnäckige Verfolgen eigener Pläne eingestimmt werden. Die vorher herausgearbeiteten Selbstanteile werden als Passagiere ins Spiel gebracht, und der Busfahrer erfüllt hier die Rolle des Managers, Reiseleiters. Im Bus sitzen bereits Ressourcen-Passagiere, die von ihm mit in die Auseinandersetzung mit den Problem-Passagieren einbezogen werden können. Gemeinsam kann nach Alternativen zur Unterwerfung unter das Diktat der Problem-Anteile gesucht werden. Alle Bemühungen dienen dem Zwecke, letztlich die Route einzuhalten.

**Ziele, Techniken, Haltungen.** Diese Übung vermittelt plastisch, wie flexibel es den jeweiligen Teilnehmern gelingt, direktiv zu sein, ohne autoritär zu werden. Hier ist sowohl aktive Empathie wie dosierte (und zielstrebige) Direktivität erforderlich.

**Setting/Zeit.** Für die Vorbereitung der Busfahrt mit der Auswahl der Selbstanteile und Rollenverteilung an die anderen Gruppenteilnehmer sind etwa 30 Minuten erforderlich. Die Busfahrt selbst dauert in der Regel 15–30 Minuten, und die Nachbesprechung ca. eine Dreiviertelstunde. Gesamtzeit: Etwa zwei Stunden.

## Übung 13.2: Schema-Memo

**Beschreibung der Übung.** Nachdem die Teilnehmer für sich Selbstmodifikationsprojekte eingegrenzt haben, setzen sie sowohl bottom-up an identifizierten Problemsituationen an (siehe »Neuverfilmungen«, »Ziel-SORK-Karten«) als auch top-down an den eingegrenzten änderungsrelevanten Oberplänen. Diese Übung organisiert die Selbstmodifikationsaktivitäten der Teilnehmer ausgehend von Schemaaktualisierungen. Ausgangspunkt ist das Diskriminieren von solchen emotionalen Reaktionen, durch die relevante Schemata aktiviert werden (z. B. Kränkungserleben als Ausgangspunkt für ein aggressives Interaktionsverhalten). Über Situationsanalysen wurden bereits automatische Muster der emotionalen, kognitiven und behavioralen Verarbeitung identifiziert. Der Memokarte vorangestellt wird ein bestimmtes Selbstmodifikationsthema (z. B. »Meine automatischer Impuls, anderen Aufgaben abzunehmen«). Es folgt die Benennung eines emotionalen Triggers und der schemakonsistenten kognitiven Ketten sowie Handlungstendenzen. Die Teilnehmer führen in ihrem Alltag ihre Schema-Memos bei sich. Sobald sie eine Schemaaktualisierung bemerken, nehmen sie ihre Memomokarte hervor und sorgen mit deren Hilfe für eine achtsame Distanzierung von den automatisierten Reaktionsmustern. Dann folgt als kognitive Modifikationsmaßnahme zunächst eine Realitätsüberprüfung, bevor die Person sich entlang einer vorbereiteten Verhaltensanweisung hin zu einem gesunden alternativen Umgang mit der Situation organisiert (Young, 2006).

**Setting/Zeit.** Die Erarbeitung des Schema-Memos erfolgt (nach einer ca. 10-minütigen Einführung durch den SE-Leiter vor der Gruppe) als Hausaufgabe und/oder in einer Intervisionssitzung.

**Arbeitsblatt 7.2** **Schema-Memo** (nach J. Young)

**Memo**
**zur Bearbeitung meiner Entwicklungsaufgabe:**
..........................................................................................
..........................................................................................

**Das augenblickliche Gefühl anerkennen:**
Im Augenblick fühle ich (Emotionen) .........................................................,
weil (Triggersituation)..............................................................................
..........................................................................................

**Identifikation der Automatik:**
Aber ich weiß,
dass das wahrscheinlich mein Schema (relevantes Schema)................................ ist,
das ich durch (Ursprung) ............................................................ erlernt habe.
Wegen dieses Schemas übertreibe ich das Ausmaß, in dem (Schemaverzerrungen)
..........................................................................................

**Realitätsprüfung:**
Obwohl ich glaube (negative Gedanken)..........................................................
ist die Realität, dass (gesunde Sichtweise) ....................................................
Zu den Beweisen aus meinem Leben, die die gesunde Sichtweise unterstützen, zählen:
(spezifische Beispiele) ............................................................................
..........................................................................................

**Verhaltensanweisung:**
Deshalb könnte ich, obwohl mir danach ist, (negatives Verhalten)..........................
stattdessen (alternatives gesundes Verhalten) ..................................................
..........................................................................................



## Übung 13.3: Echo-SMS

**Übungsbeschreibung.** Der Transfer der in den quasitherapeutischen Intervisionssitzungen erarbeitete Inhalte in den Alltag der Teilnehmer wird hier durch die Benutzung der short-message-service (SMS)-Technik gewährleistet (Kroymann, 2013). Dieses Internet-gestützte therapeutische Hilfsmittel kann verschiedene therapeutische Techniken auf einfache Weise über die eigentliche therapeutische (hier quasitherapeutischen) Sitzung hinaus Wirkungen im Alltag des Patienten erzielen: Bspw. als Symptomverschreibung (z. B. bei Hypochondrie oder anderen somatoformen Störungen), als Tagesstrukturierung (z. B. bei Depression, ADHS, Depression, Schizophrenie), Selbstwertproblemen (positive Selbstaffirmation), Suchterkrankungen und Essstörungen (Motivationsaufbau und -erhalt).

Die psychologischen Grundlagen entsprechen den grundlegenden lerntheoretischen Grundprinzipien: »Der neutrale Stimulus (SMS-Ton) wird durch eine wiederholte raumzeitliche Koppelung mit einem unkonditionierten Stimulus (der Affirmation) zu einem konditionierten Stimulus, der nun allein die konditionierte Reaktion (das Denken des alternativen Gedankens) auslösen kann. Das Ertönen irgendeines SMS-Signals löst nun auch den alternativen Gedanken aus. Damit ist eine erhebliche Erhöhung der Auftretenswahrscheinlichkeit gegeben, einen therapeutisch vorher erarbeiteten Gedanken im Alltag tatsächlich auch zu erinnern und zu denken. Durch sekundäre Generalisierung können auch bedeutungsähnliche Stimuli (z. B. das Handyklingeln des eigenen Handys) die Auftretenswahrscheinlichkeit dieses Gedankens erhöhen« (aus den Informationen zu »Echo-SMS« unter www.echo-sms.de).

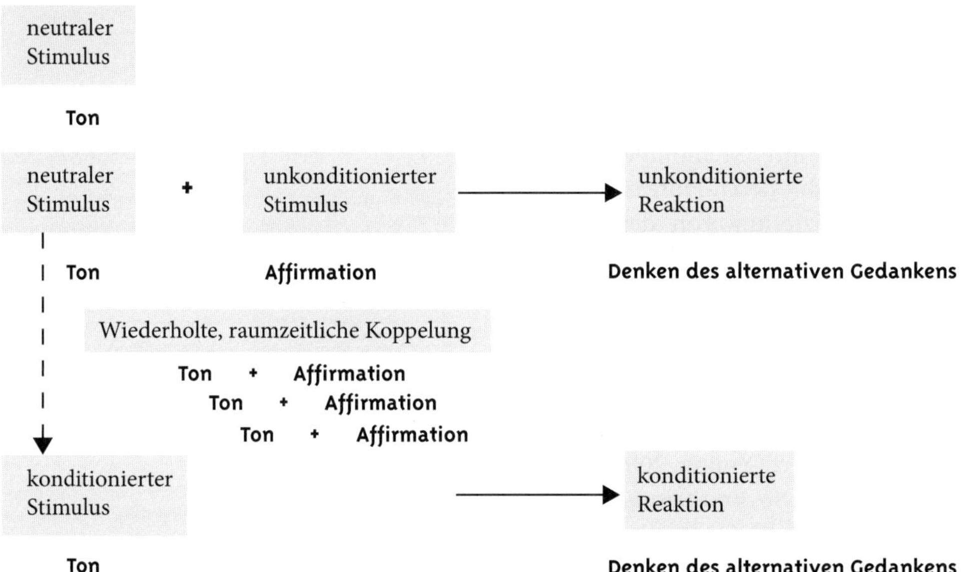


**Abbildung 7.1** SMS-Technik nach Kroymann (2013)

**Ziele, verwendete Techniken, Haltungen.** Die »Echo-SMS« können im Rahmen der Selbstmodifikationsarbeit eine »Prompting«-Funktion einnehmen (vgl. Margraf & Schneider, 1996). Es dient hier also als verbale Hilfestellung, um die Aufmerksamkeit des angesprochenen Teilnehmers auf das erwünschte Zielverhalten zu richten und damit dessen Auftretenswahrscheinlichkeit (sowie die anschließende operante Verstärkung) zu erhöhen. Durch die Verwendung dieser Technik erleben die Selbsterfahrungsteilnehmer die Möglichkeiten basaler lerntheoretischer Gesetze. Sie nehmen hiermit die traditionelle Haltung von Verhaltenstherapeuten ein, nämlich ihr therapeutisches Handeln als heuristische Nutzung von grundwissenschaftlichen Regeln zu verstehen.

**Setting/Zeit.** Nach der internetgestützten Einführung der Echo-SMS-Technik durch den Selbsterfahrungsleiter erarbeiten die Teilnehmer in den IV-Partnerschaften ihre individuellen Affirmationen und planen, wann und wie oft die SMS-Botschaften in ihrem Alltag eingesetzt werden sollen.

## 7.2 MODUL II: Begleiten

Dieses Modul konzentriert sich darauf, die Teilnehmer in deren zunehmend selbstorganisiertem Selbstmodifikationsprozess durch Intervision und Supervision zu begleiten. Durch den Selbsterfahrungsleiter werden in dieser fortgeschrittenen Phase nur noch einzelne Übungsvorschläge eingefügt; im Vordergrund stehen ausdrücklich zunehmendes Selbstmanagement über Hausaufgabenbearbeitung, quasitherapeutische Intervisionssitzungen und begleitende Gruppensupervision.

### Übung 14.1: Etablieren fester Intervisionspartnerschaften

**Beschreibung der Übung.** Hierbei handelt es sich nicht um eine formelle Übung, sondern um eine Festlegung, welche Intervisionspaare miteinander eine weitere quasitherapeutische Zusammenarbeit praktizieren wollen. In der Regel kann der Selbsterfahrungsleiter die entsprechende Wahl der Gruppe in Selbstorganisation überlassen. Als passende interaktionelle Übung lässt sich hier das »Aufblicken« verwenden:

Alle Teilnehmer werden aufgefordert, ihren Blick nach unten auf den Fußboden zu richten und sich das Gesicht einer Person vorzustellen, mit der sie gerne die weitere Intervisionspartnerschaft durchführen wollen. Auf ein Zeichen des Selbsterfahrungsleiters heben sie den Kopf und blicken direkt in Richtung der erwünschten Person. Immer dann, wenn sich zwei Blicke treffen, hat sich damit ein Intervisionspaar gebildet. Das Vorgehen wird so lange wiederholt, bis alle Dyaden gebildet sind.

### Übung 14.2: Selbsterfahrungstagebuch

**Beschreibung der Übung.** Bei der Aufzeichnung des persönlichen Selbsterfahrungsprozesses sollten nur wenige formale Vorgaben erfolgen. Vergleichbar mit der Durchführung täglicher Besinnungszeiten von Patienten in der Therapie (abendliches Zur-Seite-Treten und vorbereitete Fragen zum abgelaufenen Tag und zum anstehenden Tag beantworten) praktizieren auch die Selbsterfahrungsteilnehmer ein explizites Reflektieren zum laufenden Selbstmodifikationsprozess. Die entsprechenden täglich zu beantwortenden Fragen können vorher in der Gruppe oder der Intervisionspartnerschaft vorbereitet werden (z. B. »Welche für mein Projekt besonders relevante Situation habe ich heute entdeckt oder hergestellt? … Wie ging die Situation für mich aus?« … Was nehme ich mir für morgen vor? … Welches Zielgefühl strebe ich dabei an? … Womit werde ich mich bei Erfolg belohnen?« …)
**Ziele, Methoden, Haltungen.** Die ritualisierte abendliche Selbstbesinnung installiert das Selbstmodifikationsprojekt fest in den Tagesablauf und vertieft die persönlichen Erfahrungen um ergänzende Reflexionen. Auch hier wird beim Revue-passieren-

Lassen des erlebten Tages zunächst wieder die Haltung der losgelösten Achtsamkeit verwendet, bevor eine gezielte Informationsverarbeitung und Bedeutungsinterpretation erarbeitet werden.

### Übung 15.1: SV-Protokoll

**Beschreibung der Übung.** Im Mittelpunkt der Bearbeitungsphase steht die Supervision der Selbsterfahrung. Analog zur verhaltenstherapeutischen Gruppensupervision (Ubben, 2010) bereiten die Teilnehmer ein Supervisionsprotokoll vor, in dem sie Anliegen, Ziele und Auftrag an die supervidierende Selbsterfahrungsgruppe vorgeben.

**WERK-Durchführung der Übung »SV-Protokoll«**

**W**eg durch die Übung (Instruktion):

Analog zur Supervision bereitet der SE-Teilnehmer ein Protokoll mit folgenden Punkten vor (s. Arbeitsblatt 7.3):

- An welchem Thema ich in der letzten SE-Sitzung gearbeitet habe
- Was ich aus der letzten SE mitgenommen habe (Gedanken, Fragen, emotionaler Nachhall, Sensibilisierung …)
- Was ich mir am Ende der letzten SE vorgenommen habe (Reflexionen, Beobachtungsvorhaben, Verhaltensexperimente, Übungen …)

**Arbeitsblatt 7.3** **Protokoll für die Selbsterfahrung** (S. 1/2)

Datum: ………………………………

Name: ………………………………

**Selbsterfahrungsthema des letzten SE-Treffens**

An welchem Thema ich beim letzten SE-Treffen gearbeitet habe:

………………………………………………

………………………………………………

………………………………………………

**Zwischenzeitlicher Selbsterfahrungsverlauf – Ergebnisse:**

- Was ich aus der letzten Selbsterfahrung mitgenommen habe:

*Kognitive Aspekte (Gedanken, Sichtweisen, Fragen …)*

………………………………………………

………………………………………………

………………………………………………

*Emotionale Aspekte (Empfindungen, emotionaler Nachhall, Sensibilisierung …)*

………………………………………………

………………………………………………

………………………………………………

- Was ich mir am Ende der letzten SE vorgenommen hatte:

*Zu beantwortende Fragen, zu reflektierende Themen, geplante Beobachtungen*

………………………………………………

………………………………………………

………………………………………………

*Zu realisierende Handlungen bzw. Verhaltensexperimente*

………………………………………………

………………………………………………

………………………………………………

- Woran ich tatsächlich weitergearbeitet habe bzw. welche Erfahrungen ich gesammelt habe:

*Realisierte Planungen*

………………………………………………

………………………………………………

………………………………………………

*Spontane Erlebnisse im Zusammenhang mit SE-Themen*

………………………………………………

………………………………………………

………………………………………………



**Arbeitsblatt 7.3** **Protokoll für die Selbsterfahrung** (S. 2/2)

**Selbsterfahrungsanliegen**

An welchen Themen ich in der nächsten Selbsterfahrung weiterarbeiten möchte:

………………………………………………

………………………………………………

………………………………………………

Welche Hilfestellungen ich mir dabei von der Gruppe, dem SE-Leiter wünsche:

………………………………………………

………………………………………………

………………………………………………

- Woran ich tatsächlich weitergearbeitet habe mit welchen Ergebnissen (realisierte Planungen, spontane Erfahrungen, neue Ideen …)
- An welchen Themen ich in der nun anstehenden SE weiterarbeiten will, und welche Unterstützung ich mir dafür von der Gruppe, dem SE-Leiter wünsche

Zu Beginn der SE-SV teilt der jeweilige Teilnehmer sein Protokollblatt an die anderen Gruppenmitglieder aus und erörtert sein AZA:

- Mein SE-Anliegen, das ich in heute die SV einbringe, ist … (z. B. »… die Selbstfürsorge-Vorsätze aus der letzten SE habe ich nur halbherzig realisiert.«)
- Meine SE-Ziele für die heutige SV sind … (z. B. »… eine Vorstellung zu haben, welche motivationalen Barrieren mir bei der Realisierung im Wege stehen und eine Entscheidung treffen, die ich auch realisieren werde«)
- Mein Auftrag an euch als Gruppe dazu lautet … (z. B. »… gebt mir bitte einige modellhafte Anregungen dazu, was Selbstfürsorge für euch bedeutet und wie ihr diese umsetzt. Begleitet mich bitte dahin, dass ich mich bis zum nächsten Mal entschiedener ans Werk machen kann.«)

**E**rlebnisaspekte der Übung (Emotionsaktivierung):
Durch die Anwendung des Supervisionsmodells auf die Selbsterfahrung wird den Teilnehmern eine geregelte Erlebnisverarbeitung ermöglicht. Das Ausgangsmaterial für das SV-Protokoll bilden ihre zwischenzeitlichen Erfahrungen aus dem laufenden Selbsterfahrungsprozess, die bereits im Selbsterfahrungstagebuch dokumentiert wurden.

**R**eflexionen/**K**onsequenzenableitung:
Die Vorbereitung der anschließend im Gruppenkreis durchgeführten Supervision durch ein SV-Protokoll verlangt jedem Teilnehmer ab, vor dem Supervisionstreffen mit der Gruppe schriftlich festzuhalten,

- welche Mitnahmebotschaft und Hausaufgabe am Ende der letzten Supervisionssitzung verabredet wurden,
- welche Konsequenzen aus der Realisierung dieser Verabredungen resultierten
- und welche Anliegen, Ziele, Aufträge an die SV-Gruppe herangetragen werden.

### Übung 15.2: SV-Gruppenkreis

**Beschreibung der Übung.** Begonnen wird mit der Auslosung der Supervisionsreihenfolge. Entsprechend der Teilnehmerzahl werden gefaltete Zettel verteilt, und die Teilnehmer tragen sich entsprechend ihrer Nummer in die ausgehängte Tagesliste ein.

Der für die anstehende SV-Sitzung ausgewählte Teilnehmer setzt sich zusammen mit seinem Intervisionspartner in die Mitte, die Gruppe bildet um beide herum einen Kreis. Beide wählen nun ein zweites Intervisionspaar, das den Supervisionsablauf leiten soll. Alle vier Innenkreismitglieder sowie die Teilnehmer des umgebenden Gruppenkreises lesen in Ruhe das Supervisionsprotokoll des Protagonisten durch. Wenn alle das Protokoll durchgelesen haben, trägt der supervidierte Teilnehmer noch einmal mündlich sein AZA (Anliegen, Ziele, Auftrag) vor. Wurde der Auftrag des jeweiligen Teilnehmers von den Supervisoren angenommen (ggf. nach kurzer Besprechung), beginnt die gemeinsame Arbeit gemäß erteiltem Auftrag. Sind dabei Rollenspiele vorgesehen, oder möchte der supervidierte Teilnehmer zahlreiche Rückmelde- oder Beratungsbeiträge von den anderen erhalten, können die beiden Supervisionsleiter hierfür Teilnehmer aus dem Gruppenkreis bestimmen.

Die Supervisionssitzung endet damit, dass der betreute Teilnehmer seine Mitnahmebotschaft (Cognition: »Was ich heute mitnehme«) zusammenfasst und konkretisiert, was er sich bis zur nächsten SE-Sitzung vornimmt (Choose your homework).

Jede SV-Einheit endet analog zum SV-Rational mit »Choose your homework«, also der expliziten Selbstvornahme/-verpflichtung (z. B. »Aus der Liste möglicher Selbstfürsorgeaktivitäten wähle ich für jeden Tag ein Item aus und bewerte am Abend das Realisierungsergebnis auf der vorbereiteten Ratingskala«).

**Ziele, Methoden, Haltungen.** Durch die Verwendung des auf die Supervision abgestimmten Problemlösemodells von Lohmann (2006) wird ein geordneter Arbeitsprozess gewährleistet, an dem die gesamte Supervisionsgruppe beteiligt wird. Außerdem enthalten die Aufträge des Supervisanden an die Gruppe zahlreiche verhaltenstherapeutische Standardtechniken. Durch die Sicherstellung eines vollständigen Problemlöseprozesses mit Problemanalyse, Zielplanung und Mittelwahl übernehmen die Teilnehmer hier die Haltung von Verhaltenstherapeuten als professionelle Problemlösehelfer.

**Setting/Zeit.** Zu Beginn eines Supervisionstages wird abgesprochen, welche Teilnehmer in welcher Reihenfolge supervidiert werden sollen. Pro Teilnehmer sollte (vergleichbar mit einer normalen Supervision im klinischen Kontext) möglichst eine Stunde (resp. 45 Minuten) zur Verfügung gestellt werden.

## 7.3 MODUL III: Bestätigen

Die folgende Übungsfolge thematisiert die permanente therapeutische Aufgabe des Bestätigens im Sinne von Validieren und Verstärken.

### Übung 16.1: Rückenstärkung

**Beschreibung der Übung.** Die Teilnehmer bringen sich zunächst gegenseitig am Rücken ein beschreibbares weißes Pappschild an. Ausgestattet mit Schreibgeräten bewegen sie sich im Raum, stellen sich nacheinander hinter jedes einzelne Gruppenmitglied und beschriften dessen Pappschild mit validierenden persönlichen Zuschreibungen (»Dein Lachen öffnet immer wieder meine Seele … Dein Durchhaltevermögen ist für mich ein echtes Vorbild …«).

**Ziele, Techniken, Haltungen.** Diese dem Buch »Körper und Gefühl« von Görlitz (2010) entnommene Übung richtet die Aufmerksamkeit der Teilnehmer auf eine zentrale Motivierungsaufgabe, die sie in ihrer therapeutischen Rolle komplementär zu den Bestätigungswünschen ihrer Patienten variantenreich beherrschen sollten – das Validieren.

**WERK-Durchführung der Übung »Rückenstärkung«**

**W**eg durch die Übung (Instruktion):

(1) Bei den bisherigen SE-Treffen haben Sie sich voneinander ein Bild gemacht. In dieser Übung haben Sie die Gelegenheit, sich auf wohlwollende Weise dazu Rückmeldungen zu geben, die Ihnen gegenseitig den Rücken stärken. Bitte befestigen Sie dazu zunächst gegenseitig ein leeres Blatt (oder eine DIN-A-3-Bastelpappe) auf dem Rücken.

(2) Im nächsten Schritt sorgen Sie für ein Geben und Nehmen, indem Sie der Person, die vor Ihnen steht, auf den Rücken schreiben: Was sie in Ihnen positiv in Bewegung setzt (sharing) ... welche Stärken Sie bei dieser Person erkannt haben (z. B. deine geduldige, tröstende Art) ... Was Sie dieser Person wünschen, damit sie sich wichtigen eigenen Zielen annähern kann (z. B. einen noch energischeren Standpunkt) ... in welcher Rolle Sie diese Person gerne persönlich in Anspruch nehmen würden (z. B. dir würde ich mein Kind anvertrauen ... dich würde ich gerne als Reisepartner haben ...) Unterzeichnen Sie die Mitteilungen mit Ihrem Namen. (Alternativ können auch beschriebene Klebezettel befestigt werden.)

(3) Nun entfernen Sie die beschriebene Karte von Ihrem Rücken und nehmen sich Zeit zum Lesen. Welchen emotionalen Nachhall lösen die Botschaften spontan aus? (Nach etwa zehn Minuten:) Nun erheben Sie sich bitte alle und tauschen sich auf dem »Marktplatz« über das Erfahrene aus. Stellen und beantworten Sie Fragen, geben Sie sich Rückmeldungen zu den Rückmeldungen ...

**E**rlebnisaspekte der Übung (Emotionsaktivierung):

Die Teilnehmer erproben den persönlichen Umgang mit der zentralen therapeutischen Aufgabe des Empathie-Bietens und aus der Patientenperspektive des Empathie-Erhaltens. Dabei erleben sie den aktiven wie auch den aufnehmenden Umgang mit wohlwollend-komplementären Botschaften.

**R**eflexionen zur Bedeutung der Erfahrungen (Bearbeitung):

Den eigenen Umgang mit der zentralen therapeutischen Fähigkeit zum Geben, aber auch zum Annehmen von Rückmeldungen beurteilen. Persönliche Ressourcen und Barrieren identifizieren und die Erfahrungen während der Übung mit denen im therapeutischen Setting vergleichen.

**K**onsequenzenableitung (Volitionsbildung):

Analog zum Vorgehen in der Therapie lassen sich bezogen auf die therapeutische Basisaufgabe des Bestätigens Hausaufgaben im Sinne weiterer Beobachtungen, Reflexionen, Verhaltensexperimente oder Übungen ableiten.

### Übung 16.2: Das Sparschwein/die Bohnentasche

**Beschreibung der Übung.** Diese Verstärkungsübung kann auf sehr unterschiedliche Weise das klassische verhaltenstherapeutische Vorgehen der Token Economy (Ayllon & Cole, 2008) anwenden. Hat sich der Teilnehmer vorgenommen, ein umgrenztes Zielverhalten aufzubauen, dann verabreicht er sich selbst bei dieser Übung kontingent zu dessen Erreichen positive Verstärker. Dabei kann das klassische Sparschwein verwendet werden. Oder die Person bewegt aus einem Bohnendepot ihrer rechten Hosentasche jedes Mal nach Realisierung des Zielverhaltens eine Bohne in die linke Tasche, um sich bei Erreichung einer bestimmten Bohnenzahl eine vorher bestimmte Belohnung zu verabreichen.

### Übung 17: Die Wertezielscheibe (nach Wengenroth, 2012)

**Beschreibung der Übung.** Zusammen mit den Teilnehmern werden Lebensbereiche zusammengestellt, für die nicht nur umgrenzte Ziele bestehen, sondern die auch weiter zu den Werten reichen, auf die die Person ihr Leben ausrichtet (z. B. Paarbeziehung, Elternschaft, Familie, Freunde und Bekannte, Arbeit und Beruf, Lernen/Ausbildung, Freizeit/Vergnügen, Spiritualität/Glaube, gesellschaftliches Engagement, Gesundheit und körperliche Wohlbefinden). Als Hausaufgabe schätzt jeder Teilnehmer zu jedem von ihm für relevant gehaltenen Wertebereich in einer Tabelle ein, welche Wichtigkeit er darin sieht und in welcher Weise er bei sich die Umsetzung im Handeln erkannt hat.

### Übung 18: Das Richtfest

**Beschreibung der Übung.** Nun haben die Teilnehmer durch ihre Selbstmodifikation gewissermaßen das Haus ihres Therapeuten-Selbst bis zum Dachstuhl errichtet. Bis sie endgültig einziehen können und dort warm und trocken ihren Berufsalltag verleben können, erhält das Haus noch ein sicheres Dach und erfolgen noch etliche Innenarbeiten. Es steht also ein Richtfest an. Ganz traditionell hält nun der verantwortliche Zimmermann eine zünftige Rede, in der er den entstandenen Bau würdigt, kurz die wichtigsten gelungenen Bauphasen in Erinnerung ruft und schließlich mit einem segnenden Sinnspruch dem Haus und seinen Bewohnern eine glückliche Zukunft wünscht. In diesem Sinne übernimmt nun jeder der Teilnehmer die Zimmermannsaufgabe, um den Intervisionspartner noch einmal an die gelungenen Schritte seiner Selbstmodifikation zu erinnern, für ihn einen passenden Sinnspruch zu finden und – mit allen gemeinsam darauf anzustoßen.

**Ziele, Techniken, Haltungen.** Diese Abschlussübung der Bearbeitungsphase zielt auf die persönliche Würdigung jedes einzelnen Teilnehmers ab. Sie verlangt allen Teilnehmern ab, eine passende Ansprache zu finden und angemessen den unterstützten Lern- und Entwicklungsprozess des Intervisionspartners wiederzugeben. Hier ist die Parallele zu den zentralen versorgenden therapeutischen Aufgaben des Validierens und Verstärkens sowie der komplementären Beziehungsgestaltung augenfällig.

# 8 Übungen der Commitmentphase

Diese Abschluss- und Integrationsphase zielt auf drei Ergebnisse ab: Die Teilnehmer sollen ihre Mitnahmebotschaften aus dem Selbsterfahrungsprozess kognitiv markieren, für die Zeit nach dem Curriculum weiter zu verfolgende persönliche Entwicklungsaufgaben ableiten und für eine Evaluation sorgen, indem sie beurteilen, ob und inwieweit sie ihre zu Beginn formulierten Selbstmodifikationsziele realisiert haben. Zum Abschluss gilt es schließlich, eine gute Form für das gemeinsame Abschiednehmen zu finden.

## 8.1 MODUL I: Cognition

### Übung 19: Vom Auto- zum Chefpiloten

**Beschreibung der Übung.** Diese Übung stellt auf imaginativem Weg zwei verschiedene Verarbeitungswege gegenüber: Im Autopilotenmodus durchläuft die Person in Problemsituationen eine automatische Reaktionskette; dies geschieht in der Regel mit einer geringen Bewusstheit. Im Chefpilotenmodus führt sie dagegen bewusst eine Reihe von geordneten Bewältigungsschritten durch. Das, was in der Abbildung 8.1 (»Verarbeitungswege«) als klinisches Beispiel dargestellt ist, lässt sich auf die quasitherapeutische Selbsterfahrung übertragen. Im Verlauf der Anfangsphase wurde über Situationsanalysen der (automatische) Ablauf von Problemepisoden geklärt. Das entsprechende verhaltensanalytische Störungsmodell (vgl. Übung »Interaktionshavarien«) lässt sich auf die linke Autopiloten-Spalte des Arbeitsblattes übertragen; die rechte Chefpiloten-Spalte zeigt einen kontrollierten Veränderungsweg.

In einem retrospektiven und anschließend einem Erfolgs-Rollenspiel werden die Abläufe beider Modi, des Autopiloten- und des Chefpiloten-Modus, psychodramatisch inszeniert. Dazu übernehmen fünf Gruppenteilnehmer die Aufgabe, jeweils einen der fünf Schritte, wie sie auf dem Arbeitsblatt 8.1 dargestellt sind (z. B. Bewertungsautomatik vs. achtsames Akzeptieren) zu übernehmen – erst im dysfunktionalen Autopilotenmodus, dann im angestrebten Chefpiloten-Modus. Der Protagonist nimmt hierbei selbst die Rolle des in den Chefpilotenmodus führenden Regisseurs ein. Gemeinsam mit der Gruppe wird am Ende eine Würdigung dieses Moduswechsels ausgesprochen.

**Ziele, Techniken, Haltungen.** Zunächst geht es darum, den erreichten persönlichen Entwicklungsweg jedes Teilnehmers am Ende des gemeinsamen Selbsterfahrungsprozesses lebendig darzustellen und zu würdigen. Durch diese Übung verknüpfen die Teilnehmer deklaratives und prozessuales Wissen. Die in ein Modell gefassten relevanten Verhaltensketten (deklaratives Wissen zu Problem- und Veränderungswegen aufrufen) werden über Imagination oder Rollenspiel durchlaufen (prozessuales Wissen nutzen). Solche gezielt induzierten Wechsel vom Problem- zum Zielmodus dienen der Vorbereitung für In-vivo-Übungen im Alltag der Teilnehmer. Dabei lassen sich diverse verhaltenstherapeutische Techniken (siehe Chefpilotenspalte) einsetzen.

**WERK-Durchführung der Übung »Vom Auto- zum Chefpiloten«**

**W**eg durch die Übung:

Bezogen auf einen Beispielpatienten aus dem zweiten Kapitel könnte als Triggersituation eine therapeutische Sitzung dienen, in der der betreffende Therapeut vor der Aufgabe steht, einen Angstpatienten auf eine massierte Exposition vorzubereiten.

- Er reagiert spontan mit einer ängstlichen Anspannung sowie automatischen negativen Selbstkommentaren (»Wie soll ich bloß die richtigen Worte finden … Ist so eine massierte Expo nicht viel zu brutal für diesen Patienten … Und was ist, wenn er nicht will?«),
- steigert sich in immer größere Aufregung und Konfusion hinein und
- vermeidet letztlich die anstehende Intervention, indem er ein beratendes Gespräch über Erziehungsprobleme des Patienten führt.
- Am Ende der Sitzung ist er einerseits erleichtert, dass er mit dem Patienten keinen Expositionstermin verabredet hat, leidet andererseits aber unter einem schlechten Gewissen, weil er seine schon länger bestehende Interventionshemmung und seinen generell ängstlich-vermeidenden Behandlungsstil wieder mal bestätigt hat.

Alle vier Schritte dieses Problemmusters werden nun vom Protagonisten an andere Gruppenteilnehmer verteilt (»Du verkörperst meine erste emotionale Reaktion, du sprichst meine automatischen Gedanken, du spielst mein Vermeideverhalten« usw.). Ein Teilnehmer verkörpert mimisch-gestisch und vielleicht auch durch einen Ausruf das spontane Anfangsgefühl, ein zweiter Teilnehmer ist ausdrucksvoller Sprecher der Selbstkommentare, ein dritter zeigt pantomimisch die aufgeregt-konfuse Verfassung, ein vierter stellt das vermeidende Gesprächsverhalten dar und ein fünfter Teilnehmer kommentiert die bewirkten Konsequenzen der Reaktionskette.

Nun werden die Rollenspieler vom Teilnehmer darüber informiert, in welcher Weise ihm in dieser Situation mittlerweile der Übergang in den Chefpilotenmodus gelungen ist. Nach einer Vorbesprechung der Dramaturgie spielen sie unter der Regie des stolzen Protagonisten in verteilten Rollen den positiven Verarbeitungsweg.

**E**rlebnisaktivierung:

In den verschiedenen Phasen der Übung werden zum Teil eher kognitive Aspekte betont (Pilotenmodell), teilweise auch emotionale Aspekte hervorgehoben (Miterleben der Rollenspiel-Dramatisierungen eigener Verhaltensketten). Dadurch, dass der Teilnehmer während des Psychodrama-Abschnittes eine Zuschauerrolle einnimmt, entwickelt er zwar intensive Emotionen, bleibt aber in einer Schutz bietenden Beobachterdistanz.

►

**R**eflexionen:
Nach den Inszenierungen der maladaptiven und der bewältigenden Sequenz wird die Videoaufzeichnung betrachtet und der Teilnehmer zu einer Ableitung einer Mitnahmebotschaft geleitet. Hierbei werden z. B. relevante Erlebnisaspekte markiert (»Am stärksten beeindruckt hat mich, wie selbstverständlich der Wechsel vom Auto- zum Chefpilotenmodus vollzogen wurde – als wenn ich einfach frei wählen könnte«) oder Kompetenzaspekte eingegrenzt (»Und so energisch, wie ich da gehandelt habe, hätte ich das zu Beginn noch nicht hingekriegt«).

**K**onsequenzenableitung:
Den Abschluss der Nachbetrachtung bildet die Würdigung des Erreichten. Hierfür bieten sich diverse Selbstverstärkungsmöglichkeiten an, aber ausdrücklich auch eine kreative Würdigungsrunde durch die anderen Teilnehmer (s. auch Übung 21.1, »Flaschenpost«).

**Arbeitsblatt 8.1** Verarbeitungswege (S. 1/2)

**VERARBEITUNGSWEGE**
**Anfordernde Situation**
Methode: Exposition mit Trigger-Reiz
Beispiel: ..............................

| Autopilotenmodus | Chefpiloten-Modus |
|---|---|
| (1) | |
| **Emotionsautomatik/Fusionierung**<br>*Beispiel:* | **Bewusstes Erkennen/Benennen**<br>Methode: Diskriminationstraining/ Selbstbeobachtung<br>Beispiel: |
| (2) | |
| **Bewertungsautomatik/emotionale Eskalation**<br>*Beispiel:* | **Achtsames Distanzieren**<br>Methode: Achtsamkeitstechniken<br>Beispiel: |
| (3) | |
| **Planlose Konfusion**<br>*Beispiel:* | **Bewusstes Planen**<br>Methode: Problemlöserational<br>Beispiel: |
| (4) | |
| **Handlungsautomatismen**<br>*Beispiel:* | **Zielorientiertes Handeln**<br>Methode: Verhaltenseinübende Techniken<br>Beispiel: |
| (5) | |
| **Schemakonsistenter Misserfolg**<br>*Beispiel:* | **Zielerreichung/Selbstbestätigung**<br>Methode: Selbstverstärkungstechniken/ Schema-Memo Beispiel: |



**Arbeitsblatt 8.1** Verarbeitungswege (S. 2/2)

**VERARBEITUNGSWEGE**
(Beispiel)
**Anfordernde Situation**
Methode: Exposition mit Trigger-Reiz
Beispiel: *Zwangspatient verlässt das Haus*

| Autopilotenmodus | Chefpiloten-Modus |
|---|---|
| (1) | |
| **Emotionsautomatik/Fusionierung**<br>*Von Unruhe erfasst/von Bedrohung ausgehen* | **Bewusstes Erkennen/Benennen**<br>Methode: Diskriminationstraining/ Selbstbeobachtung<br>Beispiel: *Ich gehe aus dem Haus und bemerke Unruhe.* |
| (2) | |
| **Bewertungsautomatik/emotionale Eskalation**<br>*»Wenn ich keinen Kontrollgang mache, dann könnte das Haus abbrennen.«* | **Achtsames Distanzieren**<br>Methode: Achtsamkeitstechniken<br>Beispiel: *»Das ist Angst … Da sind Katastrophengedanken.«* |
| (3) | |
| **Planlose Konfusion**<br>*Ansteigende Erregung und Entscheidungsunfähigkeit* | **Bewusstes Planen**<br>Methode: Problemlöserational<br>Beispiel: *Entscheidung für Exposition und Reaktionsverhinderung* |
| (4) | |
| **Handlungsautomatismen**<br>*Durchführen der Kontrollrituale* | **Zielorientiertes Handeln**<br>Methode: Verhaltenseinübende Techniken<br>Beispiel: *Exposition und Reaktionsverhinderung* |
| (5) | |
| **Schemakonsistenter Misserfolg**<br>*Nach kurzfristiger negativer Verstärkung kommt es zu Erschöpfung und Demoralisierung* | **Zielerreichung/Selbstbestätigung**<br>Methode: Selbstverstärkungstechniken/ Schema-Memo<br>Beispiel: *»Geschafft, gut gegangen!« »Deshalb kann ich …, auch wenn mir danach ist …«* |



**Setting/Zeit.** Die Teilnehmer haben diese Übung vor der Sitzung durch retrospektive Situationsanalysen und Neuverfilmungsbeschreibungen vorbereitet. Für die Rollenspiel-Inszenierung benötigt jeder Teilnehmer gemeinsam mit der Gruppe etwa eineinhalb Stunden, sodass für eine achtköpfige Selbsterfahrungsgruppe zwei Selbsterfahrungstage benötigt werden.

### Übung 20.1: My way

**Beschreibung der Übung.** Als analogen Rückblick auf den persönlichen Selbsterfahrungsweg bietet sich die Bemalung eines Flipchartblattes an. Am unteren linken Rand wird das Selbstmodifikationsthema zum Zeitpunkt des gemeinsamen Beginns der Selbsterfahrung symbolisiert, am oben rechten Rand wird das Bild einer idealen Erreichung der Zielvision skizziert. Dazwischen bildet der Teilnehmer einen Weg durch eine Landschaft ab, durch die schwierige Passagen führten, die aber erfolgreich bewältigt wurden. Es wird auf dem Weg der Punkt gekennzeichnet, an dem der Teilnehmer sich zurzeit angekommen sieht und die Wegstrecke, die noch vor ihm liegt und durch eine bestimmte harmonische oder auch unwirtliche Landschaft führt. Jeder Teilnehmer tritt vor sein Poster und erzählt der Gruppe anhand dieses Bildes noch einmal die eigene Selbsterfahrungsgeschichte und erhält von den anderen erinnernde und ermutigende Beiträge.

**Ziele, Techniken, Haltungen.** Auch hier wird eine analoge, symbolische Nachbearbeitung der absolvierten Selbstmodifikation durchgeführt. Der jeweilige Teilnehmer bildet den Stand seiner Entwicklung im Verlauf der Selbsterfahrung ab und macht erkennbar, welche schwierigen Landschaften schon erfolgreich durchschritten wurden sowie welche Wegstrecke noch vor ihm liegt. Durch diese Darstellungsform wird eine angemessene Distanzierung zum erlebten Prozess hergestellt und durch die bildhafte Repräsentation gleichzeitig eine emotionale Verankerung der eigenen Erfahrungen gewährleistet. Der Vortrag vor der Gruppe verlangt ihm auch ab, sich den anschließenden Anmerkungen und Nachfragen der Eingeweihten zu stellen bzw. versorgt ihn mit weiteren Würdigungen der wohlmeinenden Kollegen.

**Setting/Zeit.** Vortrag und Nachbesprechung mit der Gruppe: ca. 45 Minuten pro Teilnehmer.

### Übung 20.2: Wenn einer eine Reise macht

**Beschreibung der Übung.** Die Teilnehmer finden sich zu einer virtuellen Belohnungsreise zusammen, mit der sie sich für den gemeinsam zurückgelegten langen Arbeits- und Entwicklungsweg belohnen wollen. Sie einigen sich, wohin sie reisen wollen, welche Reiseroute mit welchen Zwischenstopps sie verfolgen wollen, wie die Rollen in der Gruppe verteilt sind, welche Ausrüstung erforderlich ist usw., starten dann im lebendigen Rollenspiel ihre erlebnishafte Reise, durchleben diese mit allen Freuden und bewältigten Gefahren und kehren um eine Lebenserfahrung reicher zurück.

**WERK-Durchführung der Übung »Wenn einer eine Reise macht«**

**W**eg durch die Übung (Instruktion):

Betrachten Sie diese SE, die Sie in den letzten Monaten mit der Gruppe durchgeführt haben, als eine gemeinsam zurückgelegte Reise. Sie haben gleich Zeit, diese Reise vorzubereiten, durchzuführen und abzuschließen. Einigen Sie sich miteinander auf folgende Aspekte: Welches Reisemittel (z. B. Schiff, Flugzeug, Bus, zu ►

Fuß …) soll benutzt werden? Welche Rollen nehmen die einzelnen Mitreisenden dabei ein? (z. B. Kapitän, Pilot, Reiseleiter, Animateur, Pauschaltourist, Koch, Barkeeper …) Welches Reiseziel verabreden Sie, und wie planen Sie Ihre Reiseroute? (z. B. Marokko, Weg über Belgien, Frankreich und Gibraltar …) Wann, wo, werden Sie zur Reise aufbrechen? (Leinen los, von der Startbahn abheben, sich am ZOB treffen …) Wie gestalten Sie miteinander den Reiseablauf, und wie bewältigen Sie dabei entstehende Aufgaben? (Durch eine Nebelbank an einem Eisberg vorbei navigieren, auf der Busreise in der Wüste von Beduinen überfallen werden, Skorbutbefall bekämpfen …) In welcher Weise erreichen Sie das Ziel und wie erleben Sie gemeinsam die Ankunft? (Von der Deutschen Gesellschaft zur Rettung Schiffbrüchiger an Land gebracht werden, gut erholt und gebräunt den Angehörigen am Heimatbahnhof in die Arme fallen, eine herrliche Begrüßungsparty feiern, die Mitreisenden nur noch über einen Anwalt kontaktieren …)

(1) Der SE-Leiter überlässt die Gruppe gänzlich ihrer Selbstorganisation und beobachtet aus psychologischer Sicht die Abläufe, bereitet seine Rückmeldungen vor.
(2) Moderierte Nachbesprechung zu Aspekten wie typische Rollenzuweisungen, Konfliktbewältigungsstile, Abstimmung von Führen und Folgen etc.

**E**rlebnisaspekte der Übung (Emotionsaktivierung):
Spielerisch werden die Ressourcen der Gruppe wie Kohäsion, Offenheit, Vertrauen und bei den SE-Teilnehmern ihr Interaktions- und Bewältigungsstil, ihre typischen und evtl. bereits in der SE bearbeiteten Handlungs- und Erlebnisweisen aktiviert.

**R**eflexionen zur Bedeutung der Erfahrungen (Bearbeitung):
Gemeinsam werden die o. g. Aspekte exploriert und in eine kognitive Repräsentation gebracht. Im Zentrum steht der Vergleich zwischen den Reiseerfahrungen und bereits bearbeiteten SE-Themen.

**K**onsequenzenableitung (Volitionsbildung):
Auf eine verbindliche Ableitung von Konsequenzen wird hier ausdrücklich verzichtet, da es sich hier um eine erlebnisoffene Verabschiedungsübung handelt.

**Ziele, Techniken, Haltungen.** Auch hier wird eine erlebnishafte Würdigung der gemeinsam gemeisterten Zeit angezielt. Die Verwendung von Rollenspiel, interaktivem Problemlösen, komplementärer Beziehungsgestaltung bis Konfliktmanagement macht diese kohäsive Übung zu einer kreativen Anwendung verfügbarer VT-Werkzeuge.
**Setting/Zeit.** Alles findet in der Gruppe statt und umfasst 1 bis 2 Stunden.

## 8.2 MODUL II: Choose your homework

### Übung 21.1: Flaschenpost

**Beschreibung der Übung.** Für jeden Teilnehmer wird eine Flasche mit wohlwollenden Botschaften der anderen Gruppenmitglieder gefüllt. Damit jeder Teilnehmer seine affirmativen Botschaften mit Herzblut füllen kann, wird die Aufgabe am Ende des vorausgehenden Gruppentreffens als Hausaufgabe verabredet. Jeder füllt dann in die jeweilige einem Gruppenmitglied zugeordnete Flasche seine persönlich vorbereiteten Botschaften. Geöffnet werden darf die Flaschenpost erst nach einem gebotenen Zeitraum – z. B. in einem Jahr oder nach Absolvieren der Staatsprüfung.
**Ziel, Techniken, Haltungen.** Es geht einfach darum, voneinander herzlich und persönlich Abschied zu nehmen und dabei ausdrücklich eine symbolische, bildhafte Sprache zu finden.

**WERK-Durchführung der Übung »Flaschenpost«**
**W**eg durch die Übung (Instruktion):

(1) »Sie haben sich nun über mehrere Jahre dabei begleitet, Person und Profession miteinander abzustimmen, kennen sich in Ihren Stärken und Schwächen und haben sich in Ihrer Entwicklung gegenseitig ermutigt und unterstützt, aber auch konfrontiert und gefordert. Dabei habe ich als SE-Leiter/in immer wieder darauf geachtet, dass Sie diesen Weg so weit wie möglich auf verhaltenstherapeutische Weise bewältigt haben. Jetzt, am Ende unserer gemeinsamen SE, möchte ich jeden von Ihnen dazu inspirieren, zu diesem persönlichen Weg ein Bild zu finden, das in die eigene Zukunft weist.

(2) Denken Sie sich eine Flaschenpost, die in das Meer Ihres Unbewussten geworfen wurde, und die irgendwann an das Ufer Ihres Bewusstseins gespült wird. Wenn Sie diese Flaschenpost öffnen, so finden sich darin Botschaften an Sie. Diese Botschaften haben Bedeutungen, die Sie über Ihre Fantasie erschließen können und die von Menschen kommen, die Sie gut kennen und es wirklich gut mit Ihnen meinen.

(3) (SE-Leiter öffnet einen Behälter, in dem sich entsprechend der Teilnehmerzahl Flaschen und Korken befinden.)
   a) Bitte schreiben Sie an jede Person Ihrer Gruppe einen Zettel mit einer analogen Botschaft – einem Bild, einem Musikhinweis, einem Vers, einer Losung oder einem Rat. Das kann auch ein Symbol-Gegenstand sein, der klein genug ist, um durch den Flaschenhals zu passen. (Entweder als Hausaufgabe oder als Aufgabe in der SE-Sitzung geben.) Und nun füllen Sie bitte jedem seine Post in dessen Flasche. Sobald eine Flasche mit sämtlichen Botschaften gefüllt ist, verkorkt sie der letzte Botschafter und überreicht sie dem Besitzer, an den sie gerichtet ist. Wann der richtige Zeitpunkt gekommen ist, an dem Sie Ihre Flaschenpost finden und öffnen, das legen Sie als Flaschenempfänger jeweils selbst fest. Ob das in drei, sechs oder zwölf

►

Monaten sein wird oder kurz vor oder nach der Prüfung oder dann, wenn eine größere berufliche Entscheidung ansteht, das ist allein in Ihrer Hand. Aber bitte sagen Sie es uns, wenn Sie die Flaschenpost überreicht bekommen.

**E**rlebnisaspekte der Übung (Emotionsaktivierung):
Zum Abschluss des gemeinsamen Selbsterfahrungsprozesses haben die Teilnehmer eine große Bereitschaft, sich voneinander mit einer wohlwollenden oder auch liebevollen Geste aus der SE zu verabschieden. Bevor jeder Teilnehmer mithilfe des Arbeitsblattes 8.2 sorgfältig eine Reihe von Fragen zu den eigenen Klärungs-, Bewältigungs- und Beziehungserfahrungen beantwortet und sein persönliches WERK-Modell zur erarbeiten Selbstmodifikation vorstellt, beginnt diese Übung gewissermaßen auf der rechten Hirnhemisphäre und ermöglicht auf fantasievolle Weise eine bewegende gegenseitige Ansprache. Und zu dem späteren Zeitpunkt, wo der Teilnehmer seine Flaschenpost dann öffnet und deren Botschaften aufnimmt, erlebt er diese Ansprache durch die Botschaften in unterstützender und inspirierender Weise.

**R**eflexionen/**K**onsequenzen:
Diese Übung verzichtet auf eine systematische Nachbearbeitung und sorgt für ein episches Ende.

**Setting/Zeit.** Jeder Teilnehmer versorgt alle anderen Gruppenteilnehmern mit wohlwollenden Schlussbotschaften, aber auch Empfehlungen zu weiteren Selbstmodifikationsschritten oder Warnungen vor individuellen Fallen. Zeitumfang nach Wahl.

#### Übung 21.2: Kofferpacken

**Beschreibung der Übung.** Am Ende des betreuten Selbstmodifikationsprozesses werden die Ressourcen als Gepäckstücke (z. B. in Form von Memo-Karten) gefasst, die in einem Koffer verstaut werden. Dieser Koffer steht danach für die weitere Reise bereit, um ihm je nach Bedarf Ausrüstungsgegenstände entnehmen zu können. Ebenso wie Patienten am Ende ihrer Therapie einen einfachen Zugang zu ihrem Störungs- und Veränderungswissen benötigen, indem sie einen Ressourcen- oder auch Notfallkoffer öffnen können und dort vorbereitete Erinnerungs-, Ermutigungs- und Instruktionskarten vorfinden, können Selbsterfahrungsteilnehmer ein solches Unterstützungssystem für ihre weiter zu betreuenden Lern- und Entwicklungsaufgaben installieren.
**Ziele, Techniken, Haltungen.** Während die vorausgehende Übung der Flaschenpost vorwiegend auf emotionale und symbolische Impulse setzt, die den Teilnehmern einen Ressourcenzugang öffnet, ist diese Übung dazu das kognitive Pendant. Diese Intervention entspricht einem Vorgehen, wie es sich auch für Patienten in der therapeutischen Integrationsphase anbietet. Dieses Vorgehen basiert auf einer wohlwollenden und unterstützenden Haltung, wonach fortgeschrittene Teilnehmer/Patienten nach

dem Prinzip der minimalen Intervention bereits mit wenigen Prompts an ihren Bewältigungsressourcen anknüpfen können (siehe auch Übung »Echo-SMS«).

### Übung 22: Zukunftsbegegnung

**Beschreibung der Übung.** Ein Teilnehmer leitet einen zweiten Teilnehmer durch eine Imagination: »Wenn ich dir in ein oder zwei Jahren begegne und du hast bis dahin optimale Fortschritte bei der Bearbeitung deiner Selbstmodifikationsthemen gemacht: Wo würde ich dir bei der Arbeit begegnen, wie sähest du aus, woher kämst du grade, was hättest du gerade in deinem Beruf erlebt, wie würdest du dich fühlen, wohin führt dich dein Weg, mit welchen für dich positiven Menschen hättest du zu tun … usw.?«
**Ziele, Techniken, Haltungen.** Hier wird die Technik der Zeitprojektion (vgl. Linden & Hautzinger, 2008, S. 326–329) genutzt, bei der ein Therapeut seinem Patienten »erfreuliche Situationen vorgibt und ihn instruiert, sie sich so lebendig wie möglich vorzustellen«. Dabei geht es darum, möglichst intensiv die damit verbundenen Gefühle zu aktivieren.
**Setting/Zeit.** In der Dyade ca. 20 Minuten pro Teilnehmer.

### Übung 23: Boostertreffen

**Beschreibung der Übung.** Im Verlauf der Nachsorgephase, also in den Monaten nach dem letzten Treffen der Selbsterfahrungsgruppe, bieten sich Auffrischungssitzungen der Intervisionspartner an. Entweder verabreden beide feste Nachsorgetermine (z. B. 3 und 6 Monate nach der Abschlusssitzung) oder sie berufen entsprechende Sitzungen bei Bedarf ein. So können die IV-Partner für das Jahr nach dem letzten Gruppentreffen verabreden, sich zu festgelegten Terminen eine E-Mail (oder auch ausgewählte Ansichtskarte) zuschicken, auf der sie sich kurz zum »Stand der Dinge« informieren und dabei ggf. ein Treffen vorschlagen.

## 8.3 MODUL III: Check-up

### Übung 24.1: Evaluation und Schlusspräsentation: Der Blick zurück

**Beschreibung der Übung.** Diese Übung setzt sich aus einem kognitiven und einem kreativen Abschnitt zusammen. Jeder Teilnehmer orientiert sich in seiner Abschlussevaluation zunächst an der unten aufgeführten Fragenliste (s. Arbeitsblatt 8.2), gleicht die Antworten mit den eigenen

**Arbeitsblatt 8.2** Evaluationsfragen zur Selbsterfahrung

- Momente, die mich im Verlauf der Selbsterfahrung besonders berührten, waren: … *(Narrativer Erlebnisbericht)*
- Während des ersten Abschnittes der Selbsterfahrung, der Orientierungsphase, konnte ich bei mir selbst folgende Ressourcen und Risikoanteile identifizieren: … *(Adaptive und maladaptive Bewältigungsstile/Oberpläne/Selbstbildaspekte)*
- Situationen im beruflichen und privaten Rahmen, in denen sich meine Stärken und Schwächen gezeigt haben, waren zum Beispiel: … *(SORK-Beispiele)*
- Entsprechend der so erkannten und benannten maladaptiven Aspekte meines Beziehungs- und Bewältigungsstils, meiner Oberpläne und meines Selbstbildes konnte ich folgende Selbstmodifikationsziele formulieren: … *(Zielerreichungsskalen)*
- Um diese Ziele erreichen zu können, habe ich folgende verhaltenstherapeutische »Konzeption« geplant: … *(Selbstmodifikationskonzept)*
- Unterstützungen, die ich von den anderen in der Selbsterfahrungsgruppe in dieser Orientierungsphase erhalten habe, waren: …*(Narrativer Erlebnisbericht)*
- Teilschritte bei der Bearbeitung meines Selbstmodifikationsprojektes, die ich realisiert habe, waren: … *(Selbstmodifikationsprozess gemäß Dokumentation von Behandlungsverläufen)*
- Die größten (praktischen, interaktionellen und emotionalen) Barrieren, mit denen ich dabei zu kämpfen hatte, waren: … *(Narrativer Erlebnisbericht)*
- Wendepunkte, die mir durch eigene Drehs, Hilfen meines Intervisionspartners, die Gruppe, den Selbsterfahrungsleiter dabei gelangen, waren: … *(Narrativer Erlebnisbericht)*

Als persönliche Konsequenz aus der Selbsterfahrung nehme ich mir für die Zukunft folgende drei Dinge vor:

(1) ……………………………………………………………………

……………………………………………………………………

(2) ……………………………………………………………………

……………………………………………………………………

(3) ……………………………………………………………………

……………………………………………………………………

Aufzeichnungen des Selbsterfahrungstagebuchs ab und stellt als Evaluationsbulletin gemeinsam mit seinem Intervisionspartner das WERK der eigenen Selbsterfahrung vor.

Den zweiten Teil der Selbsterfahrungspräsentation sollte jeder Teilnehmer individuell gestalten als vorbereitete kreative Darstellung (z. B. als Collage oder Rollenspiel). Damit die Teilnehmer sich authentisch darstellen können, sollte hier gänzlich auf formale Vorgaben verzichtet werden.

**Das WERK meiner Selbsterfahrung umfasst**
**W**issen zu meinen Stärken und Schwächen
**E**motionen, die im Kontakt damit bei mir aktiviert werden
**R**eflexionen zur persönlichen Bedeutung dieser Erfahrungen
**K**onsequenzen, die ich aus meinen reflektierten Erfahrungen ableite

**Ziele, Techniken, Haltungen.** Hier wird sowohl eine kognitive Evaluation des Curriculums vorgenommen als auch auf analoger Ebene bewertet. Auf diese Weise werden beide Repräsentationsformen therapeutischen Arbeitens realisiert und aufeinander bezogen. Ein solches Vorgehen bildet ein Modell für vollständiges therapeutisches Arbeiten. Das heißt, auch Patienten sollten den »Zusammenklang beider Hirnhemisphären« erfahren können, also sowohl kognitives Regelwissen abrufen können als auch über ganzheitliche emotionale Anker verfügen, die ihnen einen flüssigen Zugang zu ihren therapeutischen Ressourcen ermöglichen.

### Übung 24.2: Die Selbstfürsorge-Ampel

**Instruktion.** »Sie kennen und erkennen inzwischen die Bedingungen, bei denen Ihr Autopilot anspringt bzw. Ihr Chefpilot Beistand benötigt. Manchmal ist es so, dass der Autopilot deutlich sein Unwesen treibt. Dann leuchtet gewissermaßen eine rote Ampel auf und Sie können in den Ablauf korrigierend eingreifen und den Chefpiloten ans Ruder bringen. Oft gibt es aber eine Vorgeschichte und Sie nähern sich allmählich der Schwelle an, von der an alles seinen unguten Gang geht. Wie können Sie frühzeitig bemerken, dass sich so etwas anbahnt? Wie können Sie gewissermaßen auf einer Ampel die gelbe Lampe leuchten sehen? Ja, und gerade dann, wenn Sie Ihre Chefpiloten-Routine erwerben wollen, dann brauchen Sie auch würdigende Rückmeldungen, dass Sie sich – auch in Belastungssituationen – im grünen Bereich befinden, sich also gut regulieren? Die können Sie sich dann geben, wenn Sie auf Ihrer Ampel die grüne Lampe leuchten sehen. Bitte definieren Sie zunächst, woran Sie konkret die grüne, die gelbe, die rote Phase erkennen können. – Und wenn Sie diese Erkennungsmerkmale auf einer roten, gelben, grünen Karte notiert haben, dann verstauen Sie in Ihrer linken Tasche mehrere Plastikchips in den Farben Rot, Gelb und Grün. In der Übungsphase halten Sie zu bestimmten Zeiten des Tages inne und bestimmen, welche Ampelphase gerade leuchtet. Entsprechend nehmen Sie einen Chip der passenden Farbe und transportieren den in Ihre rechte Tasche. Oder Sie bemerken spontan, dass die Situation gerade der einen oder anderen Phase entspricht und nehmen das zum Anlass für einen Chip-Transport. Sie haben damit zwei Effekte erzielt: Zum einen erhalten Sie so einen Eindruck zum aktuellen Stand Ihrer Selbstregulation. Außerdem können Sie in den Einschätzungssituationen auf einer roten, gelben, grünen Konsequenzenkarte nachlesen, was Sie unmittelbar nach der Diskriminierung denken und tun sollten. Passt die grüne Karte, wird Ihnen ein lobender Satz empfohlen und dazu geraten, in dem fortzufahren, was Sie gerade tun. Wählen Sie die gelbe Karte, wird Ihnen bspw. eine achtsame »Da-ist-Distanzierung« sowie eine kurze Atemmeditation nahegelegt. Leuchtet die rote Ampelleuchte, dann steht auf Ihrer vorbereiten Karte vielleicht folgende Instruktion: Konzentrieren Sie sich jetzt voll auf diesen Zustand und akzeptieren, dass Sie sich in einer herausfordernden Situation befinden. Sie benötigen jetzt Ihre volle Aufmerksamkeit, um mit der Kraft Ihres Autopiloten umgehen zu können. Dazu gehört es, einen Helfer anzurufen, die Situation zu verlassen oder sich ermutigende Sätze zu sagen. Eine weitere Möglichkeit ist es, sich ganz auf einen starken Reiz zu konzentrieren. Sie können bspw. einen Tropfen Tabasco auf die Zunge tropfen, ein starkes Minzbonbon oder einen Eiswürfel lutschen oder einen Igelball in die Hand drücken. Konzentrieren Sie sich ganz auf die Empfindungen, die Sie haben, wenn Sie diese Reize wahrnehmen.«

**Ziele, Techniken, Haltungen.** Diese variabel durchführbare Übung (nach Kröger & Lohmann, 2007) zielt darauf ab, die selbstachtsamen Ressourcen der Teilnehmer für die Pflege ihrer Selbstfürsorge zu verfeinern. Es werden sowohl achtsamkeitsbasierte Interventionen als auch Emotionsregulationstechniken, speziell Stresstoleranztechniken, eingesetzt, wie sie im Rahmen der Dialektisch-Behavioralen Therapie regelhaft verwendet werden (vgl. Bohus & Wolf, 2009) und sich im klinischen Rahmen speziell für die Behandlung von Abhängigkeitserkrankungen eignen.

### Übung 25: Der Maskenball

**Beschreibung der Übung.** Der Abschluss der gemeinsamen Selbsterfahrungszeit sollte gefeiert werden! Wie – das kann jede Gruppe selbst herausfinden. Aber ein Maskenball könnte ein guter Vorschlag sein, auf dem jeder Teilnehmer entweder in der Maske seines Problem-Selbst oder in der seines Ziel-Selbst erscheinen kann – oder sich während des Balls von einem Selbstanteil zum anderen verwandelt.

Wie auch immer, jedenfalls sollte gefeiert werden!

# Anhang

# Verzeichnis der Übungen

## Anfangsphase



## Bearbeitungsphase

**Commitmentphase**

# Verzeichnis der Arbeitsblätter

| Arbeitsblatt 4.1 | Evaluation der Selbsterfahrungssitzungen – Kurzrating durch SE-Teilnehmer (S. 1/2) |
|---|---|

Im Anschluss an die Sitzung wird der Realisierungsgrad der einzelnen ABC-Komponenten auf einer vierstufigen Skala bewertet.
0 = überhaupt nicht/1 = ein wenig/2 = deutlich/3 = sehr deutlich

| **Ankommen** | |
|---|---|
| Gelang es dem SE-Leiter, mich/uns auf die SE-Sitzung einzustimmen? | ☐ ☐ ☐ ☐<br>0 1 2 3 |
| **Anknüpfen** | |
| Hat der SE-Leiter mir/uns ermöglicht, von den wichtigsten Erfahrungen der Zwischenzeit zu berichten – speziell auch mit den Hausaufgaben? | ☐ ☐ ☐ ☐<br>0 1 2 3 |
| Haben die anderen Gruppenmitglieder sich daran konstruktiv und interessiert beteiligt? | ☐ ☐ ☐ ☐<br>0 1 2 3 |
| **Absprechen** | |
| Konnten wir bald miteinander absprechen, womit wir uns heute in dieser Sitzung befassen wollten? Enthielt die verabredete Tagesordnung für mich bedeutsame Punkte? | ☐ ☐ ☐ ☐<br>0 1 2 3 |
| **Bereit sein** | |
| Konnte der SE-Leiter mit uns verabreden, in welcher Weise wir in dieser Sitzung weiterarbeiten wollen, und hat er uns für das konkrete Vorgehen angemessen motiviert? | ☐ ☐ ☐ ☐<br>0 1 2 3 |
| **Bearbeiten** | |
| Hat der SE-Leiter uns beim Bearbeiten so viel wie nötig angeleitet/unterstützt, uns aber auch so weit wie möglich das Vorgehen selbst finden lassen? | ☐ ☐ ☐ ☐<br>0 1 2 3 |
| Verlief die SE so, dass ich dabei spürbar mit meinen Gefühlen verbunden war und fühlte ich mich dabei von SE-Leiter hinreichend geschützt? | ☐ ☐ ☐ ☐<br>0 1 2 3 |
| Gelang es ihm, dass wir uns auch gegenseitig motivieren, unterstützen und schützen konnten? | ☐ ☐ ☐ ☐<br>0 1 2 3 |

| Arbeitsblatt 4.1 | **Evaluation der Selbsterfahrungssitzungen – Kurzrating durch SE-Teilnehmer** (S. 2/2) |
|---|---|

| **Bewirken** | |
|---|---|
| Konnte ich mich mithilfe des SE-Leiters und der anderen Teilnehmer in der heutigen Sitzung aktiv und wirksam erleben? | ☐ ☐ ☐ ☐<br>0 1 2 3 |
| Wurde mir deutlich, bei welchen meiner SE-Themen ich dieses Mal Fortschritte gemacht habe? | ☐ ☐ ☐ ☐<br>0 1 2 3 |
| Ist mir klar geworden, welche Probleme, Barrieren noch vor mir liegen? | ☐ ☐ ☐ ☐<br>0 1 2 3 |
| **Chancen** | |
| Konnte ich aus der Sitzung hilfreiche Ideen und Anregungen mitnehmen?<br>Könnte ich diese Mitnahmebotschaft für eine vertraute Person in wenigen Sätzen zusammenfassen? (Auf der Rückseite notieren) | ☐ ☐ ☐ ☐<br>0 1 2 3 |
| **Come on** | |
| Konnte ich sinnvolle und schaffbare Hausaufgaben ableiten, die ich mir bis zum nächsten Mal vornehme? | ☐ ☐ ☐ ☐<br>0 1 2 3 |
| Weiß ich auch, welche möglichen Schwierigkeiten ich dabei wie bewältigen kann? | ☐ ☐ ☐ ☐<br>0 1 2 3 |
| **Check-up** | |
| Wie weit ist es uns dieses Mal gelungen, die verabredete Tagesordnung zu bearbeiten? | ☐ ☐ ☐ ☐<br>0 1 2 3 |
| Wie gut fühlte ich mich von den anderen Teilnehmern der Gruppe verstanden und unterstützt? | ☐ ☐ ☐ ☐<br>0 1 2 3 |
| Wie gut fühlte ich mich heute vom SE-Leiter verstanden und unterstützt, und wie gut ist ihm gelungen, die Gruppenprozesse anzuleiten und zu moderieren? | ☐ ☐ ☐ ☐<br>0 1 2 3 |
| Was mir in dieser Sitzung klarer geworden ist (Auf der Rückseite notieren):<br>Was ich mir bis zur nächsten Sitzung vornehme (Auf der Rückseite notieren): | |

 

| Arbeitsblatt 4.2 | Evaluation der Selbsterfahrungssitzungen – Kurzrating durch SE-Leiter (S. 1/2) |
|---|---|

Im Anschluss an die Sitzung wird der Realisierungsgrad der einzelnen ABC-Komponenten auf einer vierstufigen Skala bewertet.
O = überhaupt nicht/1 = ein wenig/2 = deutlich/3 = sehr deutlich

| **Abholen** *Are you ready?* | |
|---|---|
| Habe ich sichergestellt, dass die SE-Gruppe zu Sitzungsbeginn arbeitsfähig war (z. B. mithilfe einer Achtsamkeitsübung zum Ankommen)? | ☐ ☐ ☐ ☐<br>0 1 2 3 |
| **Anknüpfen** *Actual state of affairs* | |
| Konnten die Teilnehmer ihre zwischenzeitlichen Erfahrungen rekonstruieren und auf relevante individuelle SE-Themen beziehen? | ☐ ☐ ☐ ☐<br>0 1 2 3 |
| **Absprechen** *Approved agenda* | |
| Konnten wir explizite Arbeitsthemen für die Sitzung verabreden? (Tagesordnung) | ☐ ☐ ☐ ☐<br>0 1 2 3 |
| **Briefen** *Briefing* | |
| Gelang es mir, den SE-Teilnehmern ein methodisches und prozessuales Vorgehen für die Sitzung vorzuschlagen bzw. mit ihrer Beteiligung festzulegen und zu verabreden (Kognitive und motivationale Vorbereitung)? | ☐ ☐ ☐ ☐<br>0 1 2 3 |
| **Begleiten** *Backing* | |
| Konnte ich den Teilnehmern bei ihrer Bearbeitung der Tagesordnungspunkte so viel Raum wie möglich und so viel Anleitung wie nötig geben? | ☐ ☐ ☐ ☐<br>0 1 2 3 |
| Gelang es mir, während der Bearbeitungsphase Einzelarbeit und Gruppenprozesse abzustimmen? | ☐ ☐ ☐ ☐<br>0 1 2 3 |
| Konnten Gruppenteilnehmer quasitherapeutische Aufgaben ausüben? | ☐ ☐ ☐ ☐<br>0 1 2 3 |
| **Bestätigen** *Boosting* | |
| Habe ich die SE-Teilnehmer während der Bearbeitungsphase angemessen validiert und verstärkt? | ☐ ☐ ☐ ☐<br>0 1 2 3 |

| Arbeitsblatt 4.2 | **Evaluation der Selbsterfahrungssitzungen – Kurzrating durch SE-Leiter** (S. 2/2) |
|---|---|

| | |
|---|---|
| Konnte die Gruppe ihre Teilnehmer bei deren Einzelarbeit unterstützen und verstärken, aber auch konfrontieren und anfordern? | ☐ ☐ ☐ ☐<br>0 1 2 3 |
| **Cognition** | |
| Habe ich dafür gesorgt, dass die SE-Teilnehmer am Ende der Sitzung über eine angemessene kognitive Repräsentation ihrer SE-Ergebnisse verfügten? | ☐ ☐ ☐ ☐<br>0 1 2 3 |
| **Choose your homework** | |
| Konnte ich die Teilnehmer dazu motivieren, sich plausible, präzise und praktisch erreichbare Hausaufgaben vorzunehmen? | ☐ ☐ ☐ ☐<br>0 1 2 3 |
| **Check out** | |
| Konnten wir die Sitzung so beenden, dass die Teilnehmer ihre Mit- und Zusammenarbeit würdigen konnten und eine positive Stimmung mitnahmen? | ☐ ☐ ☐ ☐<br>0 1 2 3 |

| Arbeitsblatt 6.1 | 3K |
|---|---|

**Kenntnis der eigenen Person**

Menschen, die sich selber kennen
können transparent benennen:
»Dies sind meine Schemata –
konsistent dazu ganz klar
merke ich mit Kopf und Bauch,
was ich fühle, was ich brauch'.«

- *Wieweit bin ich in der Lage, meine zentralen Ressourcen- und Problem-Schemata zu benennen?* (Jeweils drei Selbstaussagen zur Charakterisierung der eigenen Person mit Stärken/Schwächen)
- *Wie steht es mit meiner Selbstwahrnehmung der eigenen Gefühle und Bedürfnisse?* (Aktuelle Situation: Welche Gefühle sind da? Melden sich da Schemata?)

**Kommunikationsvermögen**

Menschen lernen durch viel Liebe
achtsam, frei und ganz sensibel
sich und anderen zu lauschen
und sich sprachlich auszutauschen,
um einander gut zu schützen
und aktiv zu unterstützen.

- *Kenne ich meine eigenen Kommunikationsstärken und -schwächen?* (Meine bisherigen psychotherapeutischen Erfahrungen zeigen mir bestimmte Stärken/Schwächen)
- *Bin ich für andere klar in meinen Mitteilungen?* (Oder wünsche ich mir dazu Verbesserungen?)
- *Liegen die anderen mir am Herzen, helfe ich gerne?* (Inwiefern ist das so, wo sind Grenzen?)

**Kompetenzvertrauen**

Menschen möchten etwas können,
wirksam sein und Stolz sich gönnen.
Wer sein Handwerk herzlich liebt
und den and'ren gerne gibt,
dessen Wirken sucht nach Sinn
und strebt zur Erfüllung hin.

- *Inwieweit erlebe ich mich in meinem Beruf kompetent und wirksam?*
- *Inwiefern erlebe ich meinen Beruf als etwas Sinnvolles, für das unabhängig vom unmittelbaren sozialen und materiellen Verdienst mein persönlicher Einsatz richtig ist?*
- (Wie sieht mein idealisiertes Selbstbild als Psychotherapeut/in heute aus?
- Aus dieser gewünschten Sicht ist Verhaltenstherapie für mich wie … *Metapher* …)

**Arbeitsblatt 6.2** **Kurzfragebogen zur Einschätzung professioneller Merkmale** (S. 1/2)

**0: Trifft für mich nicht zu 1: Trifft etwas zu 2: Trifft deutlich zu 3: Trifft einen zentralen Punkt von mir**

**A+3:** Ich bin in der Lage, während der therapeutischen Zusammenarbeit mit Patienten meine spontanen Gefühle und Körperempfindungen, meine automatischen Gedanken und Handlungsimpulse wahrzunehmen und zu verstehen. Darüber hinaus habe ich ein differenziertes Wissen über meine in die Therapie einfließenden persönlichen Fallen und Stärken.

**A-3:** Ich fühle mich meist während der therapeutischen Zusammenarbeit mit Patienten abgetrennt von meiner bewussten Selbstwahrnehmung, fühle mich eher von spontanen Reaktionen überwältigt bzw. kann auch außerhalb meiner Arbeit keine differenzierten Angaben über meine persönlichen Stärken und Fallen geben.

**B+3:** Gegenüber Patienten zeige ich mich als gutes Vorbild für Selbstreflexion.

**B-3:** Für Patienten stelle ich kein geeignetes Modell für Selbstreflexion dar.

**C+3:** Der dosierte und balancierte Einsatz anfordernder und konfrontierender Interventionen einerseits und akzeptierenden, versorgenden und entlastenden Hilfestellungen andererseits gelingt mir gegenüber Patienten gut.

**C-3:** Mir fehlt gegenüber Patienten das Maß dafür, versorgende und anfordernde Interventionen angemessen zu dosieren.

**D+3:** Ausgleichend zu den besonderen Beziehungsanforderungen meines Berufes lebe ich in einem gesunden Netz privater Beziehungen (Partner, Freunde, Bekannte) und tausche mich dort intensiv aus.

**D-3:** Meine berufliche Situation absorbiert mich gänzlich, so dass ich private Beziehungen vernachlässige und dort keinen Ausgleich finde bzw. meine privaten Beziehungen bieten mir keinen guten Ausgleich zum Beruf.

**E+3:** Meine Rolle als Psychotherapeut/in nehme ich selbstbewusst ein, vermittle dabei Patienten ein selbstsicheres, kompetentes, vertrauenswürdiges Modell.

**E-3:** Patienten bekommen von mir den Eindruck eines selbstunsicheren, fachlich wenig versierten Therapeuten, der kaum echte Bindungsangebote macht.

**F+3:** Meinen beruflichen Kompetenzerwerb erlebe ich als ein gutes und stetiges Anwachsen von Fertigkeiten und Fähigkeiten; es gelingt mir dabei, Verantwortung zu übernehmen und neugierig und fantasievoll zu sein.

 

**F-3**: Mein Kompetenzvertrauen ist gering und entwickelt sich nicht weiter; mir fehlt das Selbstvertrauen, auf neue Anforderungen zuzugehen; deshalb bin ich im Therapieprozess oft orientierungslos oder ich klammere mich allzu eng an Vorgaben, um keine Fehler zu machen.

**A und B: Kenntnis der eigenen Person**
**C und D: Kommunikationsvermögen**
**E und F: Kompetenzvermögen**

| | -3 | -2 | -1 | 0 | +1 | +2 | +3 |
|---|---|---|---|---|---|---|---|
| **A** Selbstachtsamkeit im therapeutischen Kontakt | | | | | | | |
| **B** Modell für Selbstreflexion | | | | | | | |
| **C** Balance Anfordern – Versorgen | | | | | | | |
| **D** Selbstfürsorgequalität | | | | | | | |
| **E** Rollensicherheit | | | | | | | |
| **F** Selbstwirksamkeitserleben | | | | | | | |

## Arbeitsblatt 6.3 Schematreue – Schemaanalyse

**Schematreue**

Ich hab' einen Glaubensrahmen,
das sind meine **Grundannahmen**:
wie ich bin, die And'ren sind,
wie ich Welt und Leben find'.

*Deshalb* leiten mich sehr viele
mutig-offensive **Ziele**,
oder ich bleib' leider
ängstlich ein Vermeider.

**Schemaanalyse**

*Grundannahmen* zu:
meinem Selbst (»Ich bin ein Mensch, der ...«)
dem Leben, der Welt (»Das Leben/die Welt ist ...«)
den anderen Menschen (»Die anderen sind ...«)

*Motive/Zielorientierungen* zu:
Bindung – Autonomie
Selbstwerterhöhung – Kränkungsschutz
Lust – Erholung
Kontrolle – Orientierung

ANNÄHERUNGSMOTIVE: »*Deshalb* will, kann, darf ich erreichen, dass ...«
VERMEIDEMOTIVE: »*Deshalb* muss ich verhindern/vermeiden, dass ...«

*Dazu* wird stets mein **Verhalten**
passend seinen Stil entfalten
Der ist möglichst schematreu,
doch wo's sein muss, lern' ich neu.

*Verhaltensstile* bzgl.
Beziehung
Problemlösen
Selbstfürsorge

BEWÄLTIGUNGS-/BEZIEHUNGSSTIL
*Dazu* setze ich in der Regel folgende *Verhaltensmuster* ein.

Ich seh' **Stärken**, die mich tragen, und auch **Schwächen**, die mich plagen
Kenn' ich meine **Schemata**, bin ich meinem Wesen nah'.
**Die identifizierten Schemata bewerte ich als persönliche**
**RESSOURCEN** bzw. **PROBLEMANTEILE**

 

**Arbeitsblatt 6.4** | **Grundbedürfnisse** (sensu Epstein, 1990)

Schemata bilden sich lebensgeschichtlich durch Erfüllung/Enttäuschung/Verletzung der Grundbedürfnisse

- **Bindung/Autonomie**
  Bedürfnis nach Zugehörigkeit/Schutz + Bedürfnis nach Eigenständigkeit/Autonomie
- **Orientierung/Kontrolle**
  Bedürfnis nach Verstehen/Überblick + Bedürfnis nach Selbstwirksamkeit/Leistung
- **Selbstwerterhöhung/Selbstwertschutz**
  Bedürfnis nach Bestätigung/Anerkennung + Bedürfnis nach Souveränität/Kränkungstoleranz
- **Lust/Erholung**
  Bedürfnis nach Lusterleben/Unlustverhinderung + Bedürfnis nach Belastbarkeit/Erholung
- **Konsistenzstreben**
  Das Individuum strebt außerdem danach, das eigene Erleben, Denken und Handeln konsistent zu den eigenen Schemata zu halten und Inkonsistenzen zu vermeiden.

| Arbeitsblatt 6.5 | **Satzergänzungen zu eigenen Schemata** (lebensgeschichtliche Prägungen) |
|---|---|

| Grundannahmen/Deskriptive Schemata | |
|---|---|
| **Selbstbild:** | Ich bin ein Mensch, der …<br>………………………………………………………………<br>……………………………………………………………… |
| **Bild von anderen:** | Die anderen sind …<br>………………………………………………………………<br>……………………………………………………………… |
| **Weltbild:** | Die Welt/das Leben ist …<br>………………………………………………………………<br>……………………………………………………………… |
| **Motive/Oberpläne** | |
| **Annäherungsmotive:** | Deshalb will/kann/darf ich erreichen, dass …<br>………………………………………………………………<br>……………………………………………………………… |
| **Vermeidemotive:** | Deshalb muss ich verhindern, dass …,<br>………………………………………………………………<br>………………………………………………………………<br>Andernfalls droht …<br>………………………………………………………………<br>……………………………………………………………… |
| **Verhaltensstile/Handlungsschemata** | |
| **Beziehungsstil:** | Dazu gehe ich mit anderen Menschen üblicherweise so um, dass …<br>………………………………………………………………<br>……………………………………………………………… |
| **Problemlösestil:** | Dazu gehe ich mit Anforderungen/Problemen üblicherweise so um, dass …<br>………………………………………………………………<br>……………………………………………………………… |
| **Selbstbetreuungsstil:** | Dazu gehe ich mit mir selbst üblicherweise so um, dass …<br>………………………………………………………………<br>……………………………………………………………… |

 

## Arbeitsblatt 6.6 SORK-Modell zu einem Selbsterfahrungsanliegen

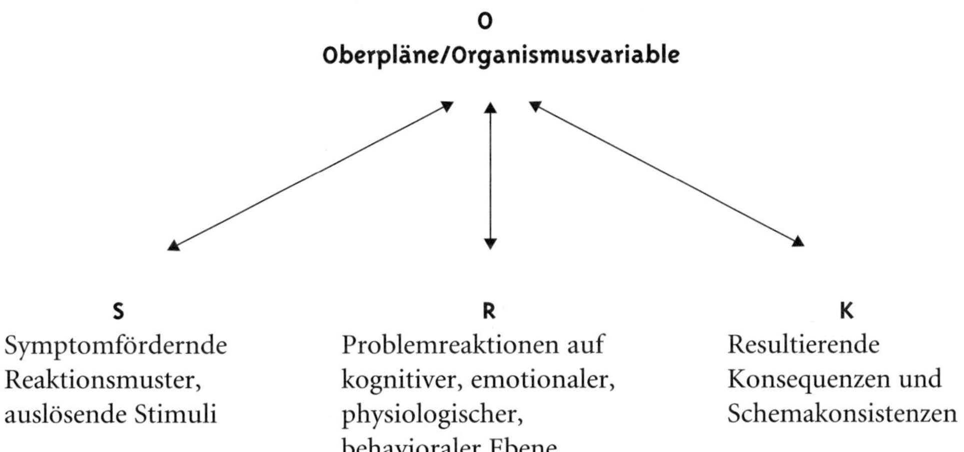


**S**
Symptomfördernde Reaktionsmuster, auslösende Stimuli

**R**
Problemreaktionen auf kognitiver, emotionaler, physiologischer, behavioraler Ebene

**K**
Resultierende Konsequenzen und Schemakonsistenzen

## Arbeitsblatt 6.7 Situationsanalyse (nach McCollough)

**Zeitabschnitt**
Anfangspunkt: im Bäckerladen zwei Brötchen bestellen
Verlaufspunkte: Verkäuferin: »Nehmen Sie doch fünf, dann haben Sie drei mehr.«
Endpunkt: Wütend raus rennen und mit leeren Händen nach Hause kommen

**Gedanken**
(1) Was fällt der denn ein?!
(2) Das muss ich mir nicht bieten lassen!
(3) Das Frühstück ist versaut!

**Handlungen**
Laut schimpfen/den Laden verlassen/nach Hause rennen

**Tatsächliche Konsequenzen**
Innere Konsequenzen: Wutgeladen
Äußere Konsequenzen: Frühstück ohne Brötchen
Beziehungskonsequenzen: Tadel der Ehefrau, Streit

**Typische Problemmerkmale meiner Person**
Ärgerbereitschaft, impulsives Streitverhalten, unflexibler interaktioneller Konfliktstil

### Veränderungsplanung

**Erwünschte Konsequenzen**
Innere Konsequenzen: Ärger rasch vorbeiziehen lassen
Äußere Konsequenzen: mit Brötchen nach Hause kommen
Beziehungskonsequenzen: gemeinsames friedliches Frühstück

**Alternative Gedanken**
(1) Da ist … eine Verkäuferin mit dem Vorschlag, mehr Brötchen zu kaufen.
(2) Da ist … Ärger – lass' ihn ziehen.
(3) Da ist … das Ziel, mit zwei Brötchen nach Hause zu kommen.

**Alternative Handlungen**
Die Bestellung wiederholen/den Laden grüßend verlassen/Frühstückstisch decken

**Alternative Konsequenzen**
s. o.

**Erwünschte Veränderung persönlicher Merkmale**
Ärgerbereitschaft lockern, konstruktives Konfliktverhalten, flexibler interaktioneller Konfliktstil

 

**Arbeitsblatt 6.8** **Images und Appelle** (nach R. Sachse) (S. 1/2)

| Patienten-Image | Was zeigt Patient? | Was will Patient? | Was erlebt Therapeut? |
|---|---|---|---|
| **»Armes Schwein«** | Besonders arm dran<br>Alle Lösungsversuche scheiterten<br>ungerecht<br>Benötigt Außenhilfe | Hilflos erscheinen<br>Verantwortung abgeben<br>Unterstützung erhalten | Helferhaltung des Therapeuten wird angesprochen, er bekommt aber auch den Eindruck, es dem Pat. nie recht machen zu können |
| **»Heroisches armes Schwein«** | Erträgt sein Schicksal als »armes Schwein« großartig | Verantwortung abgeben<br>Bewundert werden<br>Schonung bekommen | Mitleid, Respekt und Helferhaltung werden aktiviert, bald folgt aber auch Überlastung der Empathiebereitschaft |
| **»Opfer der Umstände«** | Die Umstände bestimmen sein Leben<br>Er ist den Umständen hilflos ausgeliefert und hat weder Wahl noch Kontrolle | Verantwortung abgeben<br>Von allen Verpflichtungen entlastet werden<br>Raum für eigenes Klagen kriegen | Pat. erweckt anfangs Mitleid, Therapeut fühlt sich aber bald von dessen Klagsamkeit gereizt |
| **»Opfer anderer Personen«** | Schicksalsvariante: Andere beeinträchtigen schuldlosen Pat.<br>Paranoide Variante: Pat. wird absichtlich geschädigt | Verantwortung abgeben<br>Solidarisierung gg. Täter<br>Wiedergutmachung | Therapeut solidarisiert sich mit Pat. gegen dessen Täter, erlebt aber bald Ärger über die Manipulationsversuche des Pat. |
| **»Märtyrer«** | Pat. hat trotz der Beeinträchtigung durch andere oder die Umstände selbstlos mit immensen Kosten viel erreicht | Bewunderung, Würdigung<br>Solidarisierung<br>»Heiligenstatus« | Therapeut erlebt anfangs Mitleid und Respekt, dann aber Anstrengung und innere Distanzierung |

| | | | |
|---|---|---|---|
| **»Immer-Ich«** | Pat. fühlt sich vom Leben betrogen, andere sind schuld neigt zu magischem Schicksalsglaube reagiert auf jede neuerliche Beeinträchtigung aggressiv | Raum zum Klagen Recht bestätigt bekommen Schonung zugestanden bekommen | Therapeut fühlt Widerstand gegen die Klagehaltung des Pat. und dessen offenbar nie erfüllbaren Ansprüche |
| **»Toller Hecht«** | Der Pat. sieht sich als jemand ganz Tolles, der reflektierter, gebildeter, interessanter und abwechslungsreicher als andere ist | Bewundert werden Nur ausgewählte Themen bearbeiten Nicht hinterfragt, nur bestätigt werden | Therapeut erlebt sich auf ein Thema begrenzt und zum Bestätigen missbraucht |
| **»Regelsetzer«** | »Das versteht sich doch von selbst!« »Das ist unmoralisch!« | Recht bekommen Solidarisierung und Legitimation durch den Experten erhalten | Therapeut erlebt sich unter autoritärem Druck, darf überhaupt nicht widersprechen |

**Arbeitsblatt 6.9** **Checkliste zum Berichtstext** (S. 1/2)

Zu (1):

a) Werden äußerer Eindruck und Problem-Anliegen der Person nachvollziehbar skizziert (ggf. Anliegen in direkter Rede)
b) Ist deutlich, welche Selbstmodifikationsergebnisse und welche Hilfestellungen die Person zu Beginn des Selbstmodifikationsprozesses erwartet? (Ziele/Auftrag)
c) Wird erkennbar, dass die eingegrenzte Problematik in relevantem Ausmaß die Professionalität der Person einschränkt?

Zu (2):

a) Werden zentrale Prägungserfahrungen der Person skizziert?
b) Ist erkennbar, welche Prädispositionen (Bewältigungs-, Beziehungsstil/Oberpläne/Grundannahmen) lerngeschichtlich daraus resultieren und die Bewältigung der gegenwärtigen beruflichen Aufgaben als Ressourcen unterstützen bzw. als Risikoanteile einschränken?
c) Kann die Person berufsbezogen die eigenen Entwicklungsaufgaben eingrenzen?

Zu (3):

a) Wird das Interaktionsverhalten der Person in der Intervisionsdyade und in der Selbsterfahrungsgruppe nachvollziehbar charakterisiert? (siehe Kiesler-Kreismodell)
b) Werden Akzentuierungen des Persönlichkeitsstils (bezogen auf die klinischen Persönlichkeitstypen) benannt?

Zu (4):

- Ist benannt worden, ob körperliche Bedingungen gegeben sind, die einen Einfluss auf die Berufsausübung haben und bei der Planung zu berücksichtigen sind?

Zu (5):

- Sind hinsichtlich des Selbstmodifikationsthemas die maladaptiven Reaktionsmuster der Person hinreichend differenziert auf den verschiedenen Ebenen beschrieben?
- Werden im Rahmen der funktionalen Verhaltensanalyse die operanten Aufrechterhaltungsbedingungen der oben beschriebenen dysfunktionalen Reaktionsmuster erkennbar? (Regelhaft vorausgehende Trigger und nachfolgende Verstärkungsbedingungen, Teufelskreise)
- Wird deutlich, welche (unter Punkt 2 benannten) Schemata der Person deren Reaktionsmuster begünstigen bzw. in welcher Weise diese durch die Reaktionsweisen geschützt und aufrechterhalten werden?

Zu (6):

- Wird erkennbar, mit welchen Störungen bzw. ICD-10-/DSM-IV-Kodierungen die beschriebenen und erklärten Problemmuster korrespondieren?

**Arbeitsblatt 6.9** **Checkliste zum Berichtstext** (S. 2/2)

Zu (7):

- Prozessziele: Sind motivationale Bedingungen (Anliegen, Selbstöffnung, Mitarbeit, Umstellungsfähigkeit) und interaktionelle Voraussetzungen (komplementäre bzw. konfrontierende Beziehungsgestaltung) genannt worden, die bei der Person hergestellt werden sollten, um einen konstruktiven Arbeitsprozess zu ermöglichen?
- Wurde transparent herausgearbeitet, welche individualisierten und hinreichend operationalisierten (evaluierbaren) Ergebnisse die Selbstmodifikation erzielen soll?
  - Abbau unerwünschter/Aufbau erwünschter Reaktionsmuster
  - Alternative Stimulus- und Konsequenzenbedingungen, Umstellung dysfunktionaler Grundannahmen (deskriptive Schemata) und Oberpläne (motivationale Schemata)
  - Werden sowohl prognostisch positive als auch einschränkende Bedingungen genannt hinsichtlich der Erreichung der o. g. Selbstmodifikationsziele?

Zu (8):

- Erscheint die abgeleitete Bearbeitungskonzeption angemessen, um die oben genannten Prozess- und Ergebnisziele zu erreichen?

 

| Arbeitsblatt 7.1 | **Sokratische Gesprächsführung: Fragenbeispiele** (vgl. Stavemann, 2007) (S. 1/2) |
|---|---|

**Fragen zur Explikation**

- Was genau ist damit gemeint?/Welche Bedeutung haben die verwendeten Begriffe? (Definition der verwendeten Bewertungen: z. B. Was heißt »schuldig sein«? Was ist eine »gute/eine unfähige Therapeutin«? Was ist eine »verpfuschte Therapie«, ein »Versager«?)
- Gibt es dafür ein Alltagsbeispiel? (Konkretisierung/Alltagsbezug)
- Und wie geht es dann weiter? ... Und dann? ... Und danach? (Konsequentes Weiterfragen)
- Sie glauben also, dass die Tatsache ... (z. B. »dass Sie keine Antwort auf die Frage des Patienten haben«) ein Argument dafür ist, dass ... (z. B. »dass Sie sich diesen Patienten nicht zumuten sollten«).

**Fragen zur empirischen Überprüfung:**

- Basiert die Überzeugung auf wirklichen Erfahrungen (oder auf einer Annahme)?
- Woran machen Sie das fest? Woher wissen Sie das? Stimmt es, dass ...«
- Wie kommen Sie genau darauf? Welche Beweise haben Sie dafür? Sind die hinreichend?
- Was haben andere dazu geäußert? Sehen die das auch so?

**Fragen zur logischen Überprüfung:**

- Wie kommen Sie darauf? Woran erkennen Sie, dass das so ist?
- Gibt es nur diese Schlussfolgerung, oder wären auch andere Sichtweisen möglich?
- Sagt Ihnen das Ihr Gefühl oder Ihr Verstand?
- Okay, das also war eine Situation, die Sie belastet; und was genau war dort ... (z. B. gefährlich)?

**Fragen zur hedonistischen Überprüfung:**

- Welche angenehmen und unangenehmen, kurz- und langfristigen Folgen hat diese Sicht?
- Welche Erfahrungen haben Sie in der Vergangenheit mit dieser Sichtweise gemacht?
- Wie wird es Ihnen vermutlich in der nächsten Zeit mit dieser Sichtweise gehen?

**Fragen zur normativen Disputation:**

- Um welches Prinzip geht es hier? (z. B. Gerechtigkeit, Lebenssinn, Loyalität, Vorbildaufgabe ...)
- Welche Situation ist konkret hier gemeint? (Alltagsbezug)
- Wie müsste es eigentlich sein?/Worin liegt das Problem bei der Abweichung vom Prinzip?
- Welche Konsequenzen hat es genau, wenn das Prinzip verletzt/befolgt wird?

 

| Arbeitsblatt 7.1 | Sokratische Gesprächsführung: Fragenbeispiele (vgl. Stavemann, 2007) (S. 2/2) |
|---|---|

**Fragen zur Entscheidungsfindung:**

- Was spricht dafür, was dagegen? (Pro-Kontra-Liste)
- Was halten Sie davon, wenn wir einmal genauer untersuchen, wofür genau diese Meinung für Sie gut oder schlecht ist? (Konsequenzen-Abwägung)
- Welche Befürchtungen, welche Hoffnungen haben Sie? (Vermeide-, Annäherungsmotive)
- Wie sähe der schlimmste Fall konkret aus? (Worst-case-Szenario)
- Wie wahrscheinlich ist es, dass die Befürchtungen eintreten? (Siehe Fragen zur Realitätsprüfung)
- Wie genau stellen Sie sich die optimale Realisierung Ihrer Wünsche vor? (Zauberfrage)
- Wie sieht es mit der Realisierbarkeit der Wünsche aus? (Mittelanalyse)
- Wie gewichten Sie die einzelnen nun aufgelisteten Pro- und Kontra-Argumente? (Abwägen)

**Fragen zur Widerlegung und Neubewertung:**

- Wenn ich noch mal zusammenfasse, gilt da immer noch für Sie …?
- Wie ließe sich das nun, nachdem Sie alles überdacht haben, neu bewerten?
- Woran, an welchen Kriterien möchten Sie das in Zukunft beurteilen?
- Wie würde Ihre bisherige, wie Ihre veränderte Selbstaussage lauten?

**Arbeitsblatt 7.2** | **Schema-Memo** (nach J. Young)

**Memo**
**zur Bearbeitung meiner Entwicklungsaufgabe:**

..........................................................................................................................

..........................................................................................................................

**Das augenblickliche Gefühl anerkennen:**

Im Augenblick fühle ich (Emotionen) .............................................................,
weil (Triggersituation)......................................................................................
..........................................................................................................................

**Identifikation der Automatik:**

Aber ich weiß,
dass das wahrscheinlich mein Schema (relevantes Schema)................................ ist,
das ich durch (Ursprung) ........................................................... erlernt habe.
Wegen dieses Schemas übertreibe ich das Ausmaß, in dem (Schemaverzerrungen)
..........................................................................................................................

**Realitätsprüfung:**

Obwohl ich glaube (negative Gedanken)..........................................................
ist die Realität, dass (gesunde Sichtweise) ........................................................
Zu den Beweisen aus meinem Leben, die die gesunde Sichtweise unterstützen, zählen:
(spezifische Beispiele) .......................................................................................
..........................................................................................................................

**Verhaltensanweisung:**

Deshalb könnte ich, obwohl mir danach ist, (negatives Verhalten) .........................
stattdessen (alternatives gesundes Verhalten) .......................................................
..........................................................................................................................

**Arbeitsblatt 7.3** | **Protokoll für die Selbsterfahrung** (S. 1/2)

Datum: ..............................................................
Name: ...............................................................

**Selbsterfahrungsthema des letzten SE-Treffens**
An welchem Thema ich beim letzten SE-Treffen gearbeitet habe:
..........................................................................................................................
..........................................................................................................................
..........................................................................................................................

**Zwischenzeitlicher Selbsterfahrungsverlauf – Ergebnisse:**

- ▶ Was ich aus der letzten Selbsterfahrung mitgenommen habe:

*Kognitive Aspekte (Gedanken, Sichtweisen, Fragen ...)*
..........................................................................................................................
..........................................................................................................................
..........................................................................................................................

*Emotionale Aspekte (Empfindungen, emotionaler Nachhall, Sensibilisierung ...)*
..........................................................................................................................
..........................................................................................................................
..........................................................................................................................

- ▶ Was ich mir am Ende der letzten SE vorgenommen hatte:

*Zu beantwortende Fragen, zu reflektierende Themen, geplante Beobachtungen*
..........................................................................................................................
..........................................................................................................................
..........................................................................................................................

*Zu realisierende Handlungen bzw. Verhaltensexperimente*
..........................................................................................................................
..........................................................................................................................
..........................................................................................................................

- ▶ Woran ich tatsächlich weitergearbeitet habe bzw. welche Erfahrungen ich gesammelt habe:

*Realisierte Planungen*
..........................................................................................................................
..........................................................................................................................
..........................................................................................................................

*Spontane Erlebnisse im Zusammenhang mit SE-Themen*
..........................................................................................................................
..........................................................................................................................
..........................................................................................................................

 

| **Arbeitsblatt 7.3** | **Protokoll für die Selbsterfahrung** | (S. 2/2) |
|---|---|---|

**Selbsterfahrungsanliegen**

An welchen Themen ich in der nächsten Selbsterfahrung weiterarbeiten möchte:

.................................................................................................................................

.................................................................................................................................

.................................................................................................................................

Welche Hilfestellungen ich mir dabei von der Gruppe, dem SE-Leiter wünsche:

.................................................................................................................................

.................................................................................................................................

.................................................................................................................................

**VERARBEITUNGSWEGE**
**Anfordernde Situation**
Methode: Exposition mit Trigger-Reiz
Beispiel: ..............................

| Autopilotenmodus | Chefpiloten-Modus |
|---|---|
| (1) | |
| **Emotionsautomatik/Fusionierung**<br>*Beispiel:* | **Bewusstes Erkennen/Benennen**<br>Methode: Diskriminationstraining/ Selbstbeobachtung<br>Beispiel: |
| (2) | |
| **Bewertungsautomatik/emotionale Eskalation**<br>*Beispiel:* | **Achtsames Distanzieren**<br>Methode: Achtsamkeitstechniken<br>Beispiel: |
| (3) | |
| **Planlose Konfusion**<br>*Beispiel:* | **Bewusstes Planen**<br>Methode: Problemlöserational<br>Beispiel: |
| (4) | |
| **Handlungsautomatismen**<br>*Beispiel:* | **Zielorientiertes Handeln**<br>Methode: Verhaltenseinübende Techniken<br>Beispiel: |
| (5) | |
| **Schemakonsistenter Misserfolg**<br>*Beispiel:* | **Zielerreichung/Selbstbestätigung**<br>Methode: Selbstverstärkungstechniken/ Schema-Memo Beispiel: |

 

**VERARBEITUNGSWEGE**
(Beispiel)
**Anfordernde Situation**
Methode: Exposition mit Trigger-Reiz
Beispiel: *Zwangspatient verlässt das Haus*

| Autopilotenmodus | Chefpiloten-Modus |
|---|---|
| (1) | |
| **Emotionsautomatik/Fusionierung**<br>*Von Unruhe erfasst/von Bedrohung ausgehen* | **Bewusstes Erkennen/Benennen**<br>Methode: Diskriminationstraining/ Selbstbeobachtung<br>Beispiel: *Ich gehe aus dem Haus und bemerke Unruhe.* |
| (2) | |
| **Bewertungsautomatik/emotionale Eskalation**<br>*»Wenn ich keinen Kontrollgang mache, dann könnte das Haus abbrennen.«* | **Achtsames Distanzieren**<br>Methode: Achtsamkeitstechniken<br>Beispiel: *»Das ist Angst … Da sind Katastrophengedanken.«* |
| (3) | |
| **Planlose Konfusion**<br>*Ansteigende Erregung und Entscheidungsunfähigkeit* | **Bewusstes Planen**<br>Methode: Problemlöserational<br>Beispiel: *Entscheidung für Exposition und Reaktionsverhinderung* |
| (4) | |
| **Handlungsautomatismen**<br>*Durchführen der Kontrollrituale* | **Zielorientiertes Handeln**<br>Methode: Verhaltenseinübende Techniken<br>Beispiel: *Exposition und Reaktionsverhinderung* |
| (5) | |
| **Schemakonsistenter Misserfolg**<br>*Nach kurzfristiger negativer Verstärkung kommt es zu Erschöpfung und Demoralisierung* | **Zielerreichung/Selbstbestätigung**<br>Methode: Selbstverstärkungstechniken/ Schema-Memo<br>Beispiel: *»Geschafft, gut gegangen!« »Deshalb kann ich …, auch wenn mir danach ist …«* |

 

## Arbeitsblatt 8.2 Evaluationsfragen zur Selbsterfahrung

- Momente, die mich im Verlauf der Selbsterfahrung besonders berührten, waren: … *(Narrativer Erlebnisbericht)*
- Während des ersten Abschnittes der Selbsterfahrung, der Orientierungsphase, konnte ich bei mir selbst folgende Ressourcen und Risikoanteile identifizieren: … *(Adaptive und maladaptive Bewältigungsstile/Oberpläne/Selbstbildaspekte)*
- Situationen im beruflichen und privaten Rahmen, in denen sich meine Stärken und Schwächen gezeigt haben, waren zum Beispiel: … *(SORK-Beispiele)*
- Entsprechend der so erkannten und benannten maladaptiven Aspekte meines Beziehungs- und Bewältigungsstils, meiner Oberpläne und meines Selbstbildes konnte ich folgende Selbstmodifikationsziele formulieren: … *(Zielerreichungsskalen)*
- Um diese Ziele erreichen zu können, habe ich folgende verhaltenstherapeutische »Konzeption« geplant: … *(Selbstmodifikationskonzept)*
- Unterstützungen, die ich von den anderen in der Selbsterfahrungsgruppe in dieser Orientierungsphase erhalten habe, waren: …*(Narrativer Erlebnisbericht)*
- Teilschritte bei der Bearbeitung meines Selbstmodifikationsprojektes, die ich realisiert habe, waren: … *(Selbstmodifikationsprozess gemäß Dokumentation von Behandlungsverläufen)*
- Die größten (praktischen, interaktionellen und emotionalen) Barrieren, mit denen ich dabei zu kämpfen hatte, waren: … *(Narrativer Erlebnisbericht)*
- Wendepunkte, die mir durch eigene Drehs, Hilfen meines Intervisionspartners, die Gruppe, den Selbsterfahrungsleiter dabei gelangen, waren: … *(Narrativer Erlebnisbericht)*

Als persönliche Konsequenz aus der Selbsterfahrung nehme ich mir für die Zukunft folgende drei Dinge vor:

(1) ……………………………………………………………………………………

……………………………………………………………………………………

(2) ……………………………………………………………………………………

……………………………………………………………………………………

(3) ……………………………………………………………………………………

……………………………………………………………………………………

# Literatur


Ayllon, T. & Cole, A. (2008). Münzverstärkung. In M. Linden & M. Hautzinger (Hrsg.), Verhaltenstherapiemanual. (240–243). Heidelberg: Springer.

Beck, A. T., Rush, A. J., Shaw, B. F. & Emery, G. (2010). Kognitive Therapie der Depression. Weinheim: Beltz.

Bohus, M. & Wolf, M. (2009). Interaktives Skills-Training für Borderline-Patienten. Patienten-Version. Stuttgart: Schattauer.

Bowlby, J. (2008). Bindung als sichere Basis. München: Reinhardt.

Brakemeier E.-L. & Normann, C. (2012). Praxisbuch CBASP. Behandlung chronischer Depression. Weinheim: Beltz.

Brune, S. (2011). Gefühle in Bildern. Edition I-III. Fotosammlung.

Epstein, S. (1990). Cognitive-experiential self-theory. In L. A. Pervin (Ed.), Handbook of personality: Theory and Research (pp. 165–192). New York: Guilford.

Fellmann, F. (Hrsg.). (1996). Geschichte der Philosophie im 19. Jahrhundert. Rowohlts Enzyklopädie Band 540. Reinbek bei Hamburg: Rowohlt.

Fiedler, P. (2005). Verhaltenstherapie in Gruppen. Psychologische Psychotherapie in der Praxis. Weinheim: Beltz.

Fliegel, S. (2000). Rollenspiele. In J. Margraf (Hrsg.), Lehrbuch der Verhaltenstherapie. Bd. 1 (S. 465–471). Berlin: Springer.

Gendlin, E. (2012). Focusing-orientierte Psychotherapie (2. Aufl.). Stuttgart: Klett-Cotta.

Görlitz, G. (2010). Körper und Gefühl in der Psychotherapie. (Bd. 1: Basisübungen, Bd. 2: Aufbauübungen.) Stuttgart: Klett-Cotta.

Goethe, J. W. (1829, 1977). Wilhelm Meisters Lehrjahre. München: dtv.

Grawe, K. (1996). Psychologische Therapie. Göttingen: Hogrefe.

Grosse Holtforth, M. & Grawe, K. (2002). Fragebogen zur Analyse Motivationaler Schemata. Göttingen: Hogrefe.

Hautzinger, M. (2012). Vortrag auf der Fachtagung des Deutschen Fachverbandes für Verhaltenstherapie in Lübeck.

Hayes, S. C., Strosahl, K. D. & Wilson, K. G. (2004). Akzeptanz und Commitment Therapie. Ein erlebnisorientierter Ansatz zur Verhaltensänderung. München: CIP-Medien.

Heckhausen, H., Gollwitzer, P. M. & Weinert, E. (1987). Jenseits des Rubikon. Der Wille in den Humanwissenschaften. Springer: Berlin.

Hermer, M. & Röhrle, B. (Hrsg.). (2008). Handbuch der therapeutischen Beziehung. Tübingen: dgvt-Verlag.

Hoffmann, N. (2008). Zeitprojektion. In M. Linden & M. Hautzinger (Hrsg.), Verhaltenstherapiemanual (6. Aufl., S. 326–329). Heidelberg: Springer.

Hinsch, R. & Pfingsten, U. (2005). Gruppentraining sozialer Kompetenzen (GSK). Weinheim: Beltz.

Hohagen, F. (2010). Verhaltenstherapie – ein Psychotherapieverfahren im Wandel. Verhaltenstherapie, 78 (11), 631.

Jacob, G. (2011). Überlegungen zur Nutzung schematherapeutischer Konzepte in der Selbsterfahrung bei der Ausbildung von Verhaltenstherapeuten. Verhaltenstherapie, 21, 188–192.

Kanfer, F., Reinecker, H. & Schmelzer, D. (2006). Selbstmanagement-Therapie. Ein Lehrbuch für die klinische Praxis (4. Aufl.). Heidelberg: Springer Medizin Verlag.

Kirn, T., Echelmeyer, L. & Engberding, M. (2013). Imagination in der Verhaltenstherapie. Heidelberg: Springer.

Kröger, C. & Lohmann, B. (2007). Tabakkonsum und Tabakabhängigkeit. Fortschritte der Psychotherapie. Göttingen: Hogrefe.

Kroymann, R. (2013). Echo-SMS. URL: www.echo-sms.de. (Stand: 05. 03. 2013)

Kuhl, J. J. & Kazén, M. (1997). Persönlichkeits- und Störungsinventar – PSSI. Göttingen: Hogrefe.

Lieb, K. (1998). Selbsterfahrung für Psychotherapeuten. Konzepte – Praxis – Forschung. Göttingen: Hogrefe.

Linden, M. (2010). Akademische oder nicht akademische Psychotherapie? Verhaltenstherapie, 20, 165–166.

Linden, M. & Hautzinger, M. (Hrsg.) (2008). Verhaltenstherapiemanual (6. Aufl.). Heidelberg: Springer.

Linehan, M. (1993, 1996). Dialektisch-Behaviorale Therapie der Borderline Persönlichkeitsstörung. München: CIP-Medien.

Lohmann, B. (2006). Effiziente Supervision: Praxisorientierter Leitfaden für Einzel- und Gruppensupervision. Baltmannsweiler: Schneider Verlag Hohengehren.

Lohmann, B. & Annies, S. (2012). Achtsamkeit in der Verhaltenstherapie. Köln: Deutscher Ärzte-Verlag.

Margraf, J. & Schneider, S. (1996). Lehrbuch der Verhaltenstherapie, Bd. 1. Heidelberg: Springer.

McCullough, J. P. (2007). Behandlung von Depressionen mit dem Cognitive Behavioral Analysis System of Psychotherapy – CBASP. München: CIPL-Medien.

Möller, H. J. (1978). Psychoanalyse – erklärende Wissenschaft oder Deutungskunst? München: Wilhelm Funke.

Oldham, J. M. & Morris, L. B. (2007). Ihr Persönlichkeits-Portrait. Warum Sie genauso denken, lieben und sich verhalten, wie Sie es tun (3. Aufl.). Eschborn. Klotz

Piaget, J. (1976). Die Äquilibration der kognitiven Strukturen. Stuttgart: Klett-Cotta.

Roediger, E. (2011). Praxis der Schematherapie. Lehrbuch zu Grundlagen, Modell und Anwendung. Stuttgart: Schattauer.

Rogers, C. C. & Stevens, B. (2000). Von Mensch zu Mensch: Möglichkeiten, sich und anderen zu begegnen. Erlbruch: Hammer.

Sachse, R. (2006). Therapeutische Beziehungsgestaltung. Göttingen: Hogrefe.

Sachse, R. (2010). Persönlichkeitsstörungen verstehen. Zum Umgang mit schwierigen Klienten. Bonn: Psychiatrie-Verlag GmbH.

Schmelzer, D. (2009). Verhaltensanalyse und funktionales Denken. Erfahrungen eines Ausbilders und Supervisors. In H. Reinecker & U. Schweiger (Hrsg.), Modelle von Verhaltensanalysen (Themenheft). Verhaltenstherapie & Verhaltensmedizin. 30 (1), 109–127.

Schön, K. (2001). Selbsterfahrung in der Verhaltenstherapie-Ausbildung: Prozess- und Ergebnisqualität aus der Sicht der Teilnehmer. Inaugural Dissertation Justus-Liebig-Universität-Gießen.

Schulte, D. (1996). Diagnostik in der Verhaltenstherapie. München: Urban & Schwarzenberg.

Schramm, E. (2012). CBASP in der Gruppe Das Kurzmanual. Stuttgart: Schattauer.

Schweiger, U. & Sipos, V. (2009). Situationsanalyse nach dem Modell des Cognitive Behavioral Analysis Systems of Psychotherapy (CBASP). Verhaltenstherapie & Verhaltensmedizin, 30 (1), 56–69.

Segal, Z., Williams, J. & Teasdale, J. (2002): Mindfulness-based cognitive therapy for depression. A new approach to preventing relapse. New York: Guilford.

Seiters, M. & Ströhm, W. (2007). Rechtsfragen Psychologischer Psychotherapeuten und Kinder-, Jugend-Psychotherapeuten. In B. Strauß, F. Hohagen & F. Caspar (Hrsg.), Lehrbuch Psychotherapie, Teilband 2 (S. 937–998). Göttingen: Hogrefe.

Stavemann, H. H. (2007). Sokratische Gesprächsführung in Therapie und Beratung. Weinheim: Beltz.

Sulz, S. K. D. (Hrsg.). (2002). Von der Balintgruppe zur interaktionellen Fallarbeit. Patientenzentrierte Selbsterfahrung zur Aus- und Weiterbildung und als Qualitätssicherung. München: CIP-Medien.

Taffertshofer, B. (2010). Der Bologna-Blues. Süddeutsche Zeitung, 17. 05. 2010.

Ubben, B. (1995). Verhaltenstherapeutische Selbsterfahrung als Selbstmanagementtraining. Verhaltenstherapie, 5 (4), 232–238.

Ubben, B. & Lohmann, B. (2006). Verhaltenstherapeutische Selbsterfahrung. In F. Mattejat (Hrsg.), Das große Lehrbuch der Psychotherapie Bd. 4: Verhaltenstherapie mit Kindern, Jugendlichen und ihren Familien (S. 756–762). München: CIP-Medien.

Ubben, B. (2010). Planungsleitfaden Verhaltenstherapie. Sitzungsaufbau, Probatorik, Bericht an den Gutachter. Weinheim: Beltz.

Ubben, B. (2013). Der Bericht an den Gutachter als Qualitätssicherungsinstrument. Psychotherapeutenjournal 1/2013.

Wengenroth, M. (2012). Therapie-Tools Akzeptanz- und Commitmenttherapie (ACT). Weinheim: Beltz.

Wells, A. (2011). Metakognitive Therapie bei Angststörungen und Depressionen. Weinheim: Beltz.

Westmeier, H. (2009). Wissenschaftstheoretische Aspekte von Verhaltenstherapie. In J. Margraf & S. Schneider (Hrsg.), Lehrbuch der Verhaltenstherapie (3. Aufl., S. 47–62). Berlin: Springer.

Young, J., Klosko, J. S. & Weishaar, M. E. (2008). Schematherapie. Ein praxisorientiertes Handbuch. Paderborn: Junfermann.

Young, J. & Klosko, J. S. (2006). Sein Leben neu erfinden. Wie Sie Lebensfallen meistern. Den Teufelskreis selbstschädigenden Verhaltens durchbrechen … und sich wieder glücklich fühlen. Paderborn: Junfermann.

Segal, Z., Williams, J. & Teasdale, J. (2008). Die Achtsamkeitsbasierte Kognitive Therapie der Depression. Ein neuer Ansatz zur Rückfallprävention. Tübingen: dgvt-Verlag.

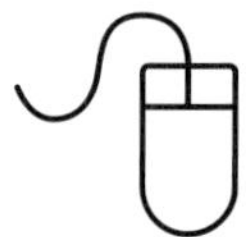

# Hinweise zu den Online-Materialien

Sie können alle Arbeitsblätter in DIN A4-Größe von unserer Internetseite (http://www.beltz.de) ausdrucken. Sie kommen zu den Materialien, indem Sie auf die Seite des Buches gehen, den Link zu den Materialien anklicken und dann folgendes Passwort eingeben: **MKat36Af** (Groß- und Kleinschreibung beachten). Dann können Sie die gewünschten Arbeitsmaterialien öffnen und die pdf-Dateien über die Druckfunktion des Browsers ausdrucken. Wenn Sie die Seite schließen, kommen Sie zurück zur Inhaltsübersicht.

# Sachwortverzeichnis

# Rasch den roten Faden finden

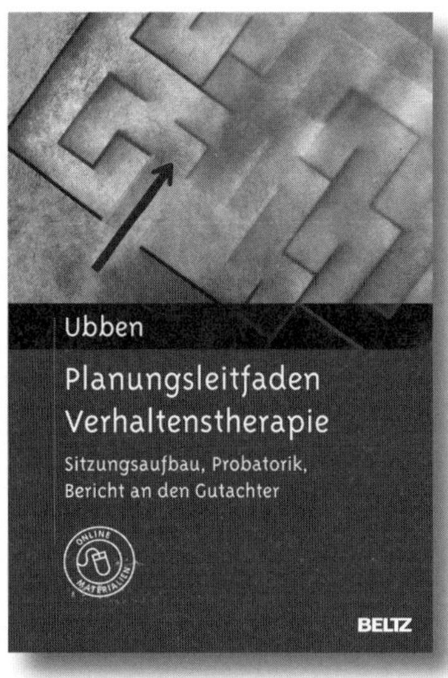


Bernd Ubben
**Planungsleitfaden Verhaltenstherapie**
Sitzungsaufbau, Probatorik, Bericht an den Gutachter
Mit Online-Materialien
2010. 260 Seiten. Gebunden
ISBN 978-3-621-27784-6

Dieses Buch ist auch als E-Book erhältlich.
ISBN 978-3-621-28047-1

**Jede Verhaltenstherapie braucht einen roten Faden, der sich durch die Sitzungen zieht. Der vorliegende Planungsleitfaden ermöglicht, die Behandlung auf einfache und strukturierte Weise vorzubereiten und an den laufenden Therapieprozess anzupassen.**

Neben Grundlagen zum therapeutischen Prozess gibt das Buch Vorgaben und Hilfestellungen zur Planung, Durchführung und Evaluation sowohl von probatorischen Einzelsitzungen als auch des weiteren Therapieverlaufs. Das schnell umsetzbare ABC-Modell erleichtert das psychotherapeutische Vorgehen deutlich. Zusätzlich wird Schritt für Schritt gezeigt, wie der Bericht an den Gutachter zu erstellen ist.

Praktische Checklisten, Arbeitsblätter und Beispielberichte machen das vorliegende Buch zu einer unverzichtbaren Orientierungshilfe im therapeutischen Alltag.

Alle Arbeitsmaterialien werden als Online-Materialien zur Verfügung gestellt.